形成外科治療手技全書 VII

美容医療

監　修　波利井清紀
　　　　野﨑幹弘
総編集　平林慎一
　　　　川上重彦
編　集　大慈弥裕之
　　　　小室裕造

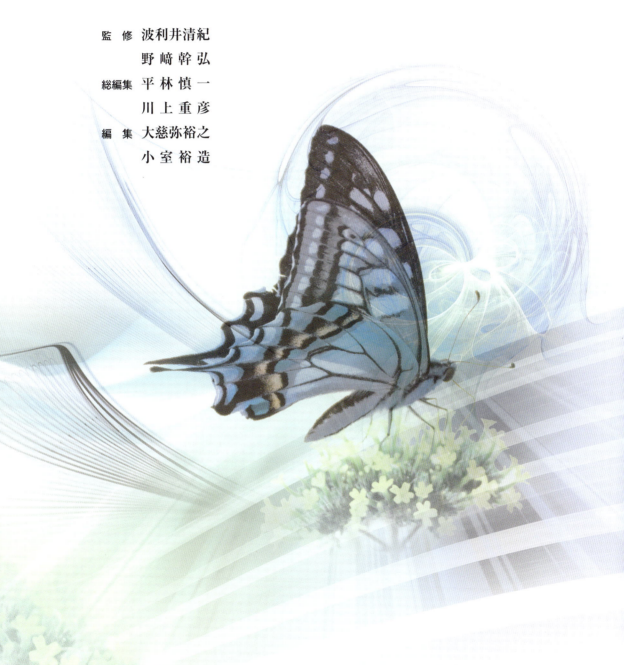

克誠堂出版

形成外科治療手技全書

監　修

波利井 清紀
東京大学名誉教授
杏林大学医学部形成外科学教室特任教授

野﨑 幹弘
東京女子医科大学名誉教授

総 編 集

平林 慎一
帝京大学名誉教授

川上 重彦
金沢医科大学名誉教授

形成外科治療手技全書 Ⅶ 美容医療

【編　著】
大慈弥裕之　福岡大学医学部形成外科学講座教授
小室　裕造　帝京大学医学部形成・口腔顎顔面外科学講座教授

【執筆者】
青井　則之　宮益坂クリニック
石井　秀典　大塚美容形成外科
石川　恵里　愛知医科大学病院 眼形成・眼窩・涙道外科
石川　浩一　クロスクリニック銀座
一瀬　晃洋　いちのせ形成外科皮膚科 眼瞼フェイスクリニック
今川賢一郎　ヨコ美クリニック
大城　貴史　大城クリニック
大城　俊夫　大城クリニック
緒方　寿夫　南平台緒方クリニック
加王　文祥　天神下皮フ科形成外科
柿崎　裕彦　愛知医科大学病院 眼形成・眼窩・涙道外科
楠本　健司　関西医科大学形成外科
倉片　　優　クリニカ市ヶ谷
河野　太郎　東海大学医学部外科学系形成外科学
近藤　謙司　湘南藤沢形成外科クリニックR
白石　知大　杏林大学医学部形成外科
白壁　征夫　福岡大学臨床教授／サフォクリニック理事長
新冨　芳尚　蘇春堂形成外科
菅原　康志　リラ・クラニオフェイシャル・クリニック
鈴木　芳郎　ドクタースパ・クリニック
髙木　誠司　福岡大学医学部形成外科
高柳　　進　メガクリニック
辻　　晋作　アヴェニュークリニック表参道
辻　　直子　セルポートクリニック横浜
土井　秀明　こまちクリニック
冨田　興一　大阪大学医学部 形成外科
中北　信昭　自由が丘クリニック
中嶋　英雄　クリニークデュボワ
野平久仁彦　蘇春堂形成外科
野村　紘史　中頭病院形成外科
華山　博美　倉敷平成病院 形成外科・美容外科
林　　洋司　林形成外科クリニック
半田　俊哉　大塚美容形成外科
広比　利次　リッツ美容外科東京院
福田　慶三　ヴェリテクリニック銀座院
宮田　成章　みやた形成外科・皮ふクリニック
宮脇　剛司　東京慈恵会医科大学形成外科学講座
百澤　　明　山梨大学医学部附属病院形成外科
森　　弘樹　東京医科歯科大学形成・再建外科学
矢島　和宜　蘇春堂形成外科
山下　理絵　湘南藤沢形成外科クリニックR
李　　政秀　ヴェリテクリニック名古屋院
渡辺　頼勝　東京警察病院形成外科・美容外科

(敬称略，五十音順)

形成外科治療手技全書
監修にあたって

　形成外科は過去半世紀以上にわたり非常な発展を遂げ，現在，ほとんどの大学で講座，診療科が設置されており，一般社団法人日本形成外科学会の認定する専門医は2,500名を超えております。また，2018年度から日本専門医機構が認定する基本領域19診療科の一つとして，新しい専門医研修プログラムによる研修もスタートされます。

　一方，形成外科が診療する疾患の範囲は非常に幅広く，他科の診療分野とのオーバーラップ，疾患名と治療手技が一致しないことなどがあり，形成外科の治療手技を体系的に記述した日本の教科書はありませんでした。

　今回，本全書を刊行する目的の一つに，臨床外科の一分野として発展してきた形成外科を，将来に向けて広く独立した学問としてとらえた教科書を作りたい，ということがあります。すなわち，「形成外科学」を一つの体系としてとらえ，共通の概念に基づく診断から治療法の選択，そして治療の実際に関する標準的かつ最新の知識を網羅した，大系的な教科書作りを目指しております。

　「形成外科学」の，より一層の発展に寄与できれば幸いです。

監修　波利井 清紀
　　　野﨑 幹弘

形成外科治療手技全書 Ⅶ 美容医療

序

　形成外科治療手技全書Ⅶ「美容医療」を発刊する運びとなりました．本シリーズの5冊目となります．

　「美容外科」という領域は，形成外科のサブスペシャリティー領域として認知されています．そして，形成外科医の関心が高い領域でもあります．しかし近年，美容を目的とした治療法として，手術以外の手法も著しく発展してきています．非侵襲的な治療法，すなわち，レーザー・光線療法，注入療法，薬剤の外用・内服・経静脈投与療法，などが取り入れられています．美容外科医を標榜する医師にとって，従来の外科的手法を習得するとともに，このような治療法についても十分に理解し，患者にとってどの治療法が最も適しているかを判断する能力が求められます．

　本書では，このような状況を鑑み，「美容外科」ではなく，「美容医療」という呼称を用いました．美容外科医に必要な典型的な手術法については，具体的な手技とともに，その適応，合併症に加えて最近の知見についても記述をお願い致しました．そして，非侵襲的な治療法についてもできるだけ取り上げて詳細な記述をお願いしています．

　形成外科専門医を取得し，さらに美容外科治療についても関わりたいと考えている若い形成外科医や既に美容外科治療に関わっている形成外科医，美容外科医の先生方にとって，本書が座右の書となることを願っています．

2019年4月1日

　　　　　　　　　　　　　総編集　平林 慎一
　　　　　　　　　　　　　　　　　川上 重彦
　　　　　　　　　　　　　編　集　大慈弥 裕之
　　　　　　　　　　　　　　　　　小室 裕造

形成外科治療手技全書 Ⅶ 美容医療

もくじ

監修にあたって … v
序 … vii

第1章　顔面の若返り治療　1

1. リサーフェシング治療
    1) ケミカルピーリング ———————————— 山下 理絵・近藤 謙司　2
        ケミカルピーリングとは／適応／合併症と対策
        Ⅰ 痤瘡：グリコール酸…3
        Ⅱ 痤瘡：サリチル酸…4
        Ⅲ 若返り（小じわ）：トリクロール酢酸（TCA）…5
        Ⅳ 若返り（しみ）：グリコール酸＋TCA ポイント…6

    2) レーザー治療（CO_2 レーザー）：脂漏性角化症 ———————————— 加王 文祥　8
        機器の特徴／適応／合併症と対策
        ■ CO_2 レーザー：脂漏性角化症…10

    3) レーザー治療（Q スイッチ・ピコ秒レーザー）：しみ・色素斑 ———— 河野 太郎　12
        機器の特徴／適応／合併症と対策
        Ⅰ ナノ秒レーザー（Q スイッチレーザー）…14
        Ⅱ ピコ秒レーザー…15

    4) レーザー治療：小じわ，Skin tightening ———————————— 宮田 成章　17
        機器の特徴／適応／合併症と対策
        Ⅰ フラクショナル CO_2 レーザー：しわ…20
        Ⅱ ロングパルス Nd：YAG レーザー：Skin tightening…21

    5) 光治療：しみ，Skin tightening ———————————— 石川 浩一　23
        機器の特徴／適応／合併症と対策
        Ⅰ しみ…25
        Ⅱ Skin tightening…28

2. 高周波治療 ———————————— 石川 浩一　30
    機器の特徴／適応／合併症と対策
    ■ たるみ…31

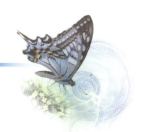

3. フィラー注入療法 ———————————————————————— 辻 晋作　33
　　　　　　　フィラーについて／適応／合併症と対策
　　　Ⅰ ヒアルロン酸：小じわ…36
　　　Ⅱ ヒアルロン酸：ボリュームアップ…37
　　　Ⅲ コラーゲン：小じわ…38

4. 顔面自己脂肪注入術・脂肪吸引術 ———————————————— 青井 則之　40
　　　　　　　適応／合併症と対策
　　　Ⅰ 脂肪注入術：若返り（くま）…43
　　　Ⅱ 脂肪吸引術：頰部，下顎部…45

5. ボツリヌストキシン注射療法 ——————————————————— 辻 晋作　48
　　　　　　　ボツリヌストキシン療法とは／適応／合併症と対策
　　　Ⅰ 目尻…50
　　　Ⅱ 眉間，額…51

6. 自己多血小板血漿注入療法 ———————————————————— 楠本 健司　52
　　　　　　　自己多血小板血漿療法とは／適応／合併症と対策
　　　Ⅰ PRP の調製法…54
　　　Ⅱ 眼瞼周囲…55
　　　Ⅲ 鼻唇溝…56

第2章　眼瞼周囲の手術　59

1. 上下眼瞼の解剖 ————————————————————— 石川 恵里・柿崎 裕彦　60
　　　　　　　はじめに／上眼瞼の解剖／下眼瞼の解剖／眼輪筋と眼窩隔膜／
　　　　　　　上下眼瞼後方の脂肪コンパートメント

2. 重瞼術 ———————————————————————————— 百澤 明　65
　　　　　　　適応／手術法の選択／合併症と対策
　　　Ⅰ 埋没法…66
　　　Ⅱ 切開法（小切開法）…70
　　　Ⅲ 切開法（全切開法）…73

3. 内眼角・外眼角形成術 ———————————————————— 福田 慶三　75
　　　　　　　適応／手術法の選択／合併症と対策
　　　Ⅰ 内眼角形成術（いわゆる目頭切開術）…78
　　　Ⅱ 蒙古襞形成術…80

Ⅲ 外眼角形成術（いわゆる目尻切開術）…82

4. 上眼瞼皮膚弛緩症手術 ──────────────────────────── 福田 慶三　85
　　　　適応／手術法の選択／合併症と対策
　　Ⅰ 重瞼線皮膚切除術…87
　　Ⅱ 眉毛下皮膚切除術…91

5. 下眼瞼形成術 ─────────────────────────────── 小室 裕造　94
　　　　適応／手術法の選択／合併症と対策
　　Ⅰ 下眼瞼除皺（しわ取り）術…96
　　Ⅱ 経結膜脂肪切除術…98
　　Ⅲ 睫毛下皮膚切開による脂肪切除および脂肪移動術…100

第3章　鼻の手術　105

1. 鼻の解剖 ──────────────────────────────── 緒方 寿夫　106
　　　　鼻の表面解剖／鼻の構成要素

2. 隆鼻術 ───────────────────────────────── 中北 信昭　111
　　　　適応／隆鼻材料の種類／手術法の選択／合併症と対策
　　Ⅰ 人工物（シリコンプロテーゼ）による隆鼻術…113
　　Ⅱ 自家組織（筋膜被覆細片耳介軟骨移植）による隆鼻術…116

3. わし鼻（hump nose）形成術 ─────────────────────── 菅原 康志　120
　　　　適応／手術法の選択／合併症と対策
　　■ 手技…122

4. 鼻翼形成術 ────────────────────────────── 広比 利次　126
　　　　適応／手術法の選択／合併症と対策
　　Ⅰ 鼻翼縮小術（鼻翼切除）…129
　　Ⅱ 鼻翼幅縮小術（modified alar base cinching method）…131

5. 鼻尖形成術 ────────────────────────────── 広比 利次　134
　　　　適応／手術法の選択／鼻尖縮小術（reduction）／鼻尖増高術（augmentation）／合併症と対策
　　Ⅰ 鼻尖縮小術（reduction）…138
　　Ⅱ 鼻尖増高術（augmentation）…141

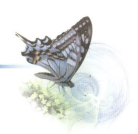

6. 斜鼻形成術 ─────────────────── 宮脇 剛司／渡辺 頼勝　144
   適応／手術法の選択／合併症と対策
   - Ⅰ オープンアプローチ…146
   - Ⅱ クローズドアプローチ（経皮的鼻骨骨切り術）…152

7. 短鼻形成術 ─────────────────────────── 宮脇 剛司　155
   適応／手術法の選択／合併症と対策
   - 鼻中隔延長術…158

第4章　フェイスリフト　163

1. 顔面・頸部の解剖 ─────────────────── 一瀬 晃洋・華山 博美　164
   知覚神経（三叉神経，頸神経）／運動神経（顔面神経，三叉神経）／
   SMAS（superficial musculoaponeurotic system）／支持靱帯（retaining ligament）

2. SMAS 法フェイスリフト ───────────── 野平久仁彦・矢島和宜・新冨芳尚　168
   SMAS 法とは／適応／合併症と対策
   - 手技…170

3. MACS フェイスリフト ─────────────────────── 一瀬 晃洋　178
   MACS 法とは／適応／合併症と対策
   - Simple MACS-lift…180

4. ミッドフェイスリフト ─────────────────────── 一瀬 晃洋　185
   ミッドフェイスリフトとは／適応／合併症と対策
   - 手技…186

5. スレッドリフト ─────────────────────────── 鈴木 芳郎　191
   スレッドリフトとは／適応／合併症と対策
   - 手技…192

第5章　顔面輪郭形成術　197

1. 前額形成術 ─────────────────────────── 百澤 明　198
   適応／手術法の選択／合併症と対策
   - Ⅰ 人工物と削骨を使用した前額形成術…200

Ⅱ 骨切りによる前額形成術…202

2. **頬骨形成術** ─────────────────── 倉片 優　206
　　　　　適応／手術法の選択／合併症と対策
　　■ 手技…207

3. **下顎角（下顎骨）形成術** ─────────── 倉片 優　211
　　　　　適応／手術法の選択／合併症と対策／ボツリヌストキシン製剤による輪郭形成
　　■ Angle osteotomy…212

4. **オトガイ形成術** ─────────────── 広比 利次　217
　　　　　適応／手術法の選択／合併症と対策
　　Ⅰ オトガイ部水平骨切り術（短縮，前進）…220
　　Ⅱ オトガイ部前額断骨切り術…223
　　Ⅲ オトガイ部T字型骨切り術…225
　　Ⅳ インプラントによるオトガイ形成術…226

第6章　毛の治療　229

1. **男性型脱毛症と女性型脱毛症の治療** ─────── 今川賢一郎　230
　　　　　男性型脱毛症と女性型脱毛症／外用薬／内用薬／治療方針

2. **男性型脱毛症の外科的治療** ──────────── 今川賢一郎　235
　　　　　適応／タイプ別植毛法／手術法の選択／合併症と対策
　　■ FUT（follicular unit transplantation）…238

3. **脱毛** ──────────────────── 大城 貴史・大城 俊夫　241
　　　　　機器の特徴／適応／合併症と対策
　　Ⅰ 蓄熱式脱毛レーザー…242
　　Ⅱ ロングパルスアレキサンドライトレーザー…243

第7章　乳房の手術　245

1. **乳房の解剖** ───────────────── 冨田 興一　246
　　　　　血管／神経／筋膜／リンパ流路

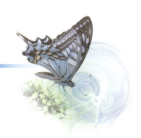

2．豊胸術
  1）インプラントによる豊胸術 ────────────── 高柳 進／李 政秀　248
        適応／乳房インプラントの種類／手術法の選択／合併症と対策
    Ⅰ 大胸筋下豊胸術（乳房下溝アプローチ）…249
    Ⅱ 乳腺下豊胸術（乳房下溝アプローチ）…252
    Ⅲ 乳腺下および筋膜下豊胸術（腋窩アプローチ）…253

  2）脂肪注入による豊胸術 ────────────────────── 辻 直子　258
        適応／手術法の選択／合併症と対策
    Ⅰ 脂肪採取…260
    Ⅱ 脂肪注入…261

3．乳房固定術・乳房縮小術 ──────────────────── 野村 紘史　264
      適応／手術法の選択／合併症と対策
    Ⅰ 乳房固定術：縦型切除（vertical excision）…267
    Ⅱ 乳房縮小術：縦型切除（ventical excision：Hall Findlay 法）…269
    Ⅲ 乳房縮小術：逆 T 字型切除（inverted T excision）…271

4．乳頭・乳輪形成術
  1）陥没乳頭の治療 ──────────────────────── 白石 知大　273
        適応／手術法の選択／合併症と対策
    ■ 手術手技…275

  2）乳頭縮小術・乳輪縮小術 ─────────────────── 白石 知大　277
        適応／手術法の選択／合併症と対策
    ■ 乳頭縮小術…278

第8章　体幹輪郭形成術　281

1．脂肪吸引術 ───────────────────── 石井 秀典・半田 俊哉　282
      適応／手術法の選択／合併症と対策
    ■ 手技…283

2．余剰皮膚切除術 ───────────────────── 石井 秀典・半田 俊哉　287
      適応／手術法の選択／合併症と対策
    ■ 手技…288

第9章 腋臭症・多汗症の治療　293

1. 治療法の適応 ──────────────────────────── 森 弘樹　294
   腋臭症・多汗症とは／診断

2. 薬物療法 ────────────────────────────── 森 弘樹　296
   外用薬：作用機序と効果／ボツリヌストキシン注射：作用機序と効果／
   内服薬：作用機序と効果／適応／合併症と対策
   ■ ボツリヌストキシン注射療法…297

3. 手術療法 ────────────────────────────── 森 弘樹　299
   適応／手術法の選択／合併症と対策
   ■ 皮弁法（切除剪除法）…300

第10章 外陰部形成術　303

1. 包茎の治療 ──────────────────────────── 土井 秀明　304
   適応／手術法の選択／合併症と対策
   ■ 手術手技…305

2. 小陰唇肥大の治療 ───────────────────────── 土井 秀明　307
   適応／手術法の選択／合併症と対策
   ■ 手術手技…308

第11章 刺青の治療　311

刺青の治療 ─────────────────────────────── 林 洋司　312
   適応／治療法の選択／合併症と対策
   ■ レーザー治療…314

第12章 知っておきたい知識　317

1. 美容外科の歴史 ───────────────────── 大慈弥裕之・白壁征夫　318
   美容外科の歴史のあらまし／美容手術の歴史

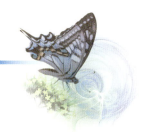

2. **抗加齢医学の歴史・背景と現状** ……………………………大慈弥裕之・高木誠司 323
   はじめに／抗加齢医学の背景と歴史／抗加齢医学研究のトピックス／
   抗加齢医学と美容医療／おわりに

3. **美容外科患者の精神病理** ……………………………中嶋 英雄 329
   美容外科を受診する心理／身体醜形障害とは／境界性パーソナリティ障害とは／
   思春期失調症候群とは／美容外科医の患者に対する責任について

索引…333

形成外科治療手技全書 VII

美容医療

第1章 顔面の若返り治療

第1章 顔面の若返り治療

1. リサーフェシング治療

1) ケミカルピーリング

山下理絵・近藤謙司

Knack & Pitfalls

- ◎ケミカルピーリングは，non-surgical な若返り（rejuvenation）の一方法である
- ◎顔面にピーリング剤を塗布し，表皮や真皮の一部まで剥脱させて皮膚の再生を促し，rejuvenation 効果を得る
- ◎わが国で使用されているピーリング剤は，グリコール酸，乳酸，サリチル酸，トリクロール酢酸（TCA）などであり，これらを併用することもある
- ◎使用するピーリング剤の種類，濃度（%），pH 値，塗布時間などにより薬剤の深達度が変わる
- ◎結果を得るには数回の施術を要するため，皮膚の状態を診察しながら行う。また，治療対象疾患に対する他の治療とのコンビネーションも必要である
- ◎医療スタッフが行う場合は，医師の管理下に行う。医師は施術前には必ずスキンチェックを行い，また治療効果の判定に習熟しなければならない

ケミカルピーリングとは

皮膚に化学物質を塗布し，表皮および真皮を一定の深さで剥脱させ，その自然治癒過程（創傷治癒機転）を利用する剥皮術の一方法である。皮膚の若返り目的（rejuvenation）で始められた。薬剤深達度によりレベルⅠからⅣに分類される。

適応

最も有効性を認めるのは痤瘡である。また，光老化に伴う皮膚の若返り治療（しみ，小じわ）にも有効である。痤瘡は毛孔内を含む角質除去による角栓除去および排膿により治癒が促進される。しみに対しては角質除去によりメラニン排泄が促され，小じわに対しては真皮浅層のリモデリングが起こる。痤瘡の治療は，若年者も多いことから，保険適用である外用剤から開始する（表）。

合併症と対策

■皮膚の炎症症状

紅斑，浮腫，湿疹，乾燥，鱗屑など。施術前にスキンチェックを行い，異常がある時には行わない。花粉症の時期は，皮膚に炎症が起こっていることが多いので，気をつける。施術後はクーリングを十分に行い，炎症が重度な場合は，ステロイド外用剤を使用することもあるが，治療過程に伴う炎症なのか，別の炎症を惹起した合併症なのかを診断する。

■感染（ヘルペス，細菌，真菌）

口唇ヘルペスを認める時には施術は行わない。

■一時的な痤瘡の悪化

痤瘡への施術は，治療過程に起こることを十分に説明する。施術を繰り返すことにより軽快する。

■色素沈着，脱出

ピーリング剤の塗布は重ならないように慎重に行い，また塗布時間はタイマーで計測する。施術中の皮膚変化を観察し，皮膚が白色に変化（frosting）した場合は，薬剤を落とすか，中和剤を塗布する。

■瘢痕形成

ケミカルピーリングは，薬剤による軽度の皮膚化学損傷である。したがって，薬剤が一定以上に深く入りすぎると瘢痕形成が起こる危険性がある。ピーリング剤の深達度が増すほど，コントロールが難しい。なお，真性ケロイド体質患者には行わない方がよい。

■中毒

ピーリングで起こることはほぼないが，サリチル酸では，サリチリズムという中毒を起こす危険性がある。その初症状は，悪心，嘔吐，過換気などである。

表 ケミカルピーリングの薬剤深達度分類と使用薬剤および適応

分類	ピーリング剤の種類,濃度	薬剤深達度	適応
レベルⅠ Very superficial peeling (exfoliation)	10〜50% グリコール酸 10〜30% サリチル酸 10%TCA Jessner液	表皮角質層まで	痤瘡 光老化
レベルⅡ Superficial peeling (epidermal)	50〜70% グリコール酸 30〜35% サリチル酸 10〜25%TCA	表皮顆粒層〜基底層まで	痤瘡 光老化
レベルⅢ Medium depth peeling (papillary dermal)	35% TCA+Jessner液 35% TCA+70% グリコール酸 30〜45% TCA	真皮乳頭層まで	光老化
レベルⅣ Deep peeling (reticular dermal)	50%TCA or higher 88% フェノール・ Baker-Gordon フェノール	真皮網状層の上層まで	光老化

TCA：トリクロール酢酸

Ⅰ 痤瘡：グリコール酸

- 頬骨上部,鼻唇溝部は色素沈着が起こりやすいので,重ね塗りをしないように注意する
- 塗布時間はタイマーを使用し正確に計る

❶ 材料と方法

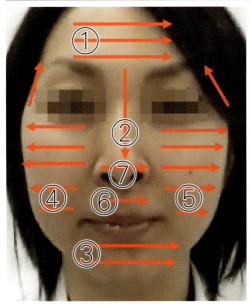

ピーリング剤は,医療用に市販されている製品を用いてもよい。自家作成では,30%のグリコール酸の場合は,グリコール酸30gと精製水にヒアルロン酸Na,グリセリンを添加し,ヒドロキシセルロースを適量添加し100mlとした溶液に,クエン酸でpH値測定器を用いpH調整したものを使用する。

初めにアセトンで脱脂し,初回は20%グリコール酸を8分間,2回目からは30%グリコール酸を選択し10分間塗布をする。

ピーリング剤除去は精製水ガーゼを用いて拭き取り,アロマテラピーによる鎮静,抗炎症作用も考え,冷却したラベンダー水ガーゼ（100%ピュアオイルを精製水に混合）で5分間クーリングを行う。3〜4週間隔で治療を行う。

薬剤の塗り方,順番
初めに前頭部に塗布し,痛みや反応を確認する。
その後,図の順番で塗布している。重ね塗りしないように,均一に塗布する

第1章 顔面の若返り治療

❷ 施術後管理

当日は石鹸洗顔をせず，ぬるま湯洗顔および保湿剤を塗布し，化粧は禁止する．翌日から化粧を許可する．また，痂皮形成した場合は，自然脱落するまで無理に剥がさないように注意する．

- ケミカルピーリングによる痤瘡治療は自費診療である．若年者にはまずアダパレンや過酸化ベンゾイルなどの外用剤を用いた保険治療から開始している．

症例1　30代，女性，痤瘡，グリコール酸

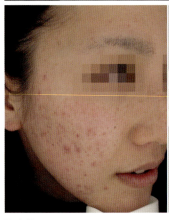 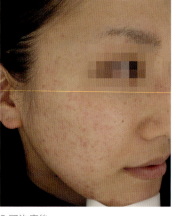

治療前　　　　　　　　3回治療後

20%グリコール酸ピーリングを1回，30%グリコール酸ピーリングを2回施行した．

II 痤瘡：サリチル酸

- 面状に痂皮形成が生じることが多い．術前の十分な説明が必要である
- エタノール溶解で刺激がある場合は，マクロゴールを使用する

❶ 材料と方法

サリチル酸は，サリチル酸エタノールまたはサリチル酸マクロゴールとして使用される．

サリチル酸エタノールの場合，初回は10%サリチル酸エタノールを使用し，グリコール酸同様に塗布する．ただし，グリコール酸と異なり，術前にアセトンで脱脂する必要はない．1分ほどで白い皮膜が形成される．

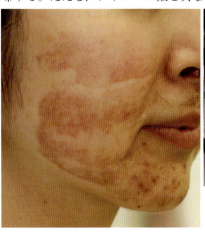 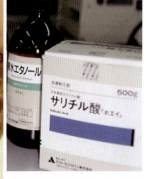

サリチル酸塗布後5日，痂皮形成が起こる

サリチル酸（パウダー状）とエタノールでピーリング剤を作成する

5分後に温水ガーゼで皮膜を除去し，冷蔵庫に常備しているラベンダー水ガーゼで5分間クーリングを行う．状態によりサリチル酸濃度を20～30%に上げる．2～3週間隔で治療を行う（本症例は10%1回，その後20%を使用）．皮膚科では，角層のみを剥離し，炎症を起こしにくいサリチル酸マクロゴールを使用しているところが多い．

❷ 施術後管理

当日は石鹸洗顔をせず，ぬるま湯洗顔および保湿剤を塗布する。薄茶色の痂皮形成が起こるので，1週間は化粧を禁止する。

- 重度の痤瘡は，ケミカルピーリング以外の治療（内服：イソトレチノイン，ナイアシン，外用：ビタミンC，アゼライン酸，レーザー照射）などとのコンビネーションが必要である。

症例2 30代，女性，痤瘡，サルチル酸

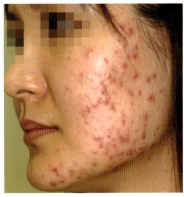
治療前

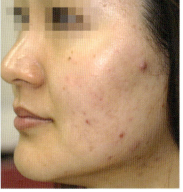
3回治療後

10%サリチル酸ピーリングを1回，20%サリチル酸ピーリングを2回施行した。

III 若返り（小じわ）：トリクロール酢酸（TCA）

KEY POINTS
- TCAの新しいピーリング方法で，副作用は少ない
- マッサージは10分程度だが，刺激が強い場合は時間を短縮する

❶ 材料と方法

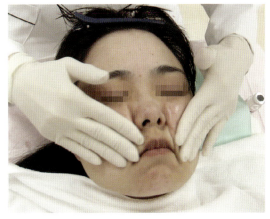
ジェル状のピーリング剤を塗布しマッサージをする。痛みを問い，皮膚の状態を観察しながら10分程度行う

従来，TCAのピーリングというと，Obagi社のブルーピーリング（TCAと青色の顔料の混合剤）であったが，施術が難しく，ダウンタイムが長く，合併症も多く，高額であったため，日本では一時のブームで終わった。

TCAを顔全体に使用する場合，現在著者らはPRX-T33®を使用している。33%のTCAと過酸化水素（H_2O_2），およびコウジ酸を配合したピーリング剤である。過酸化水素には腐食抑制作用があり，TCAピーリングを緩和させる。施術者は手袋をし，10分程度薬剤をすり込むようにマッサージする。ここでも，術前の脱脂は不要である。

施術後は温水で拭き取り，専用の中和剤を塗布する。2〜4週に1回施行する。

❷ 施術後管理

当日は石鹸洗顔をせず，ぬるま湯洗顔および専用の保湿剤を塗布し，化粧は禁止する．翌日からは専用の保湿クリームを塗布し，化粧を許可する．

1週間ほどで皮膚表面がザラザラし角質剥離が起こる．

- しわに対しては，フラーレンやトレチノインの外用を併用している．

症例　40代，女性，若返り，TCA

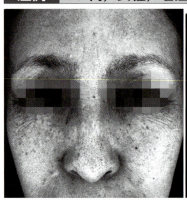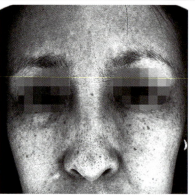

治療前　　　　　　　　5回治療後

TCAピーリングを，2〜3週ごとに5回施行した．

Ⅳ 若返り（しみ）：グリコール酸＋TCAポイント

KEY POINTS
- TCAは，薬剤を塗布しfrosting（白色変化）が生じた後は中和をすることができない
- 深く入りすぎると瘢痕形成が起こる可能性があるので，慎重に塗布する

❶ 材料と方法

アセトンで脱脂後，痤瘡に対するグリコール酸と同様にして，全顔に30%のグリコール酸を10分間塗布する．同時に老人性色素斑部には精製水で溶解した15〜30% TCA（本症例は30%）をポイントで塗布する．

施術後は精製水で拭き取り，冷却したラベンダー水ガーゼを用いて5分間クーリングを行う．施術は4週間隔で行う．

❷ 施術後管理

当日は石鹸洗顔をせず，ぬるま湯洗顔および保湿剤を塗布し，化粧は禁止する．翌日から化粧を許可する．TCA塗布部は痂皮形成を起こすので無理に剥かないように指示する．

- 高濃度のTCAの使用は，初心者はすべきではない．

症例 70代,女性,若返り,グリコール酸+TCAポイント

30%グリコール酸全顔,30%TCAをしみ上に塗布するピーリングを施行した。

TCA (30%) をしみの上に塗布した綿棒を使用し,はみ出さないように注意する

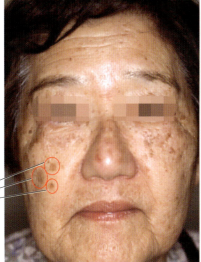
治療前

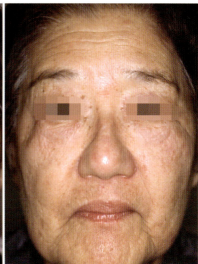
5回治療後

History & Review

● ケミカルピーリングの基本が書かれた教科書。
　Rubin MG:Manual of Chemical Peels, JB Lippincott, Philadelphia, 1995
● 日本皮膚科学会の最新のガイドライン。
　古川福実,松永佳世子,秋田浩孝ほか:日本皮膚科学会ケミカルピーリングガイドライン(改訂第3版).日皮会誌 118:347-355,2008

第1章 顔面の若返り治療

1. リサーフェシング治療

2) レーザー治療（CO_2 レーザー）：脂漏性角化症

加王文祥

Knack & Pitfalls

- 脂漏性角化症は主として中年以降に多い表皮の疣贅状良性腫瘍であり，表面は黒色ないし褐色調で平滑なものや有茎状のものなど種々の臨床像を示す
- 治療前に種々の前癌病変，有棘細胞癌，基底細胞癌，悪性黒色腫との鑑別が重要である
- CO_2 レーザーにより腫瘍を面状に蒸散する治療は簡便であり，適切に行えばほとんど瘢痕を残さない
- 腫瘍全体を浅めに照射して焼灼した組織は，生理的食塩水を含ませた綿棒で擦り取る。残存している部位を再度浅く照射して綿棒で擦り取り，これを繰り返す
- 照射後の炎症後色素沈着を軽減させるためには，適切な照射後の処置が非常に重要である
- 薄い脂漏性角化症では，色素斑と同様にQスイッチレーザーで治療することもできる

機器の特徴

　炭酸ガス（CO_2）レーザーは10,600 nmの波長の光を発振して生体内の水分に吸収されることにより，生体組織を蒸散作用により切開する。その際，切開面の生体組織表面に熱変性によるごく薄い凝固層が生じるため止血能にも優れている。その特徴を活かして，外科領域において組織を止血しながら切開していくレーザーメスとして広く用いられてきた。その反面，近年の皮膚レーザー治療の特徴である波長による組織選択制はない。これは組織内のどこにでもある水分をターゲットとしているためであり，同一部位に長時間照射を続ければ周囲正常組織を広く熱変成させ，瘢痕を残しやすい。

　CO_2 レーザー機器は小出力で連続波の小型のものから，大出力でパルス波（マイクロ秒単位）を発振できる大型のものまで各種ある。脂漏性角化症においては，いずれの機器を用いてもその蒸散の深さと熱凝固作用の大きさを理解して照射を行えば，治療結果にそれほどの差はない。最近では技術の進歩に伴い小型の機器においても，ごく短い照射時間と休止時間（ミリ秒単位）を交互に繰り返す断続波を発振できるものが増えており，周囲組織への熱による影響を減らすことができる。

　CO_2 レーザー機器ではレーザー光の照射位置を機械的・連続的に変位させていくスキャナを装着できるものも多い。スキャナを用いれば自動的に照射位置が移動するので，同一部位への連続的な照射をすることがなく周囲組織への熱影響を最小限にすることができる。しかし，スキャナを装着する分だけ高価になる。スキャナにはあらかじめ各種の照射パターンが設定されており，広く浅く均一な照射が簡単にできるため，皮膚表面の浅い位置に広範囲の病変がある脂漏性角化症の治療において有用である。

　CO_2 レーザーはハンドピースから一定の距離で焦点が合うレーザービームを照射する（フォーカスビーム）。ディスタンスガイドを皮膚に触れさせながら照射すればフォーカスビームで照射できる。ピンポイントで照射できるため細かく調節しながら治療できるが，面積のある脂漏性角化症などの腫瘍を蒸散させるのには時間がかかる。ガイドを皮膚から少し浮かせるとデフォーカスビームにすることができ，照射面積を拡大することができる。ただし設定がそのままでは単位面積あたりの照射エネルギーが下がり，蒸散させるまでの時間が長くなり，周囲組織への熱影響も強くなってしまう。そこで，1～2W程度出力を上げてデフォーカスビームで照射すると治療時間も短くできて，しかも熱影響も同程度にできる。ただ照射面積が大きくなると細かな治療はできなくなる。大きな腫瘍では，最初出力を上げてデフォーカスビームで腫瘍全体をおおまかに蒸散し，その後出力を下げてフォーカスビームで残った部分を蒸散す

ると効率的である。

近年，CO_2レーザーは機器が小型化し，あまり換気に配慮されていない通常の診察室でも治療できるようになってきたが，その際に蒸散した煙を治療する医師やパラメディカルスタッフが呼吸とともに吸引してしまうことへの健康上の影響が懸念されている。その対策として，蒸散の煙をフィルター付きの装置で吸引することが推奨されている。

適応

脂漏性角化症であれば全身どの部位でも適応となる。特に顔面に多発する場合は老けた印象を与えるので，美容的には最も良い適応である。上下眼瞼の薄い皮膚であっても，浅めの蒸散を心掛ければ問題なく治療できる。その際は眼球保護のためにコンタクトシールドを使用する（図）。頭皮内，眉毛部などの有毛部では照射後一時的に脱毛されるので，あらかじめ患者に説明しておく。

腫瘍が多発している場合は，まず2～3カ所で治療を行い患者に術後処置に慣れてもらうとともに，術後の上皮化の経過と炎症後色素沈着の程度を1カ月ほど見極めてもらい納得してもらったうえで，他の部位の治療に移る。その際には目立つところから順番に何回かに分けて進めていく方が，患者自身が行う術後処置も容易であり，不適切な処置による炎症後色素沈着も防ぎやすい。特に初めてCO_2レーザー治療を受ける患者では，同時に多数の治療を行うと，照射後の炎症後色素沈着が出ただけでクレームの原因となることがあるので注意が必要である。

合併症と対策

以下の合併症を術前に十分説明しておく。

■照射後の炎症後色素沈着

治療後1カ月ごろが最も強く現れる。原因は体質的なものが最も多いが，隠れ肝斑，不完全な遮光，洗顔時の摩擦などが原因となることもある。外出時の日焼け止めの徹底と洗顔時に強く擦らないように指導してハイドロキノン軟膏の外用を続ければ，1カ月後にはほとんどの患者で軽快する。

■上皮化の遷延

脂漏性角化症は有棘細胞と基底細胞の表皮内増

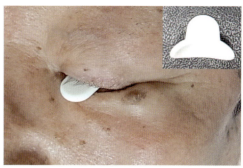

図　下眼瞼の脂漏性角化症
照射時，コンタクトシールドで眼球を保護する

殖であるので，適切な照射を行えば顔面で1週間以内，体幹・四肢でも2週間以内に上皮化する。施術者側の原因としては，照射設定が強い，照射が深い，同一部位への照射が長く意図しないほど深くまで熱影響が及んでいるなどが考えられるので，照射設定や方法を見直す。患者側の原因としては，心配のあまり頻回・過度の処置，周囲の人から勧められた不適切な物の塗布などを経験しているので，患者に実際どのような処置を行っているのか詳細に確認する。

■取り忘れ，取りすぎ

合併症ではないが，多発する脂漏性角化症では診察の際に患者が希望した治療部位を，患者自身が施術の際にわからなくなってしまうことがある。著者は診察後ただちに施術する時は，診察の際にマジックで治療部位に直接印を付けて写真を撮り，記録している。後日治療の場合は，当日までにどの部位を治療するか決めてきてもらい，施術直前に患者に鏡を見せながら希望部位を確認して，同様に印を付け写真撮影している。印を付けてからの写真撮影は後述する再発の確認の際にも有用である。

■再発

脂漏性角化症は長期的には再発の可能性があるので，その旨治療前に説明しておく。短期的（特に1年以内）に再発を訴える場合，再発ではなく治療部位周囲に残存した目立たない脂漏性角化症が目立つようになって，それを患者が再発と誤認していることも多いので，前回治療時の写真と比べて確認する。同一部位の再発が確認された場合は再照射してもよいが，最初の診断が正しいかを考えバイオプシーも考慮する。

第1章 顔面の若返り治療

CO_2レーザー：脂漏性角化症

KEY POINTS
- 浅めに照射を行い，焼灼した組織は生理的食塩水を含ませた綿棒で擦り取る
- まず全体的に照射して，残った部位に再照射を行うことを繰り返す

❶ 方法

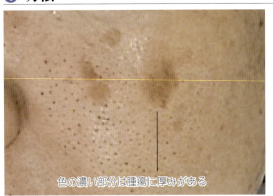

色の濃い部分は腫瘍に厚みがある

照射前

穿刺部周囲の内出血を最小にするため，27Gより細い針でエピネフリン添加1%リドカインを皮下注射する。

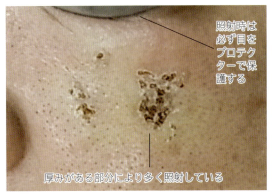

照射時は必ず目をプロテクターで保護する

厚みがある部分により多く照射している

照射直後

まず腫瘍全体を浅めに照射する。焼灼した組織は生理的食塩水を含ませた綿棒で擦り取る。残存している部位を再度浅く照射して綿棒で擦り取り，これを繰り返す。フリーハンドで照射する場合は，絶えず手を動かして同一部位を連続して照射しないようにする。

Advice
・手術時に用いるルーペや拡大鏡で照射部位を拡大しながら治療すると残存部位がわかりやすい。

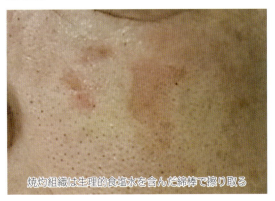

焼灼組織は生理的食塩水を含んだ綿棒で擦り取る

終了時

❷ 施術後管理

術後はステロイド含有抗生物質軟膏を塗布して非固着性ガーゼで保護する。翌日から洗顔，シャワー浴を可として，上皮化するまで患者自身で軟膏処置を行う。術後の痛みはほとんどないが，訴える時は適宜鎮痛薬を処方する。

症例 74歳，男性，脂漏性角化症，CO_2レーザー

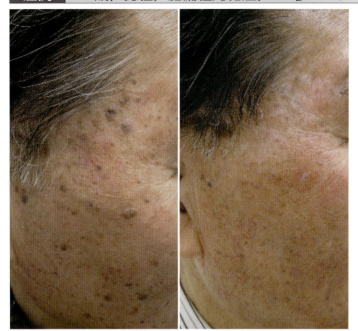

施術前　　　　　　施術後3カ月

右頬部からこめかみにかけて治療した。

瘢痕や炎症後色素沈着もなく，元の腫瘍の位置さえわからないほどきれいに治っている。目立つ部分のみ治療するだけで全体的に若々しい印象になる。

治療部位以外に薄く残っている脂漏性角化症は，周囲の色素斑と同様にQスイッチレーザーで治療することもできる。

History & Review

- レーザーの基礎理論が詳しく記載されている。
 宮田成章：イチからはじめる美容医療機器の理論と実践，pp75-77，全日本病院出版会，東京，2013
- CO_2レーザー治療の教科書。
 葛西健一郎，酒井めぐみ，山村有美：炭酸ガスレーザー治療入門：美容皮膚科医・形成外科医のために，pp58-70，文光堂，東京，2008
- 最近のCO_2レーザー治療が紹介されている。
 宮田成章：炭酸ガスレーザーによる治療．PEPARS 68：32-37，2012

第1章 顔面の若返り治療

1. リサーフェシング治療

3）レーザー治療（Qスイッチ・ピコ秒レーザー）： しみ・色素斑

河野太郎

Knack & Pitfalls

- しみ・色素斑には，老人性色素斑（日光黒子），雀卵斑，肝斑，炎症後色素沈着などがあり，時に重複して存在する
- 接触性皮膚炎による紅斑が重なっていないかを把握しておく
- 角質が厚くなって隆起した色素斑は，脂漏性角化症であり，CO_2レーザーの適応である
- しみ・色素斑のレーザー治療の最大の合併症は炎症後色素沈着であり，アフターケアが大切である
- 薄いしみや色素斑は，レーザー治療後の患者満足度が高くなく，ダウンタイムや副作用・合併症が問題となりやすい

機器の特徴

　Qスイッチパルス発振は，レーザー媒質中で反転分布を十分にためて一気にレーザーを発振させる方法で，高いピークパワーを得ることができる．本法を用いたQスイッチレーザーは，現在，しみや色素斑治療の第1選択である．わが国で市販されているQスイッチレーザーの照射時間は3〜50ナノ秒であるが，最新のQスイッチレーザーでは，ナノ秒発振だけでなく，ピコ秒発振／フェムト秒発振が可能である．一般的に，ナノ秒発振のレーザーをQスイッチレーザー，ピコ秒発振のレーザーをピコ秒レーザーと呼称されている．しかし，Qスイッチはレーザーの発振方法であり，ナノ秒，ピコ秒はパルス幅を意味しているので，厳密には同列に表現するものではない．

　なお，ピコ秒レーザーにはQスイッチ法とモードロック法の2種類があり，単独もしくは組み合わせで使用されている．

　レーザーを生体に照射すると，吸収されたエネルギーが，相互作用である光化学作用（低いエネルギー密度），光熱作用（中程度のエネルギー密度），光イオン化作用（高いエネルギー密度）を生じる．パルス幅がナノ秒よりも長くなると熱的作用が強く，それよりも短いと機械的（音響的）作用が強くなる．

　光熱作用とは，レーザーにより標的器官が吸収係数に応じて熱せられ，周囲の熱容量や熱伝導率に応じて生体組織内の温度分布が変化する作用である．レーザー照射後の標的器官の温度分布はその直径で決まり，ガウシアン分布となる．その分布の中心温度が50％に下がるまでの時間が熱緩和時間である．レーザーの照射時間が熱緩和時間よりも短く，適切な波長と出力であれば，選択的光熱破壊が可能となる．

　照射時間が短くなるに従い，光機械的作用が強くなってくる．照射時間が短く高いピークパワーのレーザー照射後には，熱膨張することで周囲と異なる密度分布が生じ，光機械的作用である光音響波が発生する．表在性色素性疾患治療に使用されるナノ秒レーザーの生体作用は，光機械作用と光熱作用の両方である．メラノファージの熱緩和時間はナノ秒単位であるため，メラノファージをある程度選択的に破壊可能である．一方，ピコ秒レーザーの生体作用は，パルス幅が短くなるほど機械的作用が主体となる．熱的作用が減弱するだけでなく照射時間も短いため，空胞形成はナノ秒レーザーよりも少ない．

適応

　老化には，生理的老化と病的老化，光老化があり，しみはしわとともに代表的な光老化である．しみには老人性色素斑（日光黒子）や，雀卵斑，炎症後色素沈着，脂漏性角化症（老人性疣贅），両側性遅発性太田母斑様色素斑，肝斑などがある．治療には，レーザー治療や薬物療法（内服薬，美白外用剤），ケミカルピーリングなどの対処法があるが，それぞれの疾患に合った治療法を

表1 代表的なナノ秒レーザー（Qスイッチレーザー）の特徴と適応

種類	波長	パルス幅	適応疾患	保険収載
532nmNd：YAGレーザー	532nm	5～50nsec	雀卵斑，老人性色素斑，刺青	なし
ルビーレーザー	694nm	20～30nsec	雀卵斑，老人性色素斑，太田母斑，蒙古斑，異所性蒙古斑，伊藤母斑，両側性遅発性太田母斑様色素斑，刺青	あり
アレキサンドライトレーザー	755nm	50～100nsec		あり
1,064nmNd：YAGレーザー	1,064nm	5～50nsec	太田母斑，蒙古斑，異所性蒙古斑，伊藤母斑，両側性遅発性太田母斑様色素斑，刺青	なし

表2 代表的なピコ秒レーザーの特徴と適応

種類	波長	パルス幅	適応疾患	保険収載
532nmNd：YAGレーザー	532nm	375～750psec	雀卵斑，老人性色素斑，刺青	なし
アレキサンドライトレーザー	755nm	550～750psec	雀卵斑，老人性色素斑，太田母斑，蒙古斑，異所性蒙古斑，伊藤母斑，両側性遅発性太田母斑様色素斑，刺青	なし
1,064nmNd：YAGレーザー	1064nm	450～750psec	太田母斑，蒙古斑，異所性蒙古斑，伊藤母斑，両側性遅発性太田母斑様色素斑，刺青	なし

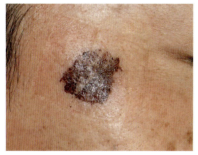

図1 痂皮形成
レーザー治療後にこのような痂皮ができることを治療前にしっかりと説明する

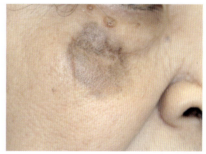

図2 炎症後色素沈着
一定の頻度で炎症後色素沈着を認める

選択しなくては，効果がないばかりか，かえって悪化させてしまうこともある。ナノ秒レーザーとピコ秒レーザーは，メラノファージを選択的に破壊可能であるため，メラニンを有する疾患に有用であるが，炎症後色素沈着や肝斑の第1選択は薬物療法である。また，隆起が軽微な脂漏性角化症には有効な場合もあるが，一般的にはCO_2レーザーの適応である（表1，2）。

合併症と対策

■治療直後の発赤，腫脹，紫斑

光治療よりもピークパワーが高いため，治療部位とその周囲に発赤と腫脹を認めるだけでなく，時に紫斑を生じる。発赤と腫脹はほぼ全例に認められる。高齢者や抗凝固薬などを内服している患者では紫斑を認めやすい。発赤，腫脹は通常1～2日で，紫斑は7～10日で改善する。

■痂皮形成

通常7～10日で上皮化する（図1）。掻破などで痂皮が早期に剥がれると発赤が強く，その後の炎症後色素沈着の誘因となる。上皮化前後に瘙痒感が増すため，特に就寝前の軟膏の塗り直しなどが重要である。

■炎症後色素沈着

しみや色素斑のレーザー治療において，特に問題となるのが炎症後色素沈着である（図2）。その頻度は，ナノ秒レーザーで20～40％，ピコ秒レーザーで10％以下である。薄い色素斑に高い出力で照射すると，治療効果は高くなるものの術後紅斑が強くなり，炎症後色素沈着になりやすい。照射直後に照射部位がわずかに白色化を認め

る出力で照射を行う。上皮化するまでの間は，ワセリン軟膏と保護テープなどで治療部位を被覆し，擦過や化粧品，日光などの刺激を避けるようにする。痂皮は1～2週後の診察まで，できるだけ温存するように指導する。

■**遷延性発赤**

患者は上皮化後の発赤を色素沈着と誤解している場合がある。患者の訴えを鵜呑みにすることなく，化粧しているのであれば化粧を落として患部を診察し，硝子圧法などを用いて遷延性発赤か炎症後色素沈着（もしくはその両方）かを判断する。患部を隠すためのカバーマークや美白治療を行って，発赤が増悪する場合がある。美白剤は，診察して必要な場合のみ処方する。遮光クリームも低刺激性のものを使用する。

■**色素脱失**

通常は一時的かつ軽微で，1カ月以内に改善する。日焼けしている患者やもともと肌の色調が濃い患者では，相対的に色素脱失が目立つだけでなく，その程度も強く，持続期間も長くなるため，治療開始前から遮光指導を行い，日焼けを落ち着かせてから治療を行う。

I ナノ秒レーザー（Qスイッチレーザー）

KEY POINTS
- 照射直後に灰白色～白色を呈する出力を選択する
- 治療し残しがないように，やや広めに照射する

❶ 方法

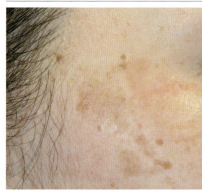

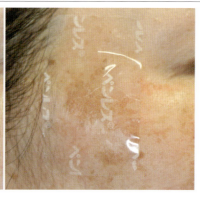

施術前

①化粧や日焼け止めをしっかりと落とし，治療の30分～1時間前に表面麻酔（本症例では貼付麻酔）を行う。

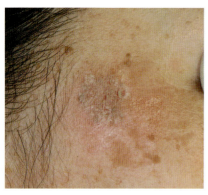

施術直後

②麻酔後，灰白色～白になる出力（本症例では$4.5J/cm^2$）で照射する（使用機器：Qスイッチルビーレーザー）。

Advice
・照射残しがないように20～30%重ねて照射し，辺縁は正常部も含めて照射する。

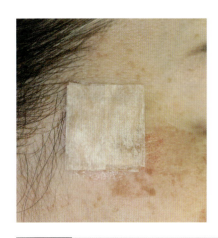

❷ 施術後管理

　上皮化するまでの間は，ワセリン軟膏と保護テープなど（本症例はガーゼあり）で治療部位を被覆し，擦過や化粧品，日光などの刺激を避けるようにする。痂皮は1〜2週後の診察まで，できるだけ温存するように指導する。

症例　71歳，女性，老人性色素斑，Qスイッチルビーレーザー

　左外眼角部の老人性色素斑に対し，出力は $5J/cm^2$ で1回照射した。施術後1カ月に軽微な発赤を認め，遮光指導を継続した。施術後3カ月では発赤も認めず遮光も終了した。

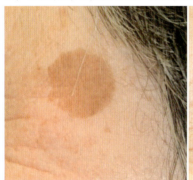
施術前

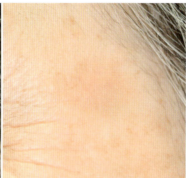
施術後1カ月

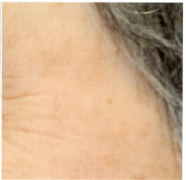
施術後3カ月

II ピコ秒レーザー

KEY POINTS
- 照射直後に灰白色を認める出力を選択する（ナノ秒レーザーよりは軽微）
- 治療し残しがないように，やや広めに照射する

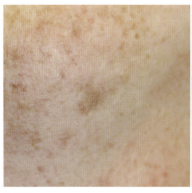
施術前

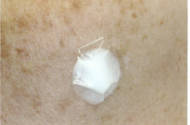
塗布麻酔

❶ 方法

　化粧や日焼け止めをしっかりと落とし，治療の30分〜1時間前に表面麻酔（本症例では塗布麻酔とODT）を行う。塗布麻酔の場合，薬剤の取り残しがないようにしっかりと除去する。
　麻酔後，灰白色になる出力で照射する（使用機器はピコ秒アレキサンドライトレーザー）。

第1章 顔面の若返り治療

Advice
- ナノ秒レーザーよりも照射直後の変化は少ない程度でも出力は十分である。
- 照射残しがないように20〜30%重ねて照射し，辺縁は正常部も含めて照射する。

❷ 施術後管理

上皮化するまでの間は，ワセリン軟膏と保護テープなどで治療部位を被覆し，擦過や化粧品，日光などの刺激を避けるようにする。痂皮は，1〜2週後の診察まで，できるだけ温存するように指導する。

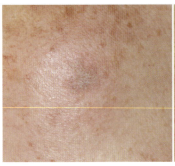
施術直後

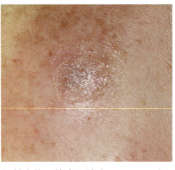
照射直後。軟膏を塗布し，テープを貼布した状態

症例 29歳，女性，雀卵斑，ピコ秒アレキサンドライトレーザー

右頬部の雀卵斑に対し，出力は$2.8\,J/cm^2$で1回照射した。施術後1カ月には発赤や炎症後色素沈着を認めず，その後の経過も順調であった。

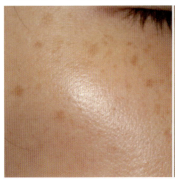
施術前

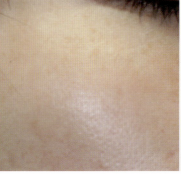
施術後1カ月

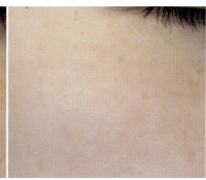
施術後3カ月

History & Review

- 色素斑の診断とレーザー治療計画について述べられている。
  大城貴史，大城俊夫，佐々木克己：色素斑（いわゆるシミ）．形成外科 58：S148–S162，2015
- 色素性疾患のレーザー治療戦略。
  Kono T, Shek SY, Chan HH, et al: Theoretical review of the treatment of pigmented lesions in Asian skin. Laser Ther 25: 179–184, 2016
- 皮膚レーザー治療の基本が書かれた教科書。
  西田美穂，大慈弥裕之：老人性色素斑の標準的レーザー治療．皮膚科医・形成外科医のためのレーザー治療スタンダード，河野太郎編，pp119–130，羊土社，東京，2017

第1章 顔面の若返り治療

1. リサーフェシング治療

4) レーザー治療：小じわ，Skin tightening

宮田成章

Knack & Pitfalls

- 機器による小じわ，tightening 治療においては，真皮を再構築するか，コラーゲンなど細胞外器質を刺激，産生させる必要がある
- レーザー治療においては，真皮の主たる構成要素である水分に吸収率が高い波長を用いる
- 水分に高い吸収率を示す波長は赤外線領域であり，光熱作用によって，蒸散や熱凝固，熱変性を生じさせる
- 中赤外線～遠赤外線領域の波長では ablative（蒸散）に加えて熱凝固作用を有する
- 近赤外線領域の波長では non-ablative つまり熱凝固・熱変性作用が主となる
- フラクショナルレーザーによって，短いダウンタイムで効果を得ることが可能である

機器の特徴

小じわの改善や skin tightening 効果を得るためには，真皮を何らかの形でリモデリング（再構築）するか，コラーゲンなどの細胞外基質を刺激，産生亢進させる必要がある。そのために用いるレーザーとしては，主として水への吸収率が高い波長か，もしくは深達度のある波長を有する機器となる。

皮膚，特に真皮の主たる構成要素は水分からなる。水によって吸収されたエネルギーが，光熱作用により真皮を加熱して組織を熱変性させ，リモデリングが生じる。水に対しては可視光線の波長域はほとんど吸収されない。非可視光のうち短波長（紫外線やX線領域）を用いることはなく，通常は赤外線領域の波長を用いることとなる。水が最も吸収される波長は3μm 近傍である（図1）。この波長では，皮膚組織に対しての光熱作用は熱凝固や熱変性ではなく，蒸散作用が中心となる。また，おおよそ3μm よりも長い領域の波長，中～遠赤外線領域においても水への吸収率は高く，その吸収率の大小によって比率は異なるものの，蒸散と熱凝固作用の双方を有している。一方で低い領域，つまり近赤外線領域の波長においては，蒸散するほどの高い吸収率ではないため，熱凝固・熱変性作用が主となる。しかし一方で，高くない吸収率はより深い層まで光の作用が及ぶこととなる（深達性）。

また水吸収率の高くない波長領域である可視光およびその近傍においては，メラニンやヘモグロビンなどの色が主な光の吸収対象物となる。メラニンは波長が短いほど吸収されやすく，またヘモグロビンは500～600nm 近傍に高い吸収帯をもつため，1,000nm（1μm）付近の可視光より若干長い波長域となる近赤外線では，光の進入を阻害するものが少なく，深達性に優れた波長となる。

ほかにも吸収率が低いために加熱が急激ではなく緩やかとなり，肌の色調に左右されにくいという利点がある。これらのことから，皮膚全体を熱凝固させず軽度の光熱作用によって組織に対してさまざまな刺激をもたらすと考えられる。

■レーザーの種類

上述のような観点から，小じわの改善や skin tightening 効果を得るレーザーとしては，蒸散作用を有する中～遠赤外線レーザー，蒸散作用をもたず熱変性作用が主な近赤外線レーザー，皮膚の特定成分へ高い吸収率をもたず深達度の高いレーザーの3種類に分類される。

●蒸散作用を有する中～遠赤外線レーザー（ablative レーザー）

水分への高い吸収率をもつがゆえに，蒸散作用が主となる波長の ablative と称されるレーザーである。3μm 近傍となる2,940nm の Er：YAG レーザー，2,790nm の Er：YSGG レーザー，およびやや吸収率は下がるが遠赤外線領域の波長で蒸散と熱凝固のバランスが良い10,600nm の CO_2 レーザーが挙げられる。これらのレーザーでは照射によって皮膚表層の角質や表皮は瞬時に蒸散される。またその周囲には熱凝固作用，さらに外側

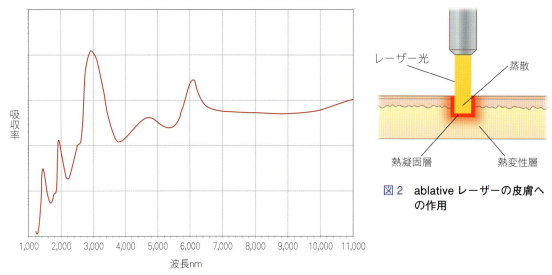

図1 各波長における水に対する光吸収率

図2 ablativeレーザーの皮膚への作用

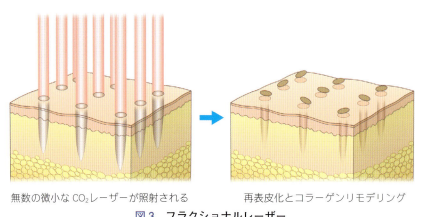

図3 フラクショナルレーザー

には熱変性作用が生じる（図2）。波長特性からその程度・比率は定義されるが，影響する因子はそれだけではない。照射出力とパルス幅（照射時間）によっても，この程度・比率は変化する。両者のバランスによって，実際には蒸散や熱凝固，熱変性はコントロール可能である。蒸散作用のやや弱い CO_2 レーザーでも短いパルス幅を意味するスーパーパルス，ウルトラパルスモードにおいては周囲への熱拡散が生じにくく，熱凝固，熱変性が少なくなる。波長特性は重要であるが，これらの要素も理解して照射することで，皮膚に対してさまざまな変化をもたらす。

蒸散や熱凝固作用によって組織欠損を生じ，熱変性作用によって組織を熱破壊するため，その後引き続き生じる創傷治癒機転が，皮膚組織を再構築に至らしめる。小じわなどの治療においては非常に繊細な出力調整が必要となるが，得られる効果は大きい。しかし，上皮化に至るまでの期間や，その後に生じる炎症，発赤および炎症後色素沈着の発生など，かなり長期の経過（ダウンタイム）を要する。そのためEr:YAGレーザーで熱凝固層をほとんど生じさせない照射方法がもっぱら用いられている。

これらの欠点を解消するのがフラクショナルレーザーである。フラクショナルレーザーとは，制御されたスキャナーによって0.1〜0.3mm径の微小なレーザービームを1mm前後の間隔で無数に照射する（図3）。ビーム間には正常組織が介在するため，周囲からの創傷治癒は速やかに行われ，上皮化までに24時間を要しない。痂皮形成

は5〜7日程度生じる．その後，真皮内の創傷治癒機転は継続し，組織のリモデリングが生じる．その効果は全体を面状に照射する機器には及ばないが，短いダウンタイムと合併症の少なさから現在主流となっている．2〜3回程度の治療で肉眼的に認められる効果が発現する．

- 蒸散作用を有しないが水へ主として吸収される近赤外線領域波長のレーザー（non-ablativeレーザー）

1,320〜1,550nmの波長帯を主として用いる．中〜遠赤外線領域に比較して水への吸収率は非常に小さくなり，深部までエネルギーが到達する．表層を蒸散剥離せずnon-ablativeと称される．照射時間が長くなれば大きな熱凝固・熱変性作用が生じるため，短いパルス幅で照射を行う．通常，皮膚表層への過剰な光熱作用を抑えるため，機器には冷却ガス噴霧などの装置が備わっている．熱変性作用が主で，真皮のリモデリングには最適な波長であるが，冷却と光熱作用のバランスが難しく，高出力照射が困難である．そのため近年ではこの波長はもっぱらフラクショナルレーザーとして用いられている．微小なレーザービーム径とすることで十分な熱凝固作用を生じさせても痂皮形成がほとんど生じず，発赤とその後の落屑程度の数日間のダウンタイムとなる．ただし，実際には直接組織を蒸散し，創傷治癒を確実に生じさせるablativeなフラクショナルレーザーと比較して効果は劣る．複数回の治療が必須であり，また効果に過度の期待をさせてはいけない．

- 皮膚を構成する特定成分に高い吸収率を有しないレーザー

1,064nmのNd:YAGレーザーを主とする．低吸収率ゆえに深達性があり，皮膚全層にわたってさまざまな変化を生じさせる．小じわやtighteningには比較的長い照射時間であるマイクロ秒からミリ秒発振のロングパルスレーザーを用いる．さらに，この波長においては光の散乱作用も大きいとされており，結果として広範囲に光熱作用が生じることになる．数十ミリ秒の発振では強い光熱作用を生じさせる．一方でサブミリ秒となる0.3〜0.5ミリ秒発振においては，他のレーザーのように1回ごとに強いエネルギーを照射するのではなく，低出力で長時間継続して高Hzで照射を行う．結果として1回の施術は顔全体で数千発の照射となる．主に血管透過性亢進や熱ショック蛋白の産生亢進および細胞機能の回復としてのlow reactive level laser therapy（LLLT）などさまざまな作用機序が推測されている．結果としては組織学的にコラーゲンの産生促進が報告されている．複数回継続した治療が基本となる．ただし，患者満足度から見た臨床的効果としては，コラーゲンなどの構造物が熱により膨化し，直後から肌の質感や引き締めを得ることが主になる．

特定の構造物に吸収させて光熱作用を生じさせる治療ではない．皮膚のさまざまな構造物に対して穏やかな吸収率をもつ1,064nmという波長が重要である．

適応

■ しわ

しわには安静時から生じるものと表情によるものがある．表情によって生じるしわは動的なものであり，レーザー治療の適応ではない．静的なもののうち皮膚や深部組織の弛緩によって生じているものでも効果は得られにくい．あくまで中年期までの小じわにその対象を絞るべきである．

レーザーでできることは真皮のリモデリング，コラーゲンやエラスチン線維の再構築によって得られる皮膚の線維密度の改善である．用いるレーザーは，主としてablativeなレーザーである．面状の照射において深く蒸散させることは瘢痕を生じるリスクなどを有し，現実には難しいため，Er:YAGレーザーやEr:YSGGレーザーなどを熱凝固作用が少ないパルス幅，出力で照射することによって表面的なちりめんじわの改善を図る．通常の小じわに対してはablativeおよびnon-ablativeなフラクショナルレーザーを用いる．しわ局所を狙うのではなく，その周囲を含めて広範囲に照射する．

深いしわにはレーザーは無効である．各種フィラーによる治療を進めるべきである．

■ Skin tightening

患者の主訴として小じわとの相違は必ずしも明確ではないが，skin tighteningは顔面の皮膚全体を引き締めるような作用となる．皮膚表層よりも全層にわたる影響を与える必要があり，深達性のある近赤外線領域の波長であるnon-ablativeレーザーを用いる．機器によるtightening効果はさほど大きくなく，外科的手法のような外観上の顕著な他覚的変化をもたらすことはまれである．その点を患者に十分説明しておく必要がある．

第1章 顔面の若返り治療

合併症と対策

■熱傷

レーザー機器は光熱作用をもたらす以上，熱傷は必ず念頭に置くべきである．ただし，浅達性Ⅱ度熱傷に留まることがほとんどであり，保存的治療で対処できる．

■色素沈着

予期せぬ炎症の遷延などにより生じる．過剰な出力設定で照射することは避けるべきである．また，予防には治療前後の保湿と紫外線防御が重要となる．数カ月の経過で収まることが多いが，ハイドロキノンなどのメラニン生成を抑制する成分の外用剤を処方して対処する．

I フラクショナル CO_2 レーザー：しわ

KEY POINTS
- たるみが顕著でなく，しわの原因が皮膚に留まる症例が対象となる
- 同じ出力・設定でも機種が異なれば作用は大きく異なる
- ちりめんじわに対してはフラクショナルレーザーを用いることが多いが，特に CO_2 レーザーは熱凝固作用が大きく，効果も得られやすい

❶ 方法

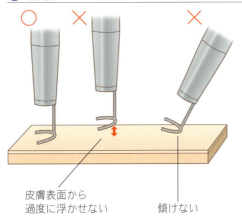

皮膚表面から過度に浮かせない　傾けない

照射前にエムラ®クリームなどの外用麻酔薬塗布によるODTを30～60分行う．

照射する際は，しわを狙うのではなく，広範囲に照射密度を一定に保つことが肝要である．皮膚全体の構造を再構築することでしわを改善する．

Advice
- レーザー照射自体は難しいものではないが，ハンドピース先端を皮膚に垂直にしっかりと密着して照射する必要がある．照射面までの距離が変わるとエネルギー密度も変わってしまう．

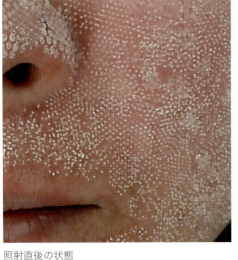

照射直後の状態

❷ 施術後管理

レーザー照射は光熱作用，つまり熱傷である．したがって，照射後は冷却を10～20分程度行い，過度の熱を生じさせない．

冷却後は副腎皮質ステロイドなどの消炎剤を3～5日間塗布し，また数カ月間は保湿をしっかり行うよう指示する．

症例　40歳，女性，しわ，フラクショナルCO₂レーザー

下眼瞼のちりめんじわに対し，CO₂RE® (Syneron Candela社，米国) を使用し，deep mode（通常のフラクショナルレーザーモード，ビーム径1.5mm），50mJ，4％の密度で照射した。

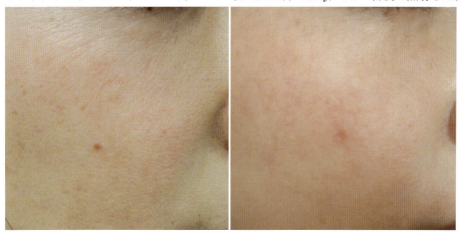

施術前　　　　　　　　　　　　　　施術後1カ月

II　ロングパルスNd:YAGレーザー：Skin tightening

KEY POINTS
- 局所ではなく，顔面の広範囲を1つの面として捉える

❶ 方法

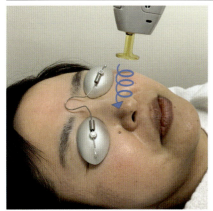

中空照射

ロングパルスNd：YAGレーザーはミリ秒単位の発振であるが，サブミリ秒（0.3～0.5ミリ秒）～数十ミリ秒まで選択可能である。サブミリ秒の場合，熱作用は少ない。そのため時間をかけて徐々に加熱していく。数十ミリ秒の場合は1回でも十分な熱作用を有するため，数パス程度の照射に留める。

特に麻酔を要しない。サブミリ秒での照射の場合，ハンドピースを少し皮膚表面から浮かせて動かしながら顔全体で数千発程度のレーザー照射を行う（中空照射）。1カ月ごとに照射を行う。

直後から真皮膠原線維などの膨化が生じ，張り感を自覚する。

Advice

- レーザーは発振時間によって光熱作用の大きさがかなり異なる．同じ機器であっても設定によっては別のレーザーのようになることを忘れてはならない．
- 緩やかな加熱は，理論はともかく臨床上は即効性がある一方，長期的効果はわずかであるため，繰り返しの施術で本来の効果を出していくことを心がける．

❷ 施術後管理

発振時間が長い数十ミリ秒での照射においては，熱発生が強く，施術後5分程度の冷却を実施する．サブミリ秒での照射においては，特に処置を要しない．ただし，レーザー治療においては，常に紫外線を予防するケアが必要である．

症例 47歳，女性，肌全体の引き締め目的，ロングパルス Nd:YAG レーザー

Gentle YAG® (Syneron Candela社，米国) を使用し，1,064nm 波長でスポット径6mm，$13J/cm^2$，0.3ms，7Hz 発振の設定で顔全体に 4,000 回照射した．1カ月ごとに3回施術した．各終了時点で即時のtightening 効果を認めた．

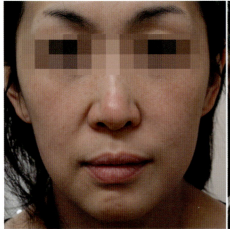

施術前

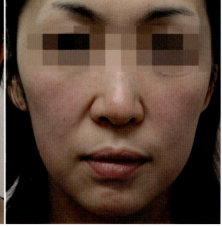

3回施術直後
中顔面の張りやフェイスラインの引き締め効果が認められる

History & Review

- Fractional photothermolysis 理論を初めて示した論文．
  Manstein D, Herron GS, Sink RK, et al: Fractional photothermolysis: a new concept for cutaneous remodeling using microscopic patterns of thermal injury. Lasers Surg Med 34: 426-438, 2004
- In vivo におけるフラクショナル CO_2 レーザー照射後の組織変化を示した論文．
  Hurliman E, Zelickson B, Kenkel J: In-vivo histlogical analysis of a fractional CO2 laser system intended for treatment of soft tissue. J Drugs Dermatol 16: 1085-1090, 2017
- 近赤外線 1,064nm レーザー照射後におけるコラーゲン増生を組織学的に証明した論文．
  Schmults CD, Phelps R, Goldberg DJ: Nonablative facial remodeling: erythema reduction and histologic evidence of new collagen formation using a 300-microsecond 1064-nm Nd:YAG laser. Arch Dermatol 140: 1373-1376, 2004
- 生体の光学特性，光の生体作用についての基礎を解説．
  石原美弥：レーザー生体相互作用とその治療と診断への応用．光学 41: 548-555, 2012

第1章 顔面の若返り治療

1. リサーフェシング治療

5）光治療：しみ，skin tightening

石川浩一

◎光治療は，広帯域波長の光を調節し，しみ，毛細血管拡張，しわ，たるみ，肌理改善など，光老化全般の症状に対してダウンタイムなく顔全体に照射する治療である
◎しみ治療としては，パルス幅がミリ秒単位のため，メラニンを含んだ表皮の熱変性とターンオーバー促進により，しみを改善する
◎光治療はレーザー治療の併用が必要なこともある（ADM，刺青など）
◎Skin tightenig としては，メラニンへの吸収率が低く水分への吸収率が高い近赤外線波長が皮膚深部加熱に適し，有効である
◎光治療器は，波長，パルス幅，フルーエンスのほかに，冷却温度，照射面積，分割照射などがパラメーターとなる

機器の特徴

　光治療器は，可視光から近赤外線領域に及ぶ広帯域波長のフラッシュランプ光より，カットオフフィルターで有害・不要な波長を遮断，有効波長のピークを調整して発振する。可視光を含む波長帯はメラニンや酸化ヘモグロビンに吸収率が高く，色素性病変，血管性病変，多毛などの治療に，また，近赤外線領域の波長帯は深部加熱による老化皮膚やたるみの改善に効果がある。1998年血管腫治療器として開発され，2000年以降，ダウンタイムなく顔全体に照射するしみ・たるみ治療機器として，フォトフェイシャル®，IPL®（Intense Pulsed Light）の名称で発展してきた。代表的機種には，M22™（Lumenis社）やJoule™（Sciton社），xeo®（Cutera社），elosPlus®（Syneron Candela 社）（表1）などがある。
　光治療を行うにあたっては，レーザーの選択的光熱溶解論に準じて，波長，パルス幅（照射時間），フルーエンス（単位面積当たりのエネルギー量）を設定する。
　波長は標的に応じ，メラニン，酸化ヘモグロビン，水それぞれに高吸収の波長帯を選択する。1台でさまざまな目的に用いることができるのが，単一波長のレーザーより便利な点である。しみ治療では波長515～640nmを用いる。メラニンには低波長ほど反応が強くなる。血管系の治療には590nm付近を，skin tighteningには800nm以上の近赤外線領域波長を用いる。

　パルス幅は，基本的にミリ秒単位であり，メラニンの熱緩和時間よりも長いパルス幅による周囲組織への熱影響により，表皮のターンオーバーの改善や真皮の熱損傷によるrejuvenation効果がもたらされる。熱量を多く，周囲組織への影響を抑えるため，サブパルスによる分割照射が設定できる機種もある。Skin tighteningでは，真皮を加熱するために秒単位の照射や連続照射を行う。
　フルーエンスは，機種によりかなり設定基準が違うため，機種ごとの適正値を知ることが重要となる。
　照射パラメーターには，ほかにも冷却温度，照射面積，分割照射，連続照射頻度などがあるが，機種によりまったく異なり，パラメーターがおおむね自動で既設定された機種や，波長をフィルターやハンドピース交換で変更したり，パルス幅，分割照射，冷却温度，それぞれを自由度高く設定できる機種もある。

適応

■しみ

　表皮性の日光性色素斑，雀卵斑，脂漏性角化症が良い適応となる。特に散在性の日光性色素斑に対しては，薄めの痂皮（マイクロクラスト）ができる程度で，顔面全体照射でダウンタイムのない治療ができる。孤立した色素斑を強く反応させるには，小範囲，短波長，高出力で照射する。真皮性の太田母斑やADM（後天性メラノサイトーシス），刺青，メラノファージを伴う炎症後色素沈

第1章 顔面の若返り治療

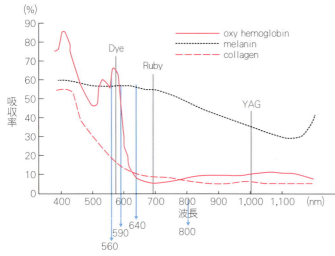

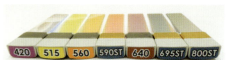

光治療器 BBL™（Sciton社）のフィルター

図 吸収曲線と光治療の主なフィルターの波長

着などには無効である。
　光治療は，メラニン系，血管系に幅広く反応し，光老化によるしみや色調変化全般に複合的効果がある。レーザーに比べ，ダウンタイムが短かいことが利点である。すなわち，光治療のパルス幅はミリ秒単位であり，メラニンそのものではなく，メラニンを含むケラチノサイトやメラノサイトおよび表皮がターゲットとなる。それに対し，パルス幅がより短いナノ秒，ピコ秒のレーザーは，メラニンそのものをターゲットに破壊し，しみを消去するのに適しているが，ダウンタイムがやや長い。なお，脂漏性角化症の色素の少ない隆起部分は蒸散作用のあるCO_2レーザーの併用が望ましい。

■Skin tightening
　Skin tighteningには，近赤外線を用いる。静的照射と動的照射の2つの方法があり，静的照射では表皮を冷却保護し，同一部位に6秒間程度照射する。動的照射は，ハンドピースを動かしながら連続で照射する。強いコラーゲンの熱収縮ではなく，緩やかに皮膚を加温し，生理学的活性促進やヒートショックプロテインを介したコラーゲン増加が主効果であり，軽度のたるみ治療とたるみ予防として用いる。

合併症と対策

　以下の合併症を術前に十分説明しておく。
■熱傷，炎症後色素沈着
　適正条件より強い照射で，熱傷と炎症後色素沈着を起こすことがある。肌色やFitzpatrickのskin type（表2）のみで決定した条件では，予想外の強い反応が出ることがある。潜伏する日焼けや肝斑の有無，皮膚トラブルの既往に留意し，常に低設定・低出力からの照射を心がけ，照射後の皮膚反応の観察を怠らない。軽度の炎症後色素沈着は，遮光のみで自然に軽快していくが，ビタミンCとトランサミンの内服・外用・導入が回復を早める。
■肝斑悪化，顕在化
　肝斑の悪化，潜在性の肝斑を顕在化させる恐れがある。明らかな肝斑がない場合でも，色黒や20代後半以降の女性は注意する。肝斑がある場合は，その部位はもちろん他の部位の照射にも注意する。
■眼球損傷
　眼球保護せず上眼瞼に照射すると，虹彩炎の恐れがある。基本的に上眼瞼の照射は行わない。下眼瞼は，眼球と睫毛の保護を行い容易に照射ができる。

表1　代表的光治療器複合機

開発会社	Sciton	Lumenis	Cutera	Syneron Candela
複合機製品名	Joule™	M22™	xeo®	elosPlus®
可変方式	フィルター可変	フィルター可変	ハンドピース可変	ハンドピース可変
しみ治療	BBL™	IPL	LimeLight	SRA
波長	420nm 515nm 560nm 590nm 640nm 695nm	515nm 560nm 590nm 615nm 640nm 695nm	520～1,100nm Acutip 500～635nm	470～980nm SR 580～980nm (RF energy Upto 25J/cm^3)
Skin tightening	SkinTyte II™		Titan®	Sublime™
波長	800～1,400nm		1,100～1,800nm	700～2,000nm (RF energy Upto 200J/cm^3)

表2　皮膚色とFitzpatrickのskin type

スキンタイプ	色	日焼け後の反応
I	青白色	常に赤くなり，決して日焼けが残らない
II	白色	常に赤くなり，ほんの少し日焼けする
III	乳白色	時々赤くなり，少し日焼けする
IV	淡褐色	まれに赤くなり，日焼けする
V	褐色	赤くならずに，はっきり日焼けする
VI	黒色	決して赤くならず，常に皮膚色が濃い

(Fitzpatrick TB : The validity and practicality of sun-reactive skin types I through VI. Arch Dermatol 124 : 869–871, 1988 より改変)

I しみ

- 肌色（skin type）で，波長と出力を決める．色黒ほど長波長・低出力で開始する
- 肝斑のある患者やその部位は，炎症を起こさない弱めの設定にする
- しみが濃い部分は，小範囲，短波長，高出力照射を行う

❶ 方法

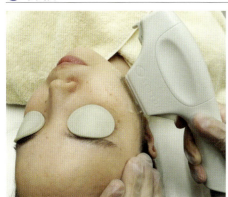

照射部位から化粧などを十分に取り除いた後，ジェルを1～2mm程度塗布して照射を行う．
全体と小範囲の2段階照射を行う．

BBL™を用いた例
全体照射は560nm（640nm），8～12J/cm^2，20ms，15℃でほんのり赤味が出る程度まで照射する．
（設定は，波長，強度，パルス幅，冷却温度）

第1章 顔面の若返り治療

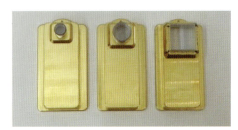

スポット照射アダプター
照射面積をアダプターで調節する

▶Joule™・BBL™ 使用の場合

全体照射は，skin type Ⅱ～Ⅲ の色白の患者では短波長（560nm），Ⅲ～Ⅳ の色黒では長波長（640nm），フルエンス $8～12J/cm^2$，パルス幅 20ms，冷却温度 15℃ で行う。

日焼け既往，潜在性肝斑などを考慮に入れ，目立たない場所から弱めに始め，皮膚の反応を確認し，設定を調節する。2～3回照射でエンドポイントは少し赤みが出る程度とする。

色素斑には，小範囲で短波長（515nm）・高出力（$15～20J/cm^2$）で，直後に薄い痂皮を確認する程度の強さで行う。

血管拡張には，小範囲で波長 590nm，冷却弱めで行う。直後に血管の収縮を確認する程度で行う。

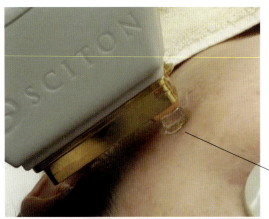

部分照射は，しみが濃い部分はスポットで 515nm，$15～20J/cm^2$，10～15ms，10℃ で照射（BBL™）する。毛細血管は，590nm，$15～20J/cm^2$，20ms，20℃ で照射（BBL™）する

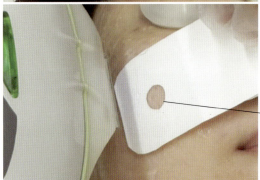

部分照射には，紙を切り抜いて行う方法もある。形と大きさが自由に設定できる（LimeLight の例）

> **Advice**
> ・光治療では，照射面の圧抵，塗布するジェルの厚みによって反応が変わるので，接触圧はパラメーターの1つになる。術者により接触圧が違う場合，同設定でも反応が変わるので注意する。

❷ 施術後管理

痂皮は表皮内の反応であり，基本的にカバーはいらない。直後からメイクを許可し，反応部位は愛護的に洗顔やメイクを行うよう指導する。発赤が強い場合は直後に冷却し，水泡形成やびらんが生じた場合は，ステロイド軟膏塗布やハイドロコロイド被覆材による湿潤療法を行う。

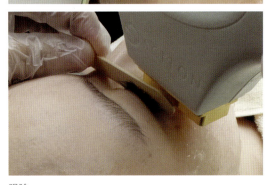

眼瞼
下眼瞼は木製の舌圧子で睫毛を反転し，照射する。上眼瞼は，眼球損傷の恐れがあり，照射しない

症例1　31歳，女性，顔面色素斑の改善

光治療器 Joule™/BBL™ を用いて，顔面全体に 560nm，10J/cm²，20ms，15℃で照射した。
色素斑の部分は，スポットで 515nm，20J/cm²，10℃で照射した。
3カ月後，色素斑は改善したが，完全な消失を見ない。

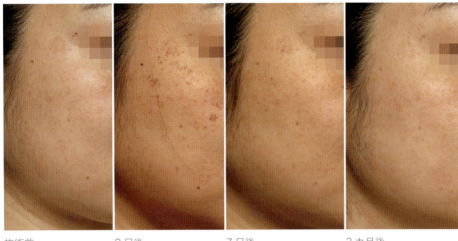

施術前　　　　　2日後　　　　　　7日後　　　　　　3カ月後
　　　　　　　　痂皮が形成されて　痂皮がほぼ消失した　色素斑と肌質の改善
　　　　　　　　いる　　　　　　　　　　　　　　　　が見られる

症例2　47歳，女性，薄い色素斑・赤みの改善

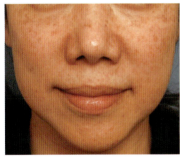 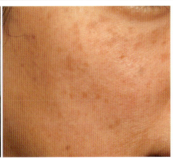

長期治療による rejuvenation 効果を目的とした。全体的にくすみ，薄い色素斑，毛細血管拡張を認める。
　光治療器 Photosilk Plus™（DEKA 社）を用いて15回，Joule™/BBL™ を用いて15回，約6年で30回の光治療を施行した。皮膚全体の色調は改善し，rejuvenation 効果が認められる。

施術前　　　　　　　　　　　　頬の拡大所見
色素斑・毛細血管の拡張が見られた

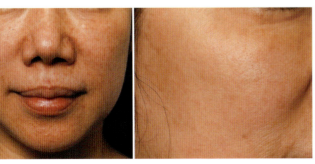

施術後6年
色素斑の消失と毛細血管の改善など rejuvenation 効果が見られる

II Skin tightening

KEY POINTS
- 痛みのない程度の温度で，一定の範囲に蓄熱するよう連続照射する
- 皮膚表面温と患者の痛みをモニタリングして，蓄熱温度を調節する
- 照射時間は長い方が効果が良い（30〜60分程度）

❶ 近赤外線機器

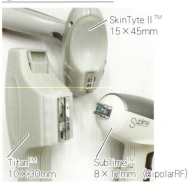

照射面とspot size

❷ 照射方法

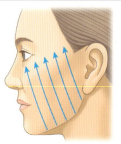 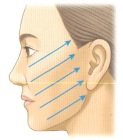

照射の方向
頭側と外側に向けたベクトルで頬全体に加熱・蓄熱するよう照射する

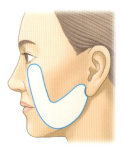

頬内側と下顎フェイスライン
照射量を多めにする

1. 準備
 しっかり化粧を落とし，ジェルを塗布して照射する．照射面とスポットサイズは機器により異なるが，一定の範囲に連続照射し加熱・蓄熱していく．

2. 代表的赤外線治療器のスペックと照射方法

● SkinTyte II™
800nmフィルター
10〜14W
10秒連続
冷却温度25℃
表面温度を38〜40℃に維持し先端を動かしながら連続照射する．

● Titan®
1,100〜1,800nmフィルター
5〜50J/cm^2
冷却温度20℃（固定）
出力に合わせて自動で前後冷却を含め3.9〜8.1秒静止して照射する．

● Sublime™
700〜2,000nmフィルター
光 6W/cm^2
RFエネルギー50〜200J/cm^2
1〜2Hz（BipolarRFとの混合器）
50％オーバーラップさせ動かしながら連続照射する．

Advice
・60℃未満の痛みを伴わない温度で，加熱・蓄熱し，一定時間維持するようにする．

症例　62歳，女性，たるみの改善

痛みのないたるみ治療を希望した。SkinTyte II™ を中心に長期に治療を行った。その間，同じく痛みのない Sublime™ を併用した。長期の治療でたるみの改善が見られ，皮膚はふっくら感が出て，目の下，口角のしわの改善も見られる。

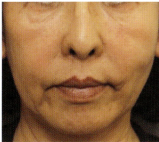
施術前

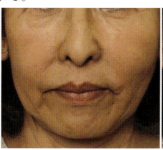
SkinTyte II ™
8回治療後1ヵ月
（初回から2年後）

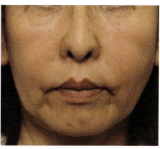
SkinTyte II ™
15回治療後1ヵ月
併用 Sublime™4回（初回から4年後）

History & Review

- IPL の治療について初めての文献。
  Bitter PH: Noninvasive rejuvenation of photodamaged skin using serial, full-face intense pulsed light treatments. Dermatol Surg 26: 835-842, 2000
- アジア人の肌に対する IPL 治療について初めての文献。
  Negishi K, Tezuka Y, Kushikata N: Photorejuvenation for asian skin by intense pulsed light. Dermatol Surg 27: 627-631, 2001
- IPL の遺伝子レベルの若返り効果についての文献。
  Chang AL, Bitter PH Jr, Qu K, et al: Rejuvenation of gene expression pattern of aged human skin by broadband light treatment: a pilot study. J Invest Dermatol 133: 394-402, 2013

第1章 顔面の若返り治療

2. 高周波治療

石川浩一

Knack & Pitfalls

◎高周波は，周波数 3 kHz～300 GHz 程度の電磁波を指し，ラジオ波とも呼ばれる
◎高周波は，レーザーのように皮膚浅層でクロモフォアに吸収されることなく，真皮・皮下組織を加熱する
◎高周波の熱作用には，①ヒートショックプロテインや生理学的活性亢進によるコラーゲン増加，②直接的コラーゲンの熱収縮，③創傷治癒機転によるコラーゲン再構築，④過剰脂肪の減少，がある
◎高周波には単極式と双極式がある。単極式は強い深層加熱ができ，双極式は浅層加熱である。連続照射による蓄熱作用がある
◎高周波のたるみ改善は劇的ではないが，ノーダウンタイムで，合併症はほとんどない

機器の特徴

　高周波は，波長 3kHz～300GHz の周波数を持つ電磁波の一定領域を指し，通信，ラジオなどに使用される周波数のため，ラジオ波（RF：radio frequency）とも呼ばれる。皮膚は人体において比較的電気的抵抗値の高い組織のため，高周波電流を通すとジュール熱を生じる。その熱量は，電流・電圧，組織の抵抗値と照射時間に影響される。高周波はレーザー・光とは違い，皮膚浅層のクロモフォアの吸収影響を受けないため，non-ablative に皮膚深層を加熱することができる。この熱作用を使ってたるみを治療する。
　高周波治療器の方式には，主に単極式と双極式，さらに双極式から派生した多電極式，ニードル RF，フラクショナル RF などがある。
　単極式は，作用する電極（アクティブ電極）と対極板が必要で，高周波は人体を含めて閉鎖回路を形成する。真皮内での深層加熱と強い熱収縮が可能で，高い治療効果が期待できるが，高エネルギー照射では強い痛みを伴う。一方，双極式は，対極板を必要とせず，先端の2つの電極内で高周波が行き来する。単極式に比し表層加熱で弱い収縮となり，緩やかなたるみ改善効果が期待される（図1）。

適応

　皮膚のたるみは，内的なコラーゲン，エラスチンなどの支持組織の減少・変性による皮膚構造の脆弱化と，外的に皮膚に繰り返し加わる重力と筋力の伸展刺激による皮膚の変形である。水平方向の伸展刺激は皮膚表面積を拡大し，垂直方向の伸展刺激は皮膚と骨深部組織との距離の拡大，脂肪層線維性隔壁や retaining ligaemnt のゆるみを来たす。
　高周波は電気的抵抗値の高い線維組織を優位に加熱するため，真皮，皮下組織の弛緩した線維組織を収縮させる（図2）。また，創傷治癒過程において，コラーゲン産生と再構築を促進する。さらに，中下顔面における過剰脂肪を減少させ，重力によるたるみの進行を抑える効果もある。
　ただし，高周波治療の効果は限定的であり，外科的治療のような明確なたるみ除去効果は望めない。劇的な効果を期待するのではなく，軽度のたるみの改善を希望する場合に適応となる。またダウンタイムがないので，反復治療を行うことで，長期にわたりたるみの進行を抑える効果がある。皮膚萎縮の高度な高齢者や極端に脂肪が少ない場合は，適応外とするか慎重な治療が望ましい。

合併症と対策

　高周波によるたるみ治療は，ノーダウンタイムで合併症はほとんどなく，あっても軽微である。

■照射直後の発赤，腫れ，疼痛

　ほとんどが数時間で消失する。まれに，痛みを伴うような強い照射を行った場合，数日続く。直後に治療部位を観察し，強い紅斑や水泡がないか

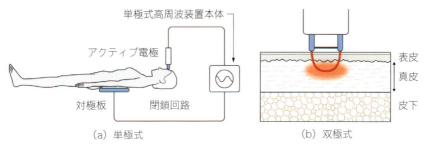

図1 単極式高周波と双極式高周波
単極式は作用電極と対極板を介し，人体と閉鎖回路を形成する。
双極式は先端の電極間で高周波が流れる

確認する。炎症が強い場合は，10～20分アイスパックなどで冷却する。

■**熱傷**
まれに皮膚表面の熱傷が起きる。患者の体動による照射面の接触不良や照射チップ表面の破損，電極の皮膚への密着不良などによって生じる。正確な照射面の密着を心がけ，照射チップの破損に注意する。

■**脂肪層の減少や収縮**
一時的に顔面がこけて見えることがある。数週間で改善する。コメカミや頰外側頰骨弓下はサーマクールによる強い照射は行わないよう注意する。

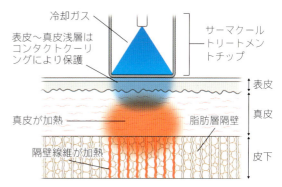

図2 単極式高周波サーマクールの皮膚加熱
真皮に発生した熱が拡大するが，表皮はコンタクトクーリングで保護される。脂肪層線維隔壁に熱が生じ深部に伝わる

たるみ

- 連続照射は，痛みのない低エネルギー照射で，比較的高温を維持するように照射する
- 強エネルギー照射は，脂肪過剰部位や retaining ligament を収縮するように照射する
- すべての照射は，患者が耐えられる痛みの範囲内で行う

❶ 方法

1. 準備・デザイン
洗顔，表面の清拭後，専用シートまたは手書きのデザインをする。治療は無麻酔で行う。通電ジェルを塗布し照射する。照射レベルと患者の痛み，皮膚表面温度から総合的に照射強度をコントロールする。

2. 照射順
片側頰全体を低エネルギーで連続照射し，部位によって強照射を行う。痛みが強い患者は，連続照射のみとする。額は皮膚を引き上げるようにして連続照射する。

第1章 顔面の若返り治療

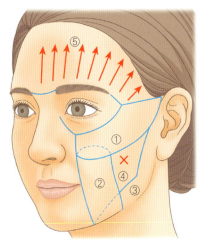

サーマクールの部位による照射方法

Advice
・常に作用電極面が皮膚に密着していることを確認する。患者の体動や手振れで照射中に接触面が浮くと部分熱傷の原因になるので注意する。

①リガメントコンパートメント
　強照射・retaining ligament の収縮
②ファットコンパートメント
　強照射・脂肪層の収縮
③ラインコンパートメント
　皮膚を引き上げるように連続照射
④強い照射は控える部位
　脂肪萎縮部位は強く照射しない
⑤額コメカミは引上げ照射
　皮膚を引き上げるように連続照射

❷ 施術後管理

治療部位を観察し，強い紅斑や水泡がないか確認する。
炎症が強い場合は，10〜20分アイスパックなどで冷却する。

症例　48歳，女性，フェイスラインのたるみ，サーマクールTC

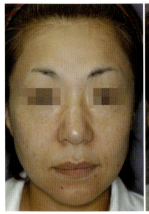
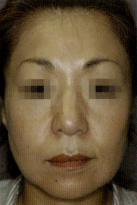
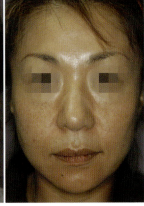

施術前　　　　　　　施術後3日　　　　　　施術後1カ月

顔面全体を強エネルギー照射した。直後から数日間は下顎部に腫脹を認める。
　1カ月後からフェイスラインのたるみが改善した。
　（照射レベル 4.0〜5.5）

History & Review

●低エネルギー・マルチプルパスと高エネルギー照射との比較と調査。
　Dover JS, Zelickson B: Results of a survey of 5,700 patient monopolar radiofrequency facial skin tightening treatments: assessment of a low-energy multiple-pass technique leading to a clinical end point algorithm. Dermatol Surg 33: 900–907, 2007
●電子顕微鏡下のコラーゲン線維の熱変性の特徴が記載されている。
　Zelickson BD, Kist D, Bernstein E, et al: Histological and ultrastructural evaluation of the effects of a radiofrequency-based nonablative dermal remodeling device: a pilot study. Arch Dermatol 140: 204–209, 2004
●高周波の脂肪隔壁収縮による効果が記載されている。
　Jimenez Lozano JN, Vacas-Jacques P, Anderson RR, et al: Effect of fibrous septa in radiofrequency heating of cutaneous and subcutaneous tissues: computational study. Lasers Surg Med 45: 326–338, 2013

第1章 顔面の若返り治療

3. フィラー注入療法

辻　晋作

Knack & Pitfalls
- ◎フィラーには種々の製剤がある。最適のものを選択する
- ◎陥凹すべてがフィラー注入療法の適応とはならない。瞼頬溝などのように手術が適している場合もある
- ◎しわは，フィラー注入療法が適しているものもあれば，ボツリヌストキシン注射療法など他の療法が適しているものもある
- ◎失明，皮膚壊死などの重篤な合併症を来たすことがある
- ◎過度な注入を行うと不自然になることがある

フィラーについて

　美容医療においてフィラー注入療法は簡便で患者に最も受け入れられやすい治療方法の1つである。フィラーには大きく分けて吸収性の製剤（ヒアルロン酸製剤，コラーゲン製剤，Caハイドロキシアパタイト含有製剤など）と非吸収性の製剤（ポリアクリルアミド製剤，シリコン製剤など）が存在する。どの製剤にも術後早期の合併症は共通に存在し，それについてのインフォームドコンセントは欠かせない。また，非吸収性の注入剤は術後数カ月から数年後に肉芽腫などの遅発性合併症が生じることがあり治療に難渋するため，日本国内では多くは行われていない。非吸収性フィラーを使用する際は，その点への留意と患者への十分なインフォームドコンセントが必要である。

　臨床上，最も多く使われるフィラーはヒアルロン酸である。これはコラーゲン製剤と異なりアレルギー皮内テストが不要であることと，粘性や持続性などの違いで，多くの製剤が世界に存在することが大きな理由である。なお，日本で厚生労働省より正式な製造販売承認を受けているのはジュビダームビスタ®ウルトラ（アラガン社，2014年）とジュビダームビスタ®ボリューマ（アラガン社，2016年）のみである。

　ヒアルロン酸の大きな特徴として，ヒアルロン酸分解酵素（ヒアルロニダーゼ）製剤を使用することにより比較的速やかに溶解することができるという点がある。分解酵素製剤は形態が気に入らない場合や合併症発症時に用いる。

適応

　フィラーの注入は顔面のあらゆる凹凸や深いしわ，影に対して有効である。以下に代表的な適応を箇条書きする。
1. 前額部や下眼瞼，口唇などの小じわ
2. 鼻唇溝，マリオネットライン，こめかみなどの陥凹
3. 皮膚の張りが低下している状態
4. 手背の皮下脂肪が減少し，腱が目立ち加齢性変化を感じさせる状態

合併症と対策

■血管閉塞と組織壊死

　フィラー注入療法の合併症で最も注意すべきものである。すべてのフィラーで生じる可能性があり，程度により軽度な皮膚発赤から皮膚壊死，失明まで症状はさまざまである（図1）。これらは皮膚や組織の虚血によるものであるが，虚血は，血管内や血管周囲にフィラーが注入されたことで生じる塞栓や血管の圧迫閉塞が原因である。これらの予防対策は顔面の血管走行を熟知すること（図2）と，血管内に針が入ることを避けるために注入前に血液の逆流の有無を確認することである。また，注射針の先端を1カ所に固定しない。

　特に留意しなければならない部位は眉間部と鼻翼部周辺である。眉間部は主に眼動脈の枝である

第1章 顔面の若返り治療

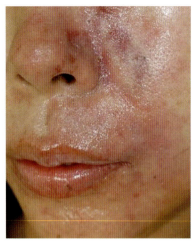
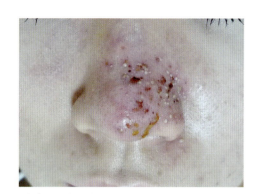

皮膚の発赤・壊死などがある

図1　血管閉塞例

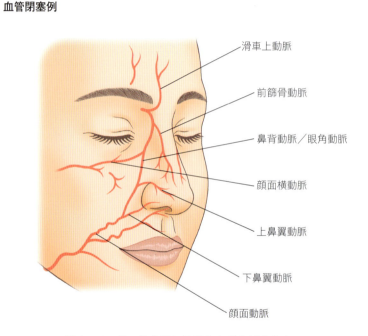

図2　フィラー注入時に注意しなければならない
　　　眉間部および鼻周囲の血行動態（動脈）

滑車上動脈によって栄養されているが，側副血行路が乏しく左右の吻合も確実なものではないため，障害を生じやすい。鼻翼部は主に上下鼻翼動脈と前篩骨動脈に血行支配されている。鼻唇溝（いわゆる法令線部位）を走行している眼角動脈は顔面動脈の枝であり，上下鼻翼動脈の中枢側である。この眼角動脈に粘度の高い注入剤が充填されると，上下鼻翼動脈が血行不良に陥ることにより鼻翼の血行が非常に悪くなり，場合によっては鼻翼全体の壊死にも繋がる。鼻唇溝改善目的で鼻翼が蒼白になったりうっ血したりした場合は，この状態を疑わなければならない。

また，隆鼻目的で鼻根から鼻背に注入する際，眼動脈の枝である前篩骨動脈に誤注されても，同様に鼻翼の血行不良が生じる。鼻翼という特徴的な立体構造と，その血行支配を十分に理解しておくことは必須である。

注入針には鋭針と鈍針が存在する。鋭針は容易に血管壁を貫通するため，血管内にベベルが存在した状態で注入することがあり得る。そのため鋭

針を用いる場合は，針先を止めた状態で注入することを避け，針を前後に動かしながらゆっくり注入する。鈍針を用いる場合，鋭針に比べて血管壁を貫通するリスクは減少する。しかし，分岐部などに当たった場合は血管内に針先が入り込むことがあるばかりか，その場合は血管を突き抜けずに血管に沿って針先が進み，血管内注入の可能性は高まることも考えられるので安心はできない。いずれにしてもフィラーは，急速に注入することは避け，針先を動かしながら注入する。

合併症発症時に一番大事なことは，早期に治療することである。注入直後に異常な虚血性変化・うっ血性変化を認めた場合には，ためらわずに加療する。

まず局所のマッサージでフィラーを少しでも崩し，閉塞が疑わしい血管の走行に沿って押し流すことである。なお，フィラーは，刺入方向によっては注入部位より解剖学的に逆行性に中枢側まで充填されていることも考えられるため，解剖を理解しマッサージを行う。

フィラーがヒアルロン酸の場合は，ヒアルロニダーゼを変色した部位に注射する。

それでも症状が改善しない場合は，想定する血管走行に沿って23G針などで数カ所穴をあけマッサージして，少しでも注入されたフィラーを押し返す。同時にプロスタグランジンおよび副腎皮質ホルモンを点滴などで全身投与する。動脈拡張による血行の改善および組織の保護が目的である。虚血状態を認めた時は再灌流が目視できるまで，うっ血状態が確認できた際は若干でも改善が認められるまで，当日の経過観察および十分な処置が望ましい。患部は，やはりプロスタグランジン軟膏製剤などで乾燥しないように保護する。血管閉塞および初期の治療による改善の程度によるが，大規模壊死を免れた場合でも軽度の表皮壊死を生じることがある。多くの場合，2〜3日後に毛孔から膿のような滲出液が出てくる。

合併症早期の治療が大事なことは言うまでもなく，時期を逃すと可逆的な変化も不可逆的なものになる。

血管閉塞の最も重篤な症状が失明である。眼動脈の閉塞による血行障害の結果である。眼動脈の枝である眼窩上動脈，滑車上動脈，鼻背動脈，前篩骨動脈，また鼻背動脈と吻合のある眼角動脈およびその中枢である顔面動脈内にフィラーが注入され，それが眼動脈まで達することにより眼動脈を閉塞し失明の危険が生じる。自家脂肪や各種フィラー注入で報告があり，大部分は注入中，あるいは直後に視力低下を認めている。マッサージや静脈内ステロイド投与，抗凝固剤投与，経口アセタゾラミド投与などが施行されているが，良好な治療結果を得ることは極めて困難である。血管閉塞による血行障害であるために，前述のように針の選択や急速注入をしないなどの工夫が必要である。

血管閉塞に関しては，ISAPSで2016に提唱されたfiller crash kitを一読していただきたい。

■ 注入剤残存による肉芽腫

時に注入部位に過去のフィラー残存と思われるしこりが残存することがある。ヒアルロン酸の場合は，その性状から柔らかな塊として触知する。その存在を不安に思う場合などは，ヒアルロン酸に限ってはヒアルロニダーゼで対処することが可能である。それ以外のフィラーに関しては，外科的切除以外に対処することができない。

■ 骨化

Radiesse® (Merz North America社，米国)は骨膜下に注入すると骨化することがある。その場合の治療は大がかりな外科的治療以外はない。慎重に治療に当たらなければならない。ただし，骨膜下に注入しない限りその心配はない。

■ アレルギー反応

ウシ由来コラーゲン製剤は3〜5％の割合で比較的早期のアレルギー反応が生じるので，皮内テストをしてそれを回避する。一方，ヒアルロン酸製剤やその他の吸収性製剤は，皮内テストが必要ない製剤である。ただし，すべての製剤において早期のアレルギーがなくとも，数週間から数年後に遅延型アレルギー反応が生じることがある。ヒアルロン酸についても1％未満ではあるが，過敏性をもつ患者がいるという報告もある。

アレルギー反応を認めた場合には，アレルギーの治療を最優先して行う。フィラーがヒアルロン酸である場合，アレルゲンであるヒアルロン酸を可及的速やかに排除するためにヒアルロニダーゼを注射する。それと同時に副腎皮質ホルモン，抗ヒスタミン剤の投与を適宜行う。遅延型アレルギーを発症した患者に対しては，少なくとも同じヒアルロン酸製剤の注入は禁忌である。

■ 満足のいかない形態

注入量が少ない場合は追加注入を行えばよいが，多すぎた場合はボリュームを減らす必要がある。ヒアルロン酸製剤は注入後，若干の膨張を来たすことがあるので，過多注入には注意が必要である。現在はヒアルロニダーゼが存在するので，

第1章 顔面の若返り治療

同部位に注射すればヒアルロン酸を溶解することができる。

ヒアルロン酸製剤でない場合，溶解酵素製剤は存在しないため，吸収されるまで長期間患者を苦しめることになる。唯一できることは，注入後早期の分散目的の局所マッサージ程度である。皮内への数珠状に目立つ注入や過度の注入は避けなければならない。

I ヒアルロン酸：小じわ

KEY POINTS
- Tyndall effect を避けるために控えめに注入する（コラーゲン製剤と逆）

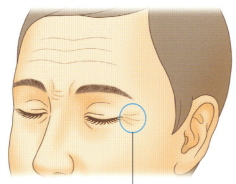

後述するコラーゲン製剤とともに，どのようなしわにでも注入することは可能である

注入部位

❶ 方法

▶麻酔

エムラ®などのキシロカイン含有クリームを15～20分塗布し刺入時の痛みを軽減する。

浅いしわに注入する場合，架橋剤が少ないヒアルロン酸を選択し，多くは31G～35G鋭針を用い皮内・皮下に注射を行う。鈍針で可能な場合は鈍針を使用してよい。

注入層は皮下直下，あるいは皮内とする。

Advice
- 細かなしわの場合は架橋剤が少ないヒアルロン酸を選択し，細かく注射を行う。深層に入れても改善度が低いことが多い。しかしヒアルロン酸を過度に注入した場合，tyndall effect（皮下のヒアルロン酸が透見できることにより青白く見える現象）が起きる可能性があるので注意が必要である。ヒアルロン酸は控えめに注入することがコツである。

❷ 施術後管理

特別な術後管理は必要ないが，注射後数時間は後出血を避けるため，過度な運動は避けるように指示する。

症例 45歳，男性，目尻のしわ，ヒアルロン酸

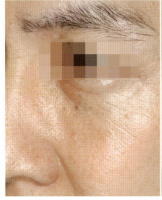
施術前

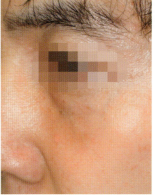
施術後1カ月

主訴：目尻のしわが気になる。

ボツリヌストキシン製剤は使用せず，ヒアルロン酸製剤のみでしわを充填した。塗布麻酔15分後に，35G鋭針を使用した。

Ⅱ ヒアルロン酸：ボリュームアップ

KEY POINTS
- 血管閉塞を常に念頭に置き合併症に備える
- 鈍針を用いる場合でも急速注入は避ける

❶ 方法（マリオネットラインの修正）

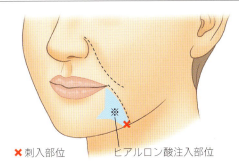

× 刺入部位　　ヒアルロン酸注入部位

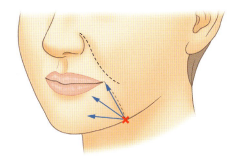

▶麻酔

　マリオネットライン解消に必要なヒアルロン酸注入部位（図中 ※）を想定する。
　その部位に後のヒアルロン酸刺入部位となるところから1％キシロカイン E0.3ml（片方）で浸潤麻酔を行う。
　5分ほど待つ（麻酔効果が出るまでは，むしろ内出血のリスクが増える）。

1. 27G 鋭針で刺入点に鈍針挿入口を開ける。
2. 27G 鈍針を用い fanning technique で※の想定範囲を充填する。この際，過剰に注入しないように心がける。また，マリオネットラインより外側に注入すると，かえってマリオネットラインが目立つので注意が必要である。

Advice
・コラーゲン製剤でボリュームアップを図ることは難しい。

❷ 施術後管理

　特別な術後管理は必要ないが，注射後数時間は後出血を避けるため，過度な運動は避けるように指示する。

症例 63歳，女性，マリオネットライン，ヒアルロン酸

主訴：口元のたるみが気になる。
マリオネットラインを修正することで，たるみ感を改善することができた。
同部位の注入以外は行っていない。局所麻酔後に 27G 鈍針を使用した。

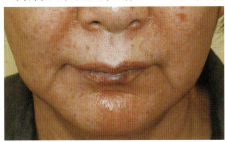
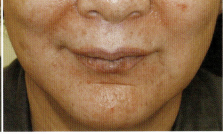

施術前　　　　　　　　　　施術後1カ月

第1章 顔面の若返り治療

III コラーゲン：小じわ

KEY POINTS
- コラーゲン製剤は皮内に細い鋭針で注射する
- コラーゲン製剤は，注入時に針孔から少量が漏れ出てくる程度に若干多めに注入する
- アテロコラーゲン®（高研）を用いる場合，前腕に皮内テストを実施し，経過を4週間観察する

❶ 方法

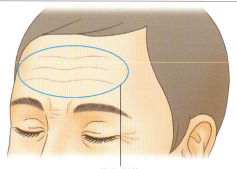

注入部位

▶麻酔

エムラ®などのキシロカイン含有クリームを15～20分塗布し，刺入時の痛みを軽減する。

コラーゲン製剤を選択し，多くは31～35G鋭針を用いて皮内・皮下に注射を行う。

Advice
- 細かなしわの場合はコラーゲン製剤の方が臨床的に使用しやすい。しわに沿い細かく注射を行うコラーゲン製剤は，深層に入れても有効度は低い。コラーゲンは若干多めに注入することがコツである。

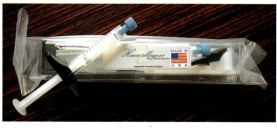

現在主流のコラーゲン製剤 Humallagen®（ヒト由来コラーゲン）
（Myco Science 社，米国）

❷ 施術後管理

特別な術後管理は必要ないが，注射後数時間は後出血を避けるため，過度な運動は避けるように指示する。

著者からのひとこと
- コラーゲン製剤で厚生労働省の薬事承認を受けているのは，ザイダーム®（アラガン社，米国）とアテロコラーゲン®（高研）であるが，現在，前者は日本アラガン社が発売を中止している（2019年3月時点）。

症例　45歳，男性，額のしわ，コラーゲン

主訴：額のしわが気になる。
ボツリヌストキシン製剤は使用せず，コラーゲン製剤のみでしわを充填した。
塗布麻酔15分後に，35G鋭針を使用した。

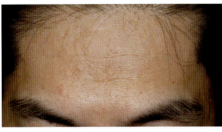
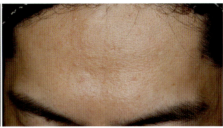

施術前　　　　　　　　　　　　　　施術後1カ月

History & Review

- フィラー治療の安全性を確保するための対策。
  ISAPS: Filler Crash Kit: Patient safety recommendations. https://www.isaps.org/ Issue Date 20 December 2016（Accessed 14/03/2019）
- 注意すべき部位の解剖学的解析を含めた症例検討。
  山下建，四ッ柳高俊，北愛里紗ほか：ハイドロキシアパタイトジェルフィラー注入後の動脈塞栓により視力低下・皮膚壊死を来たした1例．形成外科 58：962-967，2015
- ヒアルロン酸分解酵素の考察。
  野本俊一，小川令：ヒアルロニダーゼの使用方法に関する考察．日美外報 40：51-61，2018

第1章 顔面の若返り治療

4. 顔面自己脂肪注入術・脂肪吸引術

青井則之

◎顔面への脂肪注入術は複数の注入部位があり，若返りに効果的な部位と輪郭を整える部位を把握する
◎脂肪注入術のみで若返り治療を行う場合には，皮膚のたるみがあまり強くない症例が適応になる
◎注入移植した脂肪の生着率を上げるには，注入法だけでなく注入脂肪の前処置も重要である
◎顔面の局所的な脂肪（下顎やjowlなど）の減量を希望される場合は脂肪吸引術を検討する

適応

■脂肪注入術

　顔面の加齢は，皮膚の菲薄化やたるみによって出現する皮膚表面のしわや下垂により自覚されるが，そのほかにも支持靱帯の弛緩，fat compartmentの減少と下垂，土台となる骨の萎縮，組織を構成している細胞の老化など，多くの要素が絡んで引き起こされる。たるんだ皮膚および皮下組織の切除と牽引による若返りを目的としたフェイスリフトと異なり，顔面への脂肪注入は，骨を含んだ皮下組織のボリューム減少を脂肪によって回復することで，くぼみ，しわ，たるみや皮膚の張りを改善させ若返りを図る方法である。そのため，加齢に伴い顔面にくぼみやしわが生じているが，皮膚のたるみはあまり強くない症例が適している。具体的なくぼみとしては，tear trough，mid cheek groove，nasolabial fold，マリオネットラインなどが目立つ患者である。また，輪郭に着目すると加齢とともに顔面の前面は平坦でメリハリのない状態になり，輪郭は側頭部やsubmalar領域のボリュームが減少し，相対的に頬骨弓が張り出した状態に移行することが多い。そのような場合は，前額部や頬などの顔面パーツの増大術を図ることや輪郭を整えることで立体感のある卵円形の輪郭を取り戻し，若返りの効果が得られる（図1）。そのほか，たるみが強くても顔面にメスを入れることにどうしても抵抗がある患者にも行うことがある。

　脂肪注入術は顔面に瘢痕組織をほぼ残さない手術であるため，近年世界中で広く普及している。しかし，切らないという最大の利点は，裏を返せば移植部が感染した場合に容易に感染源を除去できないという欠点ともなり得る。したがって，感染リスクの高い糖尿病患者や免疫の低下した患者には注意が必要である。また，施術はなるべくクリーン度が高い手術室で行うべきである。

　顔面の脂肪は融合して均一に存在しているのではなく，部位ごとに隔壁に隔てられて存在している（fat compartment）という新しいコンセプトが2007年に報告された。Fat compartmentの存在は，打撲や脂肪吸引後などで内出血を生じた症例（図2）において，顔面の表面上からもしばしば観察される。このfat compartmentを意識することで生理的に正しい部位へ脂肪を充填し，結果として自然な若返り効果を得ることができる。このような方法はcompartmentally based fat graftingと呼ばれ，特にdeep medial cheek fatへの注入は，頬のprojectionを出すのに有効であることが報告されている。ただし，図に示すように（図3），lateral temporal-cheek fatは縦に長くつながっていると報告されていたが，近年，頬骨弓で分断されているという報告もあるため，今後さらに詳しく研究が進むと，人種や個体差により複数のpatternがあることが示される可能性がある。

■脂肪吸引術

　脂肪吸引術は，脂肪注入術とは反対に，顔面のボリュームを減少させたいときに行う。特に頬，

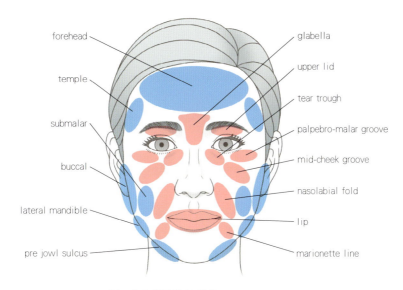

図1 顔の主な脂肪注入部位
若返りを目的とする場合，赤の部位が効果的である

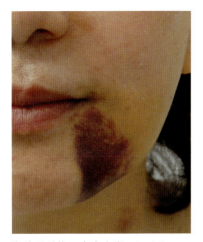

脂肪吸引後の内出血斑。Jowl fat compartment が確認できる

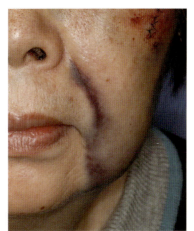

顔面打撲後の内出血斑。Nasolabial fat compartment が確認できる

図2 外見からも確認できる fat compartment

下顎部など部分的にボリュームを減少させたい時に有効である。また，下顎のボリュームやjowlが目立つ症例では，フェイスリフトだけで改善しないこともあり，脂肪吸引と併用することで美しい下顎ラインを形成することができる。

第1章 顔面の若返り治療

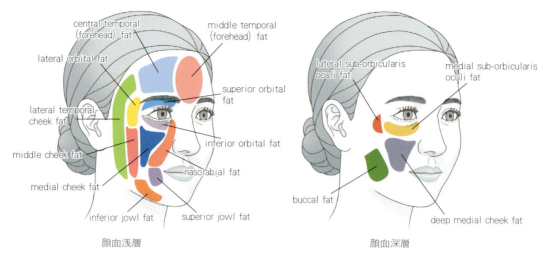

図3 顔面の fat compartment

合併症と対策

以下の合併症を事前に説明しておく。

■脂肪注入術

1. 皮下出血

術直後になくても，術後3〜4日後に出血斑が広がってくることがある。

2. 顔面の腫脹

1週間程度で70〜80％消退し，1カ月でほぼ目立たなくなる。腫脹のピークは翌日にくるため，スキントーンサージカルテープを貼付し，腫れのピークを下げてダウンタイムの短縮を図っている。このテープを患者に術後最低24時間，可能であれば2〜3日間継続して貼付してもらっている。

3. 感染のリスク

顔面は血流が良いため，特に基礎疾患のある患者でなければ感染のリスクは低い。

ただし，手術の既往がある再建目的の患者やMRSAを保菌している患者（医療従事者にみられることもある）などには注意が必要である。

4. 低矯正・過矯正

脂肪の生着率は40〜80％と幅があり，個々の症例や脂肪の質，注入部位によって異なる。

ヒアルロン酸の注入と異なり，術者が結果を完全に予測できないのが脂肪注入術の欠点である。

5. しこり，硬結，oil cyst，石灰化

脂肪が1カ所にまとまって注入されるとしこりになることがあり，皮膚の薄い下眼瞼に生じやすい。また，脂肪が生着せず壊死した場合は，硬結，oil cyst が生じ，それが長期間継続すると石灰化を生じることもあるが，顔面の脂肪注入では頻度は低い。

6. 一時的な顔面神経麻痺

側頭部の脂肪注入などで注意が必要である。愛護的に行うことと，慣れないうちは真皮直下の浅層のみの操作で回避できる。

■脂肪吸引術

1〜3. 脂肪注入術と同様である。

4. 硬結

術後2〜4週間は治癒の過程で皮下が硬く触れることがある。

5. 凹凸，不整

吸引がまだらであったり，吸引管を4mm以上の太いものを使用すると皮膚表面の凹凸を生じたり，皮膚に線が入ったりすることがある。

6. 顔面神経下顎枝の麻痺

最も回避すべき障害で，この神経の走行部位の吸引は愛護的にかつ表層の脂肪層のみを行うようにする。

I 脂肪注入術：若返り（くま）

KEY POINTS
- 下眼瞼から頬につながる ogee curve（S字を伸ばしたような曲線）を意識しながら脂肪を注入する

❶ デザイン

坐位でくぼみの位置をマーキングする。

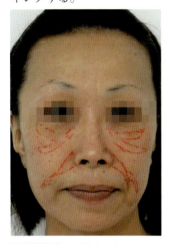

下眼瞼領域，mid cheek groove, nasolabial fold をメインターゲットとした

❷ 麻酔・脂肪吸引（脂肪採取）

▶麻酔

脂肪注入部位には，エピネフリン添加1％キシロカイン®を真皮直下に極少量（0.2〜0.5ml/片側）注射し，カニューレ挿入部位には通常量を注射する。真皮下血管網の血管を収縮させることで術中・術後の出血を最小限に抑える。

脂肪採取部位の麻酔は脂肪吸引に準ずる。

▶脂肪吸引（脂肪採取）

顔面への美容的な脂肪注入の場合は通常少量であり，採取部は片側の大腿内側か下腹部を選択することが多い。大腿内側の場合は鼠径部から，下腹部の場合は臍部からのアプローチで吸引する。カニューレは2〜3mm径のものを使用し，先端が鈍でサイドホールが1穴から3穴のものを使用する。穴の多いものの方が吸引は早い。

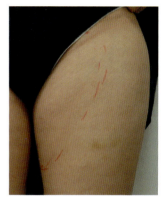

左大腿内側を採取部とした。脂肪吸引は術後の瘢痕が下着に隠れるよう鼠径部から行う

❸ 採取した吸引脂肪の処理

吸引脂肪の処理は，脂肪注入の結果を向上させるためのkey procedure の1つである。脂肪吸引したばかりの脂肪は，水分（tumescent液，血液など）やオイルといった生着を妨げる不要なものが含まれているため，これらを遠心分離器か茶こしなどで除去する必要がある。脂肪吸引した脂肪を 700〜800G で3〜5分間遠心分離器にかけると，下から水や血液の層，脂肪層，オイルの層の3層に分離される（図左）。これから下層の水分と上層のオイルを除去して取り出した脂肪が，純度の高い移植に適したものである。

Advice
・吸引直後の脂肪の一部は塊で採取されており（図右），これを剪刀などで細かく細断しておくことが，生着率と仕上がりの向上のために重要である。

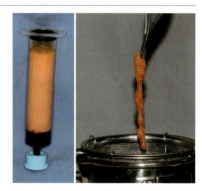

吸引脂肪を遠心分離器にかけたところ（左）。下層から水分・血液，脂肪，オイルに分かれる（この症例ではほとんどオイルは分離されていない）。
吸引した脂肪は索状物に富み，塊になっている（右）ため，細断する

❹ 脂肪注入

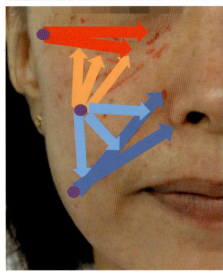

脂肪注入を行う際の主な刺入部位

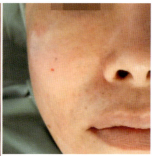

術直後の状態
エピネフリンと愛護的な注入操作で，ほぼ内出血のない状態で手術を終了できる

　1カ所の注入部位に対して基本的に2カ所から注入を行う。ただし，前額などの広い部位は多箇所から行うことがある。カニューレは先端鈍なものを使用する。また，注入層は深層から行い，ベースを上げておいて浅層の注入で最終的なcontourを作成する。

Advice
- 下眼瞼領域は特に皮膚が薄く，脂肪が塊で注入された場合，しこりとしてクレームになりやすいため，注入脂肪はしっかりと細断してから少量ずつ注入を行っていく。
- 下眼瞼領域への注入は，慣れないうちは片側2ml以内にしておくのが無難である。

❺ 術後管理

　注入部位を術直後20～30分程度クーリングし，術後の出血を抑えるようにしている。注入部位にはサージカルテープを貼付する。さらに，3カ月程度は顔面を強くマッサージすることを禁止している。また，刺入創にもテープを3～4日貼付し，感染予防のため抗生剤を5～7日程度投与している。

Advice
- スキントーンサージカルテープを注入部位に貼付することで腫れのピークを抑え，ダウンタイムを短くし，術後の安静を保つ効果が期待できる。

症例　50代，女性，若返り，脂肪注入術

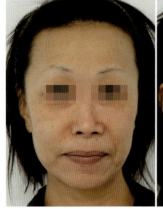
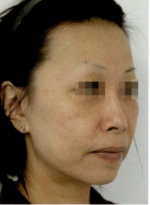

術前

　Glabella：0.8ml，下眼瞼：右3.7ml，左3.0ml，mid-cheek groove：右2ml，左1.5ml，nasolabial fold-buccal：右4.5ml，左4.5mlと，total 20mlの脂肪を注入した。

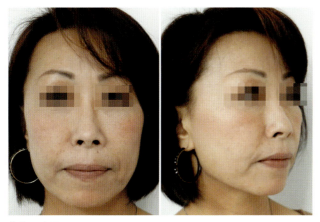

術後3カ月では，頬にボリュームが回復し輪郭も卵円形に近づき若々しくなっている。

脂肪の生着率は症例によって異なるが，おおむね3カ月すると安定する。

術後3カ月

II 脂肪吸引術：頬部，下顎部

- 愛護的に行い，極力術後の内出血や腫脹などのダウンタイムを減らす

❶ デザイン

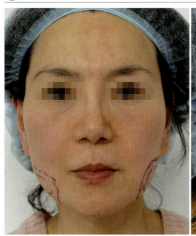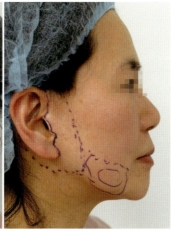

ボリュームを落としたい部位をマーキングする。

Jowl deformity の脂肪吸引と下顔面のミニフェイスリフトを予定した

❷ 麻酔

エピネフリン添加1％キシロカイン® 20ml＋7％メイロン®2ml＋生理的食塩水60～80mlでtumescent液を作成し，片側に40～50ml注射を行う。血管が収縮するのを十分に待つと術後の出血が少なくてすむ。

第1章 顔面の若返り治療

❸ 脂肪吸引

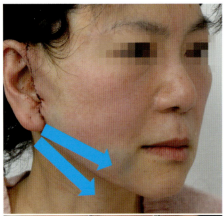

耳垂下部もしくは耳垂の裏面に5mm程度の切開を置き、2mmの先端鈍でサイドホールのあるカニューレを使用して吸引する。

Advice
- 下顎部は顔面神経が顔面動静脈と交叉する形で走行しているため、吸引はSMASや広頚筋より表層の脂肪をターゲットとして吸引するに留めることが安全に行うコツである。

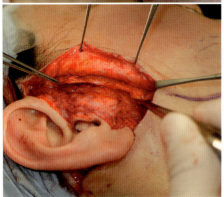

耳垂部からフェイスラインの脂肪吸引を行った後、ミニフェイスリフトを行った

❹ 術後管理

サージカルテープを吸引部よりも広い範囲で貼付し、吸引量が多いときはガーメントを併用して圧迫する。

Advice
- ガーメントによる圧迫は過度に行うと、目周りなどの遠隔部位まで腫れ、逆にダウンタイムが長くなってしまうため、ほどよい強さで圧迫し、24時間から48時間装着してもらう。

症例 50代、女性、jowlの膨らみ改善を希望、脂肪吸引術

これまで3回（下顔面、中顔面、こめかみ）のミニフェイスリフトの既往がある。これまでの施術でたるみはかなり改善されているが、わずかに残るjowl deformityの改善を希望された。Jowlおよび下顎部の脂肪吸引を行い、吸引で生じる皮膚のたるみはミニローワーフェイスリフトを併用した。

なおこの症例では、ミニフェイスリフトは耳垂部から下顎の方向に3～4cmの剥離を行い、耳下腺前縁からpre-masseter spaceに少し入ったところまでの剥離でSMASを挙上し、SMASや皮膚のトリミングはおよそ2cm行っている。

術後1年、患者の希望した部位はよく改善している。

4. 顔面自己脂肪注入術・脂肪吸引術

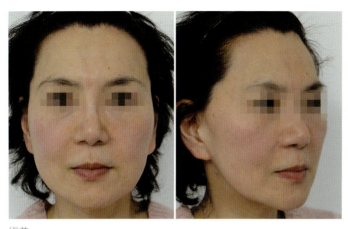

術前

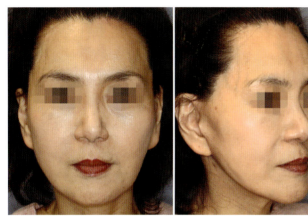

術後1年

History & Review

● Fat compartment の概念を報告した最初の論文。
　Rohrich RJ, Pessa JE: The fat compartments of the face: anatomy and clinical implications for cosmetic surgery. Plast Reconstr Surg 119: 2219–2227, 2007

● Fat compartment は浅層と深層に分かれて存在していることを示した論文。
　Rohrich RJ, Pessa JE, Ristow B: The youthful cheek and the deep medial fat compartment. Plast Reconstr Surg 121: 2107–2112, 2008
　Gierloff M, Stöhring C, Buder T, et al: Aging changes of the midfacial fat compartments: a computed tomographic study. Plast Reconstr Surg 129: 263–273, 2012

● Fat compartment のレビュー論文。
　Sadick NS, Dorizas AS, Krueger N, et al: The facial adipose system: its role in facial aging and approaches to volume restoration. Dermatol Surg 41: S333–S339, 2015.

● 加齢による顔面骨委縮とその変化について報告した論文。
　Shaw RB Jr, Kahn DM: Aging of the midface bony elements: a three-dimensional computed tomographic study. Plast Reconstr Surg 119: 675–681, 2007

● 頬のボリュームと高さを自然な形でアップさせるコツを論じている。
　Wang W, Xie Y, Huang RL, et al: Facial contouring by targeted restoration of facial fat compartment volume: the midface. Plast Reconstr Surg 139: 563–572, 2017

● Fat compartment の最新の研究論文。
　Schenck TL, Koban KC, Schlattau A, et al: The functional anatomy of the superficial fat compartments of the face: a detailed imaging study. Plast Reconstr Surg 141: 1351–1359, 2018

5. ボツリヌストキシン注射療法

辻 晋作

Knack & Pitfalls

◎ボツリヌストキシンは神経筋接合部での神経終末に作用し筋収縮を阻害する薬剤で，いわゆる表情じわの改善に用いられる
◎顔面の筋肉の解剖を熟知する必要がある
◎ボツリヌストキシンに有効な拮抗薬は存在しない
◎フィラーと異なり患者が気になる部位に注射するのではなく，目標とする筋肉に注射しなければ効果が得られないばかりか不要な麻痺を生じ，不満足な結果を招く
◎ボツリヌストキシンの注射量が少なかった場合，追加治療を行うことは比較的容易であるが，注射量が多く過矯正の場合は有効な修正方法がなく時間の経過を待つしかないため，注意が必要である

ボツリヌストキシン療法とは

　ボツリヌストキシンは末梢の神経筋接合部における神経終末内でのアセチルコリン放出抑制により神経筋伝達を阻害し，筋弛緩作用を示す。神経筋伝達を阻害された神経は，軸索側部からの神経枝の新生により数カ月後には再開通し，筋弛緩作用は消退する。この特性から，比較的容易に表情じわを軽減でき，また可逆的であるため患者にとってポピュラーな治療方法の1つとなっている。
　形成外科領域で用いるボツリヌストキシンはA型ボツリヌストキシン製剤である。国内薬事承認薬はボトックスビスタ®（アラガン社：2009年2月に眉間，2016年5月に目尻の表情じわに対して承認）のみであるが，その他の製剤もあり，選択は医師に委ねられる。
　ボツリヌストキシンの除皺効果は，多くは1～4日程度で出現する。持続期間は4～6カ月程度である。有効な拮抗薬は存在しない。ボツリヌストキシン製剤は通常は粉末状であり，生理的食塩水で溶解して用いる。溶解直後と数日たった場合では薬効が変わることがあるので注意が必要である。一般に，ボトックスビスタ®1バイアルを2.5mlで溶解し，0.1mlあたりA型ボツリヌストキシンとして2単位として使用する。しかし，濃度の濃い溶液を使用したい場合や逆に薄い溶液を使用したい場合は，それに合わせて調整する。

適応

　筋肉を動かした時のしわ（いわゆる表情じわ）に有効である。具体的には眉間，前額部，目尻，口唇，オトガイなどのしわが適応となる。目的とする表情じわを生じさせている筋肉を分析し，その筋肉に注射する。例えば眉間のしわが主訴の場合は，しわに注射するのではなく，しわを生じさせている筋肉，つまり皺眉筋や眉根筋の部位にその深さで注射しなければ効果はない。ボツリヌストキシン注射による表情じわの軽減効果は1～4日後には現れる。無表情時にもしわが刻み込まれている場合にはボツリヌストキシン製剤だけでは効果が不十分であることが多く，フィラー注入を併用することもある。
　禁忌として下記のものが挙げられる。
①ボツリヌストキシンやその添加物へ過敏症がある患者
②妊娠している可能性のある女性および授乳婦
③全身性の神経筋接合部の障害をもつ患者（重症筋無力症，筋萎縮性側索硬化症，ランバート・イートン症候群など）

合併症と対策

　患者が初めての治療を受ける場合，注射後，大きな違和感を感じる場合がある。この場合は術後1カ月前後より違和感は落ち着く。しかし，このことを術後に伝えても動揺は収まらないことが多

表　代表的なボツリヌストキシン製剤適応部位と注射単位の目安と標的筋肉

代表的な部位	注射単位の目安 （A型ボツリヌストキシンとして）		標的筋肉
前額部の横じわ*	8〜16単位	（未承認）	前頭筋
眉間のしわ	8〜10単位		皺眉筋，鼻根筋
目尻のしわ	12〜20単位（両目）		眼輪筋
口唇周囲の縦じわ*	4〜8単位（上下）	（未承認）	口輪筋
顎のしわ*	4〜8単位	（未承認）	オトガイ筋

* 2019年3月時点で適応は未承認

いため，初めての患者にはその旨を事前に伝えておくべきである。

■無表情化

ボツリヌストキシン製剤が過多だった場合に生じる合併症である。患者の主訴は表情じわであっても，それをすべてなくすことにより不具合を生じることがあることを事前に説明する。例えば前額部の表情じわは前頭筋の収縮により生じるが，過度に前頭筋の動きを麻痺させると眉毛がまったく挙上できなくなり「目が重い」という訴えを生じさせる。同様に目尻のしわ（いわゆる crow's feet）を軽減するために外側から外眼角より内側に注射を行うと，涙堂（いわゆる涙袋）が消失し「冷たい印象になってしまった」ということがあり得るので注意が必要である。

効果が弱い時は時間を空けて追加で注射することにより改善できるが，過度な矯正を行った場合，ボツリヌストキシン製剤には拮抗薬が存在しないことから，神経終末の再生を待つ以外に方法がないため患者の不満は大きくなる。

■想定外部位の麻痺

ボツリヌストキシン製剤が標的筋肉以外に流出した場合に生じる合併症である。例えば皺眉筋に注射したボツリヌストキシン製剤が眼瞼挙筋に流出した場合，眼瞼下垂を生じる。目尻の小じわを改善する目的で眼瞼外側に多量の注射を行うと大頬骨筋などの頬骨筋群が麻痺し，笑いの表情ができなくなる。

この合併症を避けるためにはボツリヌストキシン製剤調整時に高濃度で調整することにより液体量を最少化し，さらに他部位への流出を防ぐために指でせき止めながら注射すること，針の刺入方向を考え製剤が流出してほしくない方向には針先を向けないことなどが重要である。また術後に患者に揉ませないよう忠告する。

■皮下出血

筋肉内に注射するため内出血は生じやすい。出血後きちんと一定時間圧迫すれば問題になることはない。

第1章 顔面の若返り治療

I 目尻

KEY POINTS
- 初回時は注入量を控えめにする
- 注射は外眼角周囲のみに行う

❶ 方法

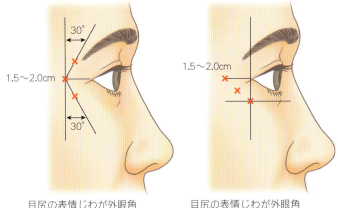

目尻の表情じわが外眼角　　目尻の表情じわが外眼角
の上下にある場合　　　　　の下方にある場合

注射部位

エムラ®などのキシロカイン含有クリームを 15～20 分塗布し，刺入時の痛みを軽減させる。

2.5ml の生理的食塩水で溶解したボトックスビスタ®（0.1ml が 2 単位）合計 12～20 単位を，左右の眼輪筋の外側にそれぞれ 3 部位（合計 6 部位），均等に分割して筋肉内注射する。

Advice
- 患者が慣れていない場合は，少し控えめに注射する。また，内側に注射すると涙堂が消失する可能性があるので注意する。
- 効果が不十分な場合の追加注射は可能なため，ボツリヌストキシン製剤量は過多にならないようにすることがコツである。
- 症状再発の場合には再投与することができるが，3 カ月以内の再投与は避ける。
- ボトックスビスタ®は通常，50 単位のバイアルに生理的食塩水 2.5ml を注入し 0.1ml：2 単位として調整するが，1.25ml の注入で 0.1ml：4 単位と高濃度の調製をしてもよい。

❷ 施術後管理

特別な術後管理は必要ないが，患者に注射部を揉まないように指示する。また，1 カ月以内に患者を再診させることが望ましい。

症例 46 歳，女性，目尻の小じわ

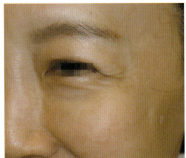

施術前

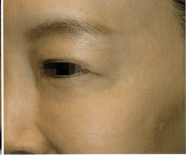

施術後 1 カ月

上記左図のように 3 カ所に 2 単位ずつ（左右で 12 単位）ボトックスビスタ®を注射した。

施術後 1 カ月，小じわは解消され，患者本人の違和感もない。

II 眉間,額

KEY POINTS
- 眉間(皺眉筋)は眼窩内に流出しないよう気をつける
- 額(前頭筋)は注射量が過多にならないよう気をつける

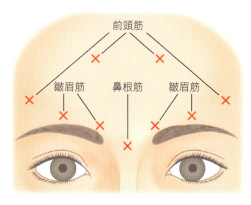

注射部位

❶ 方法

エムラ®などのキシロカイン含有クリームを15~20分塗布し,刺入時の痛みを軽減させる。

眉間の場合,ボトックスビスタ®を合計10単位を,左右の皺眉筋にそれぞれ2部位(合計4部位)および鼻根筋1部位に均等に分割して筋肉内注射する。

額の場合,前頭筋に8単位を4分割で注射する。眉毛外側部位に注射しないと吊り上がった目になるので注意する。

Advice
・合併症を避けるために針先は垂直か頭側に傾けて注射するとよい。眉間と額を同時に注射する場合は,上記合計量の80%ほどにする方が無難である。

❷ 施術後管理

Ⅰと同じ。

症例 46歳,女性,眉間および額のしわ

上図のように皺眉筋4カ所・鼻根筋に1.5単位ずつ(左右で7.5単位),前頭筋に同じく1.5単位ずつ4カ所(前頭筋で6単位)ボトックスビスタ®を注射した。

施術後1週,小じわは解消され,頭重感もない。完全に筋肉の動きを麻痺させているわけではないが,控えめなボツリヌストキシンの注射が満足な結果を生み出すコツである。

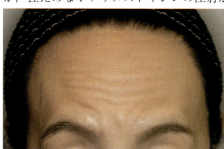

施術前   施術後1週

History & Review

●総論。
林寛子:ボツリヌストキシン療法.形成外科 48:S113-S119, 2005
●ボツリヌストキシン製剤とフィラー治療の考察(upper face)。
de Maio M, Swift A, Signorini M, et al: Facial assessment and injection guide for botulinum toxin and injectable hyaluronic acid fillers: focus on the upper face. Plast Reconstr Surg 140: e265-e276, 2017
●ボツリヌストキシン製剤とフィラー治療の考察(lower face)。
de Maio M, Wu WTL, Goodman GJ, et al: Facial assessment and injection guide for botulinum toxin and injectable hyaluronic acid fillers: focus on the lower face. Plast Reconstr Surg 140: e393-e404, 2017

第1章 顔面の若返り治療

6. 自己多血小板血漿注入療法

楠本健司

Knack & Pitfalls

- ◎自己血からPRPを調製することから，安全かつ安心な再生医療である
- ◎PRPの調製法に多種あり，この原理を理解して選択し，有効性を発揮できるように配慮する
- ◎PRPの有効性や副作用は，調製法や回収血小板量，注入手技に依存する
- ◎美容医療の目的で，PRPに自己材料以外の薬剤などの混和使用をすることは推奨しない
- ◎PRPは，顔面の若返りのしわ治療に有効であるが，しわを分類して適応に応じて治療する
- ◎PRPは，しわ治療意外に，育毛，皮膚の張り，慢性潰瘍，創傷治療など，広く応用可能である
- ◎PRPを臨床使用するには，細胞加工施設の届け出と，認定再生医療等委員会と厚労省の認可（病院では倫理委員会などの許可）が必要である

自己多血小板血漿療法とは

多血小板血漿（platelet-rich plasma：以下，PRP）とは，血小板を多く含む血漿液を呼ぶ。元来，血小板は止血に働くが，この凝固機転が進む過程で血小板が内包する細胞成長因子（サイトカイン）を放出し，創傷治癒過程の炎症期，増殖期を導いている（図1）。この機序を応用して多種多量の細胞増殖因子を人為的，かつ強制的に得ることにより，組織修復や細胞増殖を導くことができる。これを目的に，自己血を調製して得ることができる多種多量のサイトカインを局所に投与する治療法を自己多血小板血漿（自己PRP）療法と呼ぶ。この原理からPRP療法は，"自己サイトカイン療法"，あるいは多種のサイトカインを含むことから"自己カクテルサイトカイン療法"とも言える。

調製されたPRPは均一のものではなく，PRPの調製法や個人ごとに最終産物のPRPが異なる。PRPの調製法には多種あり，調製法での遠心分離の様式にdouble spin法とsingle spin法の2種がある（各論に2法の調製を記載する）。

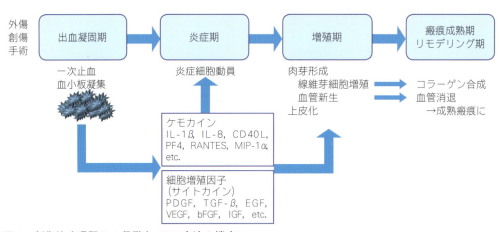

図1 創傷治癒過程の4段階とPRP療法の機序
創傷治癒過程の出血凝固期での血小板凝集で，放出されるケモカインや細胞成長因子により，炎症期と増殖期が誘導される。これを人為的，強制的に応用しているのがPRP療法である

適応

　若返り治療において，自己PRP療法はしわ治療や育毛，皮膚の張りを導くために応用され，なかでもしわ治療に多用されている。

　しわを分類すると5種あり，小じわ，中じわ，陥凹じわ，垂れじわ，表情じわで，それぞれに適応する治療法が勧められている（表）。自己PRP療法がすべてのしわに有効というわけではなく，小じわと中じわが良い適応で，眼周囲や口周囲の小じわと中じわが主な対象となる。またPRP療法では，一般に真皮直下に注入するが，皮膚のみならず表情筋や脂肪にも寄与しているものと考えられる。そのため，しわを減じるだけでなく，皮下脂肪層にも有効性を発揮して皮膚の張りが得られることがある。また陥凹じわには，自己PRP療法と吸引脂肪との混合注入（混注）が適応となる。治療対象となる陥凹じわとして，鼻唇溝，tear trough，マリオネットライン，上眼瞼溝の陥凹（サンケンアイ）が挙げられる。一般的な増量目的での脂肪注入では常に過量を注入し，一部吸収された後に目的とする増量が得られることを目指す。PRPと脂肪との混注では，この過量分の度合いを少なくすることができ，得られた増量状態の維持が得られやすい。確実な効果を得るために治療対象とするしわの分類と相当するPRPの適応を考慮することが重要である。

合併症と対策

以下の合併症を施術前に十分説明しておく。

■皮膚の発赤

　PRPには種々の調製法がある。赤血球と白血球を含むred-PRPを使用する場合は，注入により元来の赤色が数日程度ダウンタイムとして皮膚面に生じるが（図2），数日で消退する。一方，白血球を含むwhite-PRPや血球を含まないyellow-PRPでは，PRP注入による色調の変化は生じない。

■皮下出血

　PRPの注入では，刺入針により血管を損傷すると皮下で内出血を生じることがある。高齢者ほど血管が脆弱であることから，この可能性が高い。意外と広い範囲で暗紫色の皮下溢血斑を残すことが多いが，高齢者ほど長期に残存し，消退に2週を要することもある。これを避けるには，針を刺入する時に，一度刺入した経路をいったん後退して，別部位に愛護的に刺し進めるという注入療法の基本を実行することが重要である。注入後には軽い局所の圧迫と数分以上冷やすことで内出血を生じる可能性を下げることができる。

　いずれの注入療法でも，多少の皮下出血を完全には避けることができない。PRP単独注入であっても，生じた微小の血腫にPRPが含んでいる細胞増殖因子が作用すると線維化を生じることが考えられ，PRP注入施術者は皮下出血を生じな

表　しわの分類と治療法の適応

分類	適応
小じわ small wrinkles (Chirimen-jiwa)	・ピーリング ・皮膚レーザー ・PRP注射
中じわ middle wrinkles	・コラーゲン注射 ・ヒアルロン酸注射 ・PRP注射
陥凹じわ depressive wrinkles (Groove)	・脂肪注入 ・長期持続性ヒアルロン酸注射 ・脂肪＋PRP混合注射
垂れじわ drooping wrinkles	・超音波，ラジオ波 ・スレッドリフト ・手術 　フェイスリフト 　ミニリフト（下眼瞼・眉毛・他）
表情じわ expression wrinkles	・ボツリヌストキシン注射

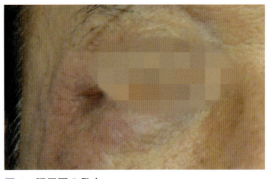

図2　眼周囲の発赤

PRP注入直後に発赤を生じた。数日で消退した

い愛護的な注入法を身につける必要がある。

■皮膚・皮下の硬結

PRP単独ではない注入療法，特にbFGF添加PRPの注入療法での皮下硬結が報告されている。PRP療法でのしわ治療の代表的部位である眼周囲では皮膚が薄いため，生じた硬結が皮膚面まで隆起したり，薄い皮下に硬結を触れる事例がある。著者は，PRP療法本来の自己由来である利点から外れる方法であること，bFGF製剤は注入使用を認可されていないこと，硬結の副作用の報告があることから，bFGFの混注を推奨していない。

生じた硬結に対しては，ステロイド（ケナコルト-A®：Triamcinolone Acetonide）の局注が有効である。

■過剰な隆起

bFGFとPRPの混注後，bFGFの薬理作用により皮下脂肪が過剰に増生し，皮膚面の全体の過剰な隆起や皮膚面の凹凸を来たすことがある（図3：前述のように，bFGFの注入は認可されていない薬剤使用法である）。問題となる隆起を認める場合は，脂肪吸引か切除術を行う。

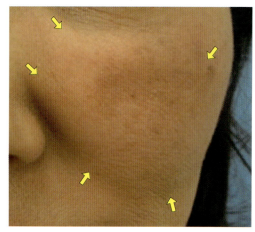

図3　皮膚の隆起
しわ治療の目的でのPRPとbFGFの混注後に，頬部が過剰な隆起を来たし，そのまま数年変化がない

I　PRPの調製法

- いずれの調製法によるPRPを使用するかを考慮し，調製して，血小板数を認識する
- いずれの活性化を行うか，あるいは活性化しないかを考慮し，準備する
- 細胞加工施設の届け出と認定再生医療等委員会と厚労省の認可を得て（病院では倫理委員会の認可も得て），臨床応用のためのPRPの調製と施術ができる体制となる

❶ PRPの調製

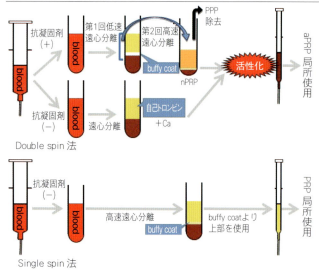

肘静脈などから，得たいPRPのおおよそ10倍量を採血する。Double spin法に準じ，抗凝固剤入りのチューブに入れ，低速で1回目の遠心分離をする。

白色のbuffy coatの2mm下までを採取して次のチューブに移す。

これを高速で2回目の遠心分離をして，上層部を乏血小板血漿（PPP）として排除し，下層部にPRP〔活性化していないPRP（nPRP）〕を得る。

Advice

・ここでは，double spin法を紹介しているが，single spin法では1回の遠心分離で局所に使用する。一般に，前者がより多くの血小板を回収でき，後者はより短時間で調製ができる。

❷ PRP の活性化

　PRP に活性化剤として，抗凝固剤（−）のチューブに全血を入れて調製する自己トロンビンと外因性のカルシウムを用いて活性化を行うが，一方だけを加える場合や活性化をしない場合がある．また，single spin 法では活性化せず，局所投与することもある．いずれの方法を採用する場合も，その原理を理解して施術後との濃縮血小板数を知り，採用した方法による活性化を採用あるいは非採用の結果としての細胞成長因子の量を把握しておくことが望ましい．

Advice
・しわ治療では，助手が注入する直前，活性化して調製した aPRP を施術者に手渡し，施術者が注入する．

II　眼瞼周囲

- 小じわには対象領域の皮下に均一に PRP を浸潤注入する
- 中じわにはしわ陥凹の直下に沿って PRP を注入する
- 注入療法の基本に準じ，注入した針を注入経路に沿っていったん引いてから別方向に愛護的に皮膚から一定の深さで刺入して PRP を注入し，この手技を繰り返す

❶ 方法

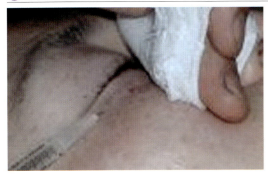

　眼周囲の刺入範囲をマーキングし，針の長さでの到達領域を考慮して刺入箇所をマーキングする．針は，26〜30G をカット面を皮膚側にして使用する．予定した刺入箇所のみに微量の局所浸潤麻酔をする．

　小じわ領域には，まんべんなく PRP の均一量を皮下に浸潤させる．中じわには，しわ方向に針を構えて愛護的にしわの陥凹底部直下を一定の深さで針の長さを刺入し，1〜2mm ずつ針を引きながら PRP の注入を行う．

Advice
・皮下の一定の深さに一定量を注入できるように配慮し，愛護的な針の扱いに修熟する．

❷ 施術後管理

　注入後は患部を軽く圧迫したり，数分以上，保冷剤などで冷やすことで皮下出血を軽減できる．特に高齢者ほど厳重に行うのがよい．ヒアルロン酸注入やコラーゲン注入では直後にしわ軽減の効果が出るが，PRP 注入では一般に施術後 1 カ月ごろから認められるようになる．

第1章 顔面の若返り治療

> **症例** 50歳，女性，眼周囲の小じわと中じわ

数年来気になってきた眼瞼，眼周囲のしわの治療を希望して来院した。眼周囲の小じわと中じわに対して PRP 注入の適応とした。Red-PRP を施術後，眼周囲にわずかな発赤を数日間認めた。施術後1カ月ごろから小じわと中じわの軽減を自覚するようになり，施術後3カ月では加えて皮膚の張りを認めた。

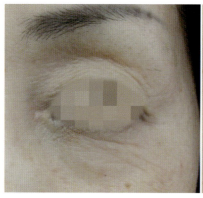
施術前

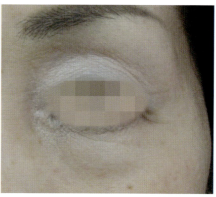
施術後3カ月

III 鼻唇溝

KEY POINTS
- 口唇の放射状の中じわには，眼周囲の中じわと同様の手技で PRP を注入する
- 鼻唇溝の陥凹は陥凹じわであり，PRP と吸引脂肪を混和して注入を行う
- PRP と脂肪の混注が終了後，皮膚面から用指的に脂肪の注入塊の偏りがないようにならす

❶ 方法

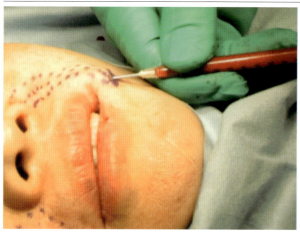

ここでは，陥凹じわとなった鼻唇溝に対する PRP と吸引脂肪の混注による治療を述べる。

鼻唇溝に最陥凹部と両幅 5mm を線状にマーキングする。注入には 18G 針を使用するが，針の長さを考慮して，刺入箇所を決めて点をマーキングし，この箇所に最少量の局所浸潤麻酔を行う。

腹部からの吸引脂肪を 1ml シリンジに 0.8ml ほどを入れ，次いで nPRP を 0.2ml 加える。その後，施術直前に活性化剤を加えて aPRP と脂肪の混注をする。

針のカット面を皮膚側にして，針の長さ分を最陥凹部に沿って皮膚直下で刺入する。最陥凹部には，約 0.05ml を注入し，わずかに針を引いて両側に刺しなおして 0.03〜0.05ml 程度を注入する。この操作を繰り返す。陥凹が強い時には，この操作を2層で行う。

❷ 施術後管理

施術後は，混注した範囲全体を保冷材などで冷やす．刺入口の小範囲のみハイドロコロイドドレッシングを貼付することで，施術当日からシャワーを可能とするが，しばらく長風呂は避けるように指導する．また，混注部位を自分でマッサージなどをしないように指示しておく．

一方，脂肪吸引した部位は，圧迫ドレッシングを行い，皮下溢血斑は生じても2週間くらいで消退すること，皮下硬結が数カ月続くことがあることを説明しておく．

Advice
・混注後，注入した脂肪の片寄りが残らないように皮膚面から用指的に軽く圧迫してならすように表面を整える．

症例　60歳，女性，鼻唇溝の深化（陥凹じわ），PRPと脂肪の混注

数年前から気になり出した鼻唇溝の深化を主訴に来院した．PRPと脂肪の混注により改善することとした．片側3mlずつ混注することとし，注入療法の原則どおり，最陥凹部とその両側5mm程度の範囲に注射針を引きながら混注を行い，真皮直下と2mm程度深い2層で注入を行った．

術後，皮下出血を認めず，わずかな腫脹と淡い発赤を認めたが数日で消退した．施術後6カ月で，おおむね増高量を保っている．

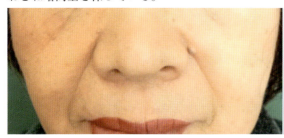
施術前

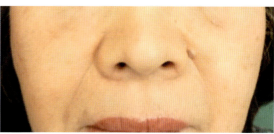
施術後6カ月

History & Review

● 多血小板血漿の全般についての知識を得ることができる．
　楠本健司編：多血小板血漿（PRP）療法入門：キズ・潰瘍治療からしわの美容治療まで，全日本病院出版会，東京，2010
● 多血小板血漿の調製法と作用原理の概要を知ることができる．
　楠本健司：再生医療の応用．外科系医師が知っておくべき創傷治療のすべて，pp263-269，鈴木茂彦ほか編，南江堂，東京，2017
● 多血小板血漿が，その原理から多様なPRPになることを理解できる．
　楠本健司，福田智，三宅ヨシカズほか：多血小板血漿（PRP）療法の原理とその効果：効果の差を生じる可能性がある10のポイント．日美外報 33：71-77，2011

形成外科治療手技全書 VII

美容医療

第2章 眼瞼周囲の手術

第2章 眼瞼周囲の手術

1. 上下眼瞼の解剖

石川恵里・柿﨑裕彦

はじめに

眼瞼の手術を正確かつ安全に行うためには，その解剖を知っておく必要がある。上下眼瞼の主要な解剖構造には，筋肉・腱と支持靭帯組織が挙げられ，眼窩隔膜，眼窩脂肪とも有機的に結びついている。本稿では，これらの解剖について解説する。

上眼瞼の解剖

上眼瞼を挙上する主力となる構造は，上眼瞼挙筋とその腱膜，Müller筋である。上眼瞼挙筋は，上眼窩裂上方の総腱輪から起始し，上直筋の上方やや内側を前方に向かって走行する。眼窩前縁付近でWhitnall靭帯と筋間横走靭帯の間を通過したのち，上枝と下枝に分かれ，上枝から挙筋腱膜が，下枝からMüller筋が起始する[1]（図1）。

挙筋腱膜は前層と後層の2層から構成される[1]。前層は厚く白い線維組織で，遠位端では眼窩隔膜と眼輪筋下のfibroadipose layerに連続する。前層と眼窩隔膜の移行部が白い線のように見えることから，これをwhite line（ホワイトライン）という（図2）[1]。後層はwhite lineよりもさらに瞼縁側まで伸び，瞼板下方1/3程度の位置で強固に瞼板に停止し，さらに睫毛下に線維を伸ばす[1]。睫毛に伸びる枝は，その緊張によって睫毛を立たせ，それが視軸にかかるのを防ぐ役割をもつ。

開瞼の際は，挙筋腱膜前層が眼窩隔膜と眼輪筋下のfibroadipose layerを，後層が瞼板，瞼板前眼輪筋と皮膚をそれぞれ牽引する。一方，Müller筋は主として瞼板を牽引する。Müller筋の後面は結膜である。

Müller筋直下にある結膜の粘膜固有層は，瞼板上縁から筋間横走靭帯に連続し，縦方向に走行する多数の血管を含んでいる[1]。

下眼瞼の解剖

下眼瞼の水平方向は内眼角部の腱や筋（medial rectus capsulopalpebral fascia，Horner筋），外眼角部の靭帯や腱（lateral canthal band，lateral rectus capsulopalpebral fascia）によって固定されている[2]。垂直方向はlower eyelid retractors（LER）によって，後下方に牽引固定されている[2]（図3）。

LERは，capsulopalpebral head（CPH），capsulopalpebral fascia（CPF），平滑筋線維を合わせた複合体の呼称である[2]。CPHは，下直筋の筋膜からLockwood靭帯に至る筋膜組織であり，途中で下斜筋を包む[2]。Lockwood靭帯より遠位では，名前を変えてCPFとなり，瞼板，皮下組織，結膜円蓋部へ付着する[2]。

LERは，その末梢では前層と後層から構成される[2]。前層はLockwood靭帯から連続する層で，途中，眼窩隔膜，眼輪筋下のfibroadipose layerと合流し，瞼板前面から皮下へ停止する[2]。この層は，上眼瞼における挙筋腱膜に相当し，皮膚や瞼板前眼輪筋を牽引する。後層は瞼板の前面，下面，後面に停止し，平滑筋を含む[2]。上眼瞼におけるMüller筋に相当し，LERの主たる牽引力を生み出す。

Lockwood靭帯は，後涙嚢稜と眼窩外側縁を結ぶ靭帯であり，眼球を下方から支える作用をもつ。分枝として，inferior ligament（Lockwood靭帯の分枝。主に内側の下眼瞼を牽引し腱膜LERを支える）とarcuate expansion（Lockwood靭帯の弓状の分枝。外側の下眼瞼眼窩隔膜を支持する）がある[3]。Arcuate expansionの付着は眼窩縁外下方で，外側の下眼瞼眼窩隔膜をサポートする[3]。

1. 上下眼瞼の解剖

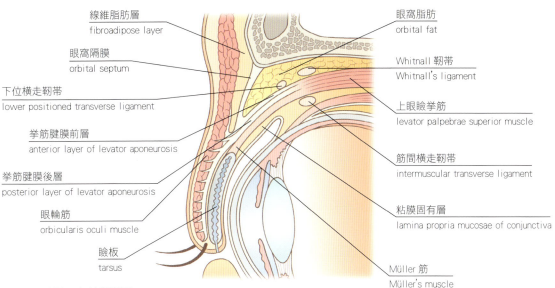

図1　上眼瞼の矢状断断面

(Kakizaki H, et al: Upper eyelid anatomy: an update. Ann Plast Surg 63: 336–343, 2009 より一部改変して引用)

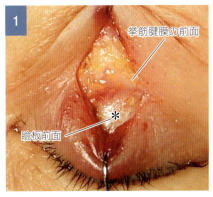

瞼板前眼輪筋を全層で切開し，上下に釣り針鉤をかけたところ。瞼板前面（＊）に付着している挙筋腱膜の前面を認める

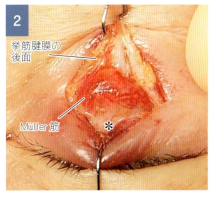

挙筋腱膜の瞼板前面への付着を頭側に向かって剥離し，反転させたところ。挙筋腱膜後面にMüller筋を認める

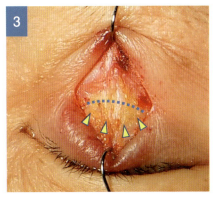

挙筋腱膜を前方に引き出したところ。眼窩隔膜と挙筋腱膜の移行部であるwhite line（▷）を認める。テント状に張った眼窩隔膜を横方向に切開する（点線）

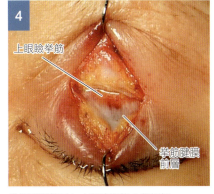

挙筋腱膜前層と上眼瞼挙筋の移行部

図2　上眼瞼の解剖

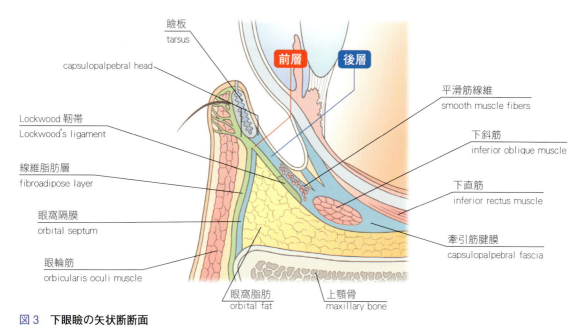

図3 下眼瞼の矢状断断面
(Kakizaki H, et al: Lower eyelid anatomy: an update. Ann Plast Surg 63: 344-351, 2009 より一部改変して引用)

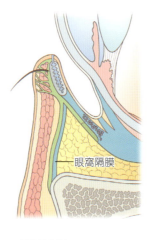

下眼瞼縁内側
眼窩隔膜は眼窩骨縁に付着する

眼窩外下縁
眼窩外下縁では，arcus marginalis が眼窩縁を越えて存在する（recess of Eisler）

図4 眼窩隔膜の解剖

眼輪筋と眼窩隔膜

■眼輪筋の解剖

上下眼瞼の眼輪筋は，それぞれ3つのパートに分けられ，瞼板上に位置する瞼板前部（pretarsal part），眼窩隔膜の前に位置する隔膜前部（preseptal part），眼窩部（orbital part）からなる[3]。このうち，瞼板前部のみが強く瞼板部に接着している。自然瞬目に関与するのが瞼板前部であり，隔膜前部と眼窩部は，随意瞬目や意識閉瞼時に働き，自然瞬目での収縮は見られない[4]。

眼輪筋は，鼻側では腱より起始し，眼窩外側縁では，lateral orbital thickening という線維性結

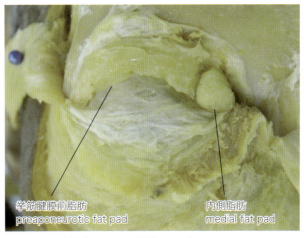

図5 上眼瞼後方の2つの脂肪コンパートメント

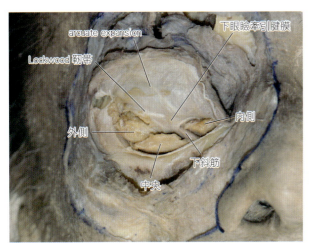

図6 下眼瞼後方の3つ（外側，中央，内側）の脂肪コンパートメント

(Kakizaki H, et al: Dissection of the eyelid and orbit with modernised anatomical findings. Open Anat J 2: 5-24, 2010 より一部改変して引用)

合組織が眼輪筋を外側眼窩縁に固定している[3]。しかし，年齢とともにその面積は小さくなっていき，眼輪筋の固定は弱くなる。一方，眼窩外側縁下方では，頬部の厚い線維脂肪組織を支持するため，眼輪筋は厚い靭帯組織によって頬骨前面に固定されている。この靭帯は，orbitomalar ligamentまたはorbicularis retaining ligamentと言われる[3]。

上眼瞼外側から眼窩縁外上側に位置する線維脂肪組織を retro-orbicularis oculi fat（ROOF）と呼ぶ[3]。Roof（屋根）に模してつけられた名称である。アジア人で特に発達しており，この部分を切除することで上眼瞼の腫れぼったさを軽減させることができ，美容的に好結果をもたらす。一方，下眼瞼においても同様の組織がある。Sub-orbicularis oculi fat（SOOF）と呼ばれる下眼瞼の外側下部に存在する線維脂肪組織である[3]。

■眼窩隔膜の解剖

眼輪筋の後方には眼窩隔膜が存在する。眼窩隔膜は，眼窩骨膜，顔面骨膜と合流する部位であるarcus marginalis に連なる[3]。Arcus marginalisとは，特に眼窩隔膜が眼窩骨膜と鋭角的に合流して角度をなすことから命名された。同部はやや肥厚し，白い線として見られる。眼窩外下縁ではarcus marginalisが眼窩縁を越えて存在する（recess of Eisler）（図4）[2]。

上下眼瞼後方の脂肪コンパートメント

■上眼瞼後方の脂肪組織

上眼瞼後方の眼窩脂肪組織は，挙筋腱膜前に存在する preaponeurotic fat pad（挙筋腱膜前脂肪）とそれより内側に位置する medial fat pad に分けられる[1]（図 5）。Preaponeurotic fat pad は濃い黄色を呈す一方，medial fat pad は淡黄色を示す。これは，preaponeurotic fat pad がより多くのカロチノイドを含むためである[1]。眼窩深部ではこれら 2 つの脂肪コンパートメントの境界は不明瞭となる[1]。

Preaponeurotic fat pad は，lower positioned transverse ligament（LPTL：下位横走靭帯）に代表される眼窩脂肪の支持靭帯によって支えられている[3]。LPTL は滑車前面と，外眼角部骨膜を結ぶ線維組織である[3]。

■下眼瞼の脂肪組織

下眼瞼後方の脂肪組織は，眼窩前方において内側，中央，外側の 3 つのコンパートメントに分けられる[3]（図 6）。内側と中央の脂肪コンパートメントは，下斜筋によって分けられ，中央と外側のそれは Lockwood 靭帯の分枝である arcuate expansion によって区分される。これら 3 つのコンパートメントの脂肪組織に色調の差は見られないとされているが，内側の脂肪は白色調であるとの報告もある。

下眼瞼後方の脂肪組織の解剖にはバリエーションがあり，全体の 60% は前述の 3 つのコンパートメントを有するが，38.4% は 2 つのコンパートメントのみを，1.7% は 1 つのコンパートメントしか認めないとの報告もある[2]。

上眼瞼後方の脂肪組織と同様，眼窩深部ではこれら 3 つの脂肪コンパートメントは合流している。また，下眼瞼後方の脂肪切除を行った場合，まれに上眼瞼溝の陥凹が深くなることがあり，これは，眼窩内で連続する線維性結合組織の前方牽引によると考えられている[2]。

眼窩脂肪は脂肪細胞からなる小葉を形成し，個々の小葉は線維性で網状の結合組織隔膜によって隔てられている[5]。眼窩内の静脈はこの中を走行し，動脈は隔膜を貫く[5]。このため，眼窩脂肪を不用意に牽引するとまれに動脈からの出血を惹起し，気づかずに放置していると，最悪の場合，失明することがある。

引用文献

1) Kakizaki H, Malhotra R, Selva D: Upper eyelid anatomy: an update. Ann Plast Surg 63: 336-343, 2009
2) Kakizaki H, Malhotra R, Madge SN, et al: Lower eyelid anatomy: an update. Ann Plast Surg 63: 344-351, 2009
3) Kakizaki H, Lay Leng S, Asamato K, et al: Dissection of the eyelid and orbit with modernised anatomical findings. Open Anat J 2: 5-24, 2010
4) McLoon LK, Wirtschafter JD: Regional differences in the orbicularis oculi muscle: conservation between species. J Neurol Sci 104: 197-202, 1991
5) Koorneef L: New insights in the human orbital connective tissue. Result of a new anatomical approach. Arch Ophthalmol 95: 1269-1273, 1977

第2章 眼瞼周囲の手術

2. 重瞼術

百澤 明

◎一重瞼は，開瞼時に上眼瞼皮膚が折りたたまれず，睫毛の上に覆い被さる状態となっている
◎二重瞼とは，開瞼時に上眼瞼皮膚が折りたたまれる瞼のことである。この折りたたまれる状態を人工的に作成するのが重瞼術である
◎経皮的に行う埋没法と皮膚切開を置く切開法がある
◎埋没法も切開法も，糸のかけ方や切開の大きさで，多種多様な術式がある
◎重瞼は患者本人の好みが重要であるので，十分に問診し，シミュレーションを行い，患者の希望を叶えることが可能か否かのアセスメントが重要となる
◎患者本位の治療であるため，最終的には患者本人の希望で術式を選択するが，各術式の特徴，長所，短所を正しく説明しておくことが必要である

適応

明らかな眼瞼下垂症状のない重瞼希望患者全般が手術適応である。

手術法の選択

■手術法選択のポイント

重瞼術の術式を選択するうえでのポイントを挙げる（表）。

・腫れぼったい目か否か（眼窩脂肪の量など）
・完全な一重瞼か奥二重か
・どのような幅と形状（末広型？平行型？）の二重瞼を希望しているか
・蒙古襞の有無と程度
・アイプチ歴の有無，期間，アイプチかぶれの有無
・皮膚の余剰の有無と程度

■術式の特徴と選択

埋没法は，簡便でダウンタイムも短い術式であるが，固定力が弱いため重瞼線消失などの後戻りが多い。しかし，術後，気に入らなければ，抜糸

表 重瞼術式の比較

	埋没法	小切開法	中切開法	全切開法
概要	7-0か8-0の細いナイロン糸で仮縫いして重瞼線を作成する方法。簡便で最も需要が多い	1cm程度の小切開を置いて，重瞼線を作成する方法	1.5〜2cm弱までの切開を置く方法。小切開法より大きく全切開法より小さいので便宜的に中切開法と呼ぶことが多い	眼瞼の幅ほぼ全体を切開する方法
長所	最もダウンタイムが短い	ダウンタイムは比較的短く，傷も目立ちにくい	重瞼線の保持力は小切開より強く，ダウンタイムは全切開よりは短い	内側から外側まで重瞼線を確実に作成できる
短所	腫れぼったい眼瞼では重瞼の消失が生じやすい		小切開に比べると傷が目立つ	傷が目立つ。人工的になりやすい
手術所要時間	5〜10分程度	15〜20分程度	20分程度	20〜30分程度
術後のダウンタイム	最も短い	短い	やや長い	長い
重瞼線消失（後戻り）	腫れぼったい眼瞼では生じやすい	時に生じる	まれ	ほぼなし
可逆性	元に戻すことが可能	難しい	非常に難しい	不可能

各術式の長所と短所を理解して使い分ける必要がある

65

することにより元に戻すことができ，この可逆性は大きな魅力である．その手軽さからほとんどの患者が埋没法を希望するので，圧倒的に埋没法の症例が多い．薄めの上眼瞼で本来二重でその幅を少し広げたいとか，二重の時と一重の時があるなど，軽い固定で二重が保持される症例が埋没法の良い適応である．

一方，腫れぼったい上眼瞼や極端に幅の広い二重を希望する場合，アイプチなどで上眼瞼皮膚が硬くなっている場合などは，重瞼線消失の可能性が高くなる．切開法のうち，予定する重瞼線上に1～1.5cm程度の切開を置く術式が小切開法と呼ばれる．小切開法は，埋没法で糸をかけて"点"で固定する範囲を切開することで，しっかりとした癒着を作り"線"で固定する方法と考えると理解しやすい．大きく切開するほど固定力は強くなる．上眼瞼ほぼ全幅で切開する術式は全切開法と呼ばれる．極端に幅の広い二重を作成したい場合や，皮膚を切除したい場合，内側外側の自然な重瞼線を無視して広めに設定したい場合などに用いられる．

その他，小切開法よりやや大きな1.5～2.0cm程度の切開で手術する方法を，便宜的に中切開法と呼ぶことがある．

合併症と対策

■術後のダウンタイム

埋没法で3～7日程度，小切開法で1～2週程度，全切開法で2～3週程度と説明するのが標準的と考えられる．しかし，上眼瞼は浮腫が遷延しやすく，また目立つので，完全に腫れが取れて，できあがりの形になるのには，埋没法で2週間，小切開法で3カ月，全切開法では6カ月ぐらいかかる．しっかりと説明しておく．

■皮下出血

皮下出血はダウンタイムに大きく影響するので，局所麻酔薬注入の際から縫合針を通し終わるまで，いかにこれを防ぐかが重要となる．著者は，皮膚から透けて見える血管は確実に避けること，縫合針は丸針を用いることを徹底している．図らずも出血してしまった場合は，あわてず即座に指先で出血部位をつまんで圧迫することを心がけている．

■後戻り（重瞼線消失）のリスク

すべての重瞼術に多少なりとも後戻り（重瞼線消失）のリスクがあるが，術式や眼瞼の性状によって大きく異なる．原則として，埋没法，小切開法，全切開法の順に後戻りしやすいと言えるが，厚い上眼瞼であれば，小切開法でも重瞼線が消失してしまう症例もあるので，しっかりとした癒着を作成する必要がある．

■眼瞼下垂症

小切開法や全切開法で皮膚を瞼板に固定する術式では，前瞼板組織を切除する際にlevator expansionを多少なりとも損傷することになるため，眼瞼下垂症状が生じやすくなる．

その対策として，術中に眼瞼下垂症状が出現したり増悪した場合には，迷わず挙筋腱膜の前転固定を行うべきである．

I 埋没法

KEY POINTS
- 正確なシミューレーションとマーキングを行う
- 正確に縫合糸をかける．また，結紮の強さに注意する
- 内出血をさせない

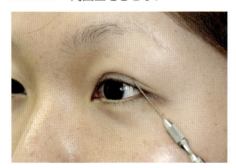

❶ デザイン

涙管ブジーを使用して患者の希望の二重を作成し，埋没糸をかける位置を決定する．

少し狭め，広めと何通りか試してみて，患者の希望の幅を正確に見つけだす．

2. 重瞼術

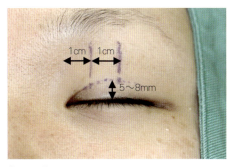

左眼で説明する

埋没法は固定力の弱い手術方法であるので，ブジーを外してもしばらく保持されているような幅が推奨される幅である。通常5〜8mm程度とする。

Advice
・内側部分の自然な二重のラインを作成するためには，内眼角部より10mm程度は離れた点を内側の端とする方がよい。
・埋没法は，糸のかけ方の違いでさまざまな方法があるが，"いざとなったら元に戻せる"のが利点でもあるので，あまり複雑な方法は望ましくないと考えている。抜糸に難渋しない範囲での工夫がよいだろう。

❷ 手術法

使用する針糸

使用する縫合糸は，19mm程度の弱弯の両端針付き7-0ナイロン糸である。

黒，青，クリアーと3種類あるが，黒は透けて見えやすく，クリアーは外さなければならなくなった場合に見つけにくいので，青がベストである。

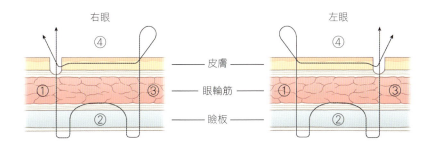

手順が左右で一部異なるので注意する。

※これは術者が右利き用の手順であるので，左利きの場合は，
両側とも③→②→①→④の手順となる。

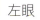

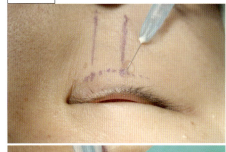

▶**局所麻酔**

1〜2%エピネフリン添加リドカインを使用する。なるべく少量の局所麻酔液で手術を完遂する方が，手術終了時のチェックの際に腫れが少なくなる。上級者は，両眼で0.5ml以内の量で十分である。

針が皮膚を貫く内側端と外側端の2カ所と結膜側に，血管を避けながら注入する。

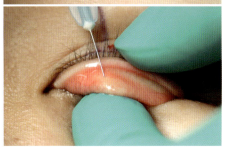

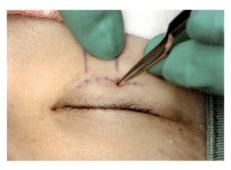

1. 内側・外側両端あるいは外側端のみに11番メスを用いて1～2mm程度の小切開を置く。左図は外側端のみの切開。

2. 結び目が埋没しやすくなるように，少し皮下を剥離しておく。

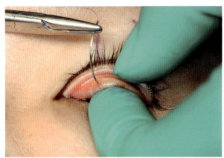

3. 内側端（右目の場合は外側端）の結膜側より垂直に針を刺入する。針の刺入点は，皮膚側のマーキングに相応する位置付近とする。

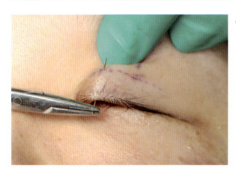

4. 皮膚側も垂直に貫く。針のかかとで角膜を傷つけないように注意して針を抜く。このとき針穴を少し広げておくとよい。

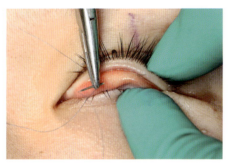

5. 再び瞼を裏返して，先ほどの糸の刺入点から外側へ2mm以内の点から瞼板を貫き，外側へ8～10mmの位置へ糸を出す。

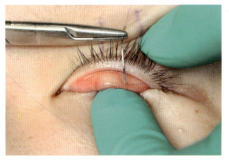

6. そのまま瞼を保持したまま，糸が結膜を貫く部位より2mm以内の部位から垂直に針を刺入し，最初に11番でつけた切開部に出す。
　　内側端と同様に，角膜を傷つけないように注意しながら針を皮膚側に抜く。

2. 重瞼術

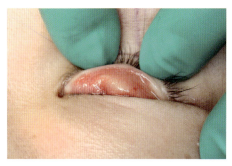

7. 一度裏返して，正しく想定どおりに糸がかかっているか確認する。

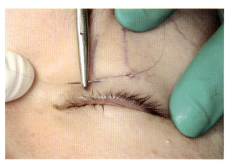

8. 内側の方の糸の針を直針化して，皮膚から透見しない程度に浅く刺入し，外側の切開部から出す。

❸ 糸結び

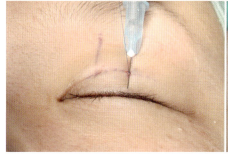
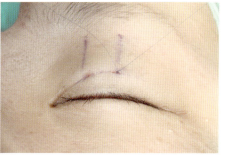

糸のたわみがないことを確認したら，糸を結ぶ。
結紮の際に，ちょうどよい遊びを持たせるために局所麻酔の針を用いている。

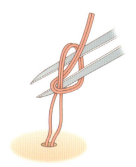
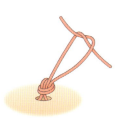

Advice

・糸の結び方がポイント。きつすぎても緩すぎてもいけない。
　きつすぎれば瞼板にひずみが生じ，緩すぎれば結び目の露出が生じやすくなる。
・適度な遊びを持たせつつほどけにくい結び方として，上図のようなシングルノット（裁縫の留め結びと同じ）＋1〜2回結びがある。

第2章 眼瞼周囲の手術

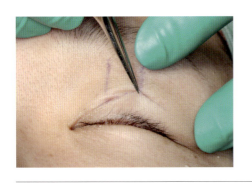

坐位で仕上がりのチェックを行い，問題がなければ結び目ギリギリで切る．

最後に，結び目をしっかり小切開より中に落とす．

Advice
- 7-0 や 8-0 の糸結びは想像以上に難しく，最初はここで難渋する．絶妙な遊びを持たせた結び方が安定してできるようになれば，一人前である．

著者からのひとこと
- アウゲ鑷子という専用の鑷子もあるが，指でしっかり上眼瞼を把持する方が正確に針を進めることができ，また愛護的である．
- 初心者のうちは必ず角膜保護板を使用すべきであるが，角膜と眼瞼の間に指を入れて上眼瞼を把持すれば十分安全が確保でき，患者の不快感も軽減できる．

症例　23歳，女性，埋没法重瞼術

二重の時と一重の時があり定まらないという．埋没法の良い適応である．中央部で，幅7mmの位置に前述の方法で埋没重瞼術を行った．使用した縫合糸は，19mm 3/8 サークル，7-0 青ナイロン糸である．

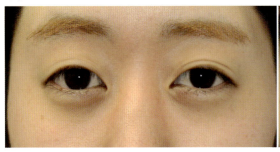
術前

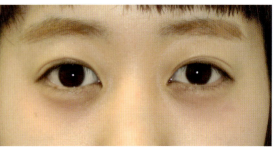
術後1カ月

II 切開法（小切開法）

KEY POINTS
- 瞼板あるいは前瞼板組織との間の癒着を確実に作成すること
- 挙筋腱膜の損傷による医原性の眼瞼下垂症に注意すること

❶ デザイン

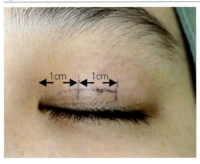

小切開法の場合は，涙管ブジーによるシミュレーションやマーキング，用いる局所麻酔液は埋没法とほぼ同様である．

Advice
- 厳密な定義はないと思われるが，切開幅が1cm程度が小切開法，1.5～2cm程度が中切開法，それ以上が全切開法と呼ばれている．
- とりあえず，埋没法では後戻りしてしまう症例に後戻りしにくい二重を作成するためなら，小切開法で十分である．

❷ 手術法

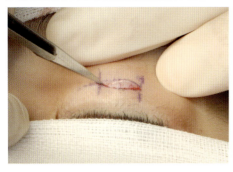

1. 15番あるいは11番メスで眼輪筋上まで切開する。

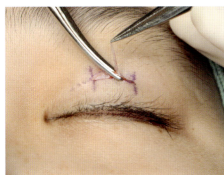

2. 切開の幅で眼輪筋を切除する。

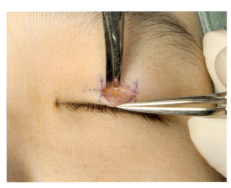

3. 睫毛側へ向かって眼輪筋下を剥離する。

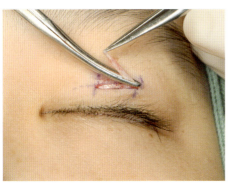

4. 前瞼板脂肪を適度に切除し，瞼板を露出する。
   この時，挙筋腱膜の損傷に注意する。
   睫毛側の眼輪筋を3mm程度切除する。

Advice
・この時，眼輪筋の取りすぎに注意する。取りすぎると，左右両端に眼輪筋のドッグイヤーが生じる。

第2章 眼瞼周囲の手術

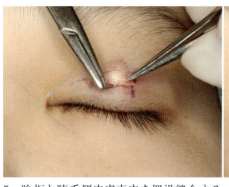
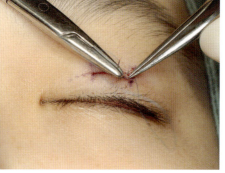

5. 瞼板と睫毛側皮膚真皮を埋没縫合する.
   7-0の非吸収糸が用いられることが多いが，吸収糸でもよい．左右両端2カ所あるいは3カ所でよい．

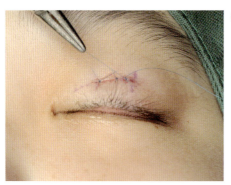

6. 7-0か8-0の非吸収糸で皮膚縫合する.

著者からのひとこと
- 埋没縫合は，真皮と瞼板を縫合する方法と眼輪筋と瞼板を縫合する方法があり，どちらも一長一短である．小切開法の場合は，より確実な癒着を作成するために真皮と瞼板の縫合を推奨する．

症例　25歳，女性，小切開法重瞼術

後戻りしにくい重瞼術を希望したため，小切開法を選択した．
蒙古襞より1cmの位置から1cmの切開を置いた．瞼板を露出し真皮と縫合固定した．

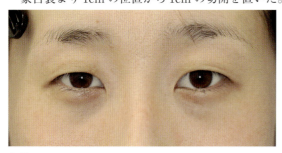

術前

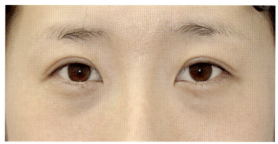

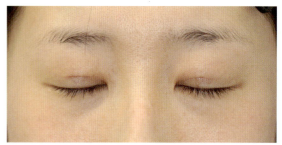

術後2カ月

Ⅲ 切開法（全切開法）

KEY POINTS
- 皮膚切除を行う場合や内側をやや高めに設定したい場合などに適応となる
- 切開の位置，皮膚切除量の決定が最も重要である
- 挙筋腱膜の損傷による医原性の眼瞼下垂症に注意すること

❶ デザイン

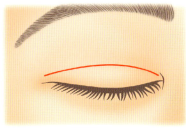

涙管ブジーを当てて切開位置を決定する。ブジーの位置を高い位置（10mm 程度）にしても求める重瞼幅にならない場合は，皮膚切除が必要である。
用いる局所麻酔液は埋没法と同様である。

Advice
・重瞼幅を広げるには，重瞼線の位置を高くするか，皮膚切除量を増やすかのどちらかである。

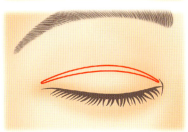

❷ 手術法

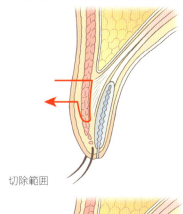

切除範囲

1. 15番メスで眼輪筋上まで切開する。
   皮膚切除を行わない場合は，直下と睫毛側へ 2〜3mm の眼輪筋を切除する。皮膚切除を行う場合にも，皮膚切除範囲に加え，睫毛側へ 2〜3mm 程度の眼輪筋を切除する。眉毛側の眼輪筋は温存する。

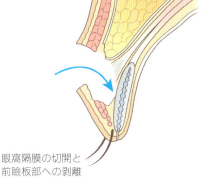

眼窩隔膜の切開と
前瞼板部への剥離

2. 眼窩隔膜を確認したら，これを切開し眼窩脂肪を露出する。眼窩脂肪を減量する場合は，ここで切除する。痛がられるので，切除予定眼窩脂肪内に少量の局所麻酔を追加する。

Advice
・幅が狭めな場合（5〜7mm 程度）は，前瞼板部を露出しておくが，この時，剥離しすぎると眼瞼下垂症状が生じるので注意する。

第2章 眼瞼周囲の手術

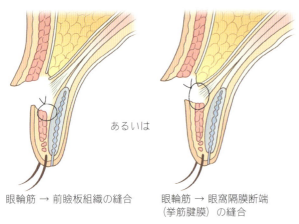

眼輪筋 → 前瞼板組織の縫合　　あるいは　　眼輪筋 → 眼窩隔膜断端（挙筋腱膜）の縫合

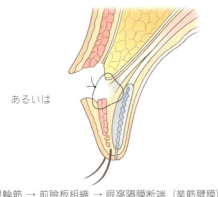

あるいは

眼輪筋 → 前瞼板組織 → 眼窩隔膜断端（挙筋腱膜）の縫合

3. 重瞼線の固定

　埋没縫合を行う場合は，7-0の吸収糸を用いて，睫毛側眼輪筋と前瞼板組織あるいは眼窩隔膜断端（挙筋腱膜）と縫合する．3〜4カ所に行う．

Advice
・予定重瞼線の位置が狭めな場合は前瞼板部へ，広めな場合は眼窩隔膜断端へ固定するが，坐位で開瞼状態をチェックして適宜調節する．

著者からのひとこと
・術前より眼瞼下垂症が疑われる場合や手術中に眼瞼下垂症状が出現した場合には，挙筋腱膜，瞼板，眼輪筋を縫合固定するとよい．
・左の3つの重瞼線作成方法を適宜使い分けることが重要．

症例　26歳，女性，全切開法重瞼術

後戻りしにくい重瞼術を希望したため，全切開法を選択した．
眼瞼下垂症の予防のため，眼瞼挙筋腱膜の前転を行った．

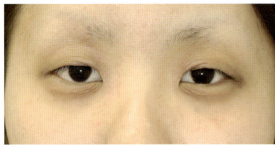

術前　　　　　　　　　　　　　　　術後2カ月

History & Review

●上眼瞼の解剖が詳細に述べられている．
　鶴切一三：上眼瞼矢状断面における組織学的検討（第1報）．日美外報 14：137-147，1992
●美容外科に必要な眼瞼の解剖について詳細に述べられている．
　三宅伊豫子，平賀義雄：美容外科に必要な眼瞼の解剖．形成外科 38：S65-S71，1995
●眼瞼下垂症と重瞼術の関係について述べられている．
　三宅伊豫子，平賀義雄：眼瞼下垂手術と重瞼術．日美外報 17：85-91，1995
●開瞼と閉瞼のメカニズムと重瞼線との関係が詳しく述べられている．
　松田健，細川亙：開瞼・閉瞼のメカニズムと重瞼線．形成外科 55：123-131，2012

第2章 眼瞼周囲の手術

3. 内眼角・外眼角形成術

福田慶三

Knack & Pitfalls
◎内眼角形成には，内眼角贅皮（蒙古襞）を取り除く内眼角形成術（いわゆる目頭切開術）と，蒙古襞を作成する蒙古襞形成術がある
◎涙丘の形には個人差があり，完全に露出しても違和感のない形もあれば，違和感の強い形もある
◎目頭切開による変化は1mm程度のものであっても，顔の印象に与えるインパクトは大きいので，手術の適応や切除量には慎重を期すべきである
◎外側の円蓋が浅い症例に外眼角形成術（いわゆる目尻切開術）を行っても瞼裂の延長効果はない
◎目尻切開は，切開部の瘢痕拘縮のために後戻りがあるからといって切りすぎると，外眼角部で結膜が露出する変形を来たす

適応

内眼角部の内眼角贅皮（蒙古襞）が目立つために，それを取り除いてほしいという希望に対しては，内眼角形成術（いわゆる目頭切開術）が適応である。

目頭切開の術後に内眼角の露出が大きくなりすぎた，あるいは生まれつき蒙古襞がなくて目元がきつく見えるのを修正したいという希望に対しては，蒙古襞形成術を行う。

外眼角をさらに外側に広げて，瞼裂横径を延長したいという希望に対しては，外眼角形成術（いわゆる目尻切開術）が適応である。

外眼角の位置を下方に下げてたれ目にしたいという希望には，目尻切開術か外眼角靱帯移動術を行う。外眼角を上方や上外側に引っぱってつり目にしたいという希望に対しては，外眼角だけに手術を行うのではなく，前額の外側やこめかみリフトが好ましい。

手術法の選択

■内眼角形成

●内眼角形成術（いわゆる目頭切開術）

目頭切開には，いろいろなデザインが報告されている。術式によって瘢痕の大きさや位置が異なるので，術後瘢痕が目立ちにくい術式を選択することが大切である。もう1つ，術後の内眼角部の外観も術式によって異なることを考慮して術式を選択するべきである。どの術式を用いても蒙古襞を完全に取り除くように切開を行えば，内眼角の形は同じになる。つまり，もともと蒙古襞の裏に隠れていた涙丘が完全に露出することになる。涙丘の形には個人差があり，小さくて内側端がとがった涙丘は完全に露出しても違和感がない。しかし，縦径が大きく内側端が丸いあるいは四角い涙丘や，やたら細長い涙丘は違和感が強い。このような涙丘の症例では蒙古襞を完全に切除しないで，部分的に涙丘が隠れるようにデザインするのが好ましい（図1）。最終的にはすべて患者の希望に従うことになるが，もともとの涙丘の形や蒙古襞の切除量によって外観が異なることを術者も患者も理解したうえで，切除量を選ぶべきである。

以下に代表的な術式を記す（図2）。

・Park[1) 2)] が報告したZ形成術
蒙古襞を部分的に温存した場合，瘢痕拘縮が起こっても蒙古襞の先端が内側下端に引っぱられて，内眼角が内側下端を頂点とした三角形になりやすい。また，術後早期から肥厚性瘢痕になりにくい。

・Ohらが報告したredraping法[3)]
瘢痕の一部が蒙古襞の縁に沿っており，下眼瞼の瘢痕も縦ではなく横方向なので，術後瘢痕は赤みが消えるとほとんどわからなくなる。しかし，創部の緊張が高いためか，術後3カ月以内は赤みが目立つ。Redraping法のもう1つの問題点は，蒙古襞を部分的に残した時，瘢痕がL字型になり，瘢痕拘縮のために内側の角部分が

75

第2章 眼瞼周囲の手術

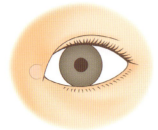
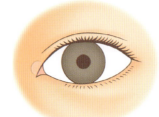
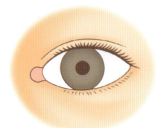

蒙古襞が部分的に残るように切開すると内眼角は三角になる

蒙古襞を完全に取り除くと内眼角が丸くなる

図1　蒙古襞の裏側に隠れている涙丘の形が丸い例

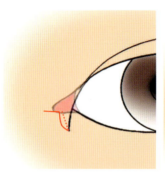
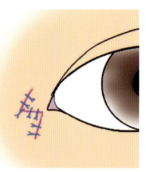

(a) ParkのZ形成

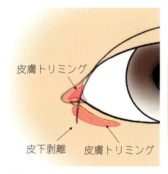

皮膚トリミング

皮下剥離　皮膚トリミング

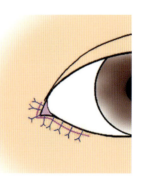

(b) redraping法

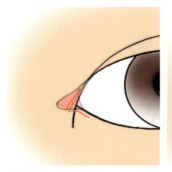
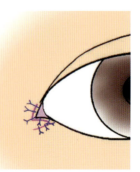

(c) 折登のZ形成

図2　内眼角形成術の代表的な術式

3. 内眼角・外眼角形成術

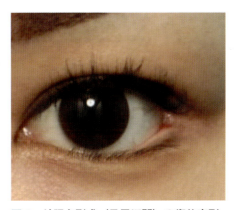

図3 外眼角形成（目尻切開）の術後変形
円蓋を越して外眼角を切開しすぎると眼瞼結膜が露出する

丸くなりやすいことである．もう1つ，下眼瞼での皮膚トリミングを過剰にすると結膜の外反を来たす危険がある．

・折登[4]が紹介しているZ形成術
術後瘢痕の位置がredraping法とほぼ同じ位置にあり，目立ちにくい．さらに，下眼瞼での皮膚切除を必要としないので，経験が浅い術者でも間違いを起こしにくいという利点がある．

● 蒙古襞形成術

蒙古襞形成術には上眼瞼からの皮弁で襞を形成する方法[2]と下眼瞼からの皮弁で形成する方法[5]がある．上眼瞼からの皮弁で作成できる蒙古襞の大きさは限られている．内眼角を1mm程度隠すことはできるが，それ以上隠したい時は下眼瞼からの皮弁法が適応となる．どちらの方法を用いても目頭に新たな瘢痕ができる．

■ 外眼角形成

● 外眼角形成術（いわゆる目尻切開術）

外眼角を水平方向に全層切開して皮膚と結膜を縫合する術式[2]は，上眼瞼・下眼瞼どちらも瞼縁が延長されるが，拡大効果が得られた時に外眼角の先端が丸くなる．この変形の修正は難しい．一方，Chaeら[6]が報告した術式は外眼角が丸くなる変形が少ない．しかし，どちらの術式を行ったとしても，目尻切開は外眼角の自然な形態を破壊する手術である．効果が少なくても，変形を避けることを重要視すべきである．

● 目尻靱帯移動術

外眼角の外側の皮膚を横切開し，外眼角靱帯の深葉と浅葉，さらに眼輪筋を外眼角の骨膜から剥離して，4～5mm下方の眼窩外側壁に再固定する．

合併症と対策

■ 目頭切開

1. 蒙古襞の切除不足：再度，目頭切開を行う．
2. 涙丘が露出しすぎ：蒙古襞形成術を行う．
3. 重瞼線が平行型にならない：蒙古襞を完全になくすような目頭切開を行うか，重瞼術で重瞼幅を広げるか，目頭部分ではなく重瞼線の内側でZ形成を行う．

■ 蒙古襞形成

1. 涙丘が過度に露出：再度，皮弁法で蒙古襞を形成する．
2. 涙丘が隠れすぎ：目頭切開を行う．

■ 目尻切開

1. 後戻り：再度，目尻切開を行う．
2. 下眼瞼が眼球から離れる（外反）：瞼板を眼窩外側壁の内側の骨膜に縫合するか，あるいは外側壁の骨にドリルで穴をあけて，下眼瞼外側の瞼板の外側端をしっかりと固定する．
3. 外眼角部の眼瞼結膜の露出（図3）：結膜が露出した部分を縦に切除し，縫縮する．

■ 靱帯移動術

1. 後戻り：再度靱帯移動を行う．

第2章 眼瞼周囲の手術

I 内眼角形成術（いわゆる目頭切開術）

KEY POINTS
- 蒙古襞をいかになくすかではなく，どの程度残すかが重要である
- 目頭切開をする前に，蒙古襞で隠れている涙丘の大きさと形を確認することが重要である

❶ デザイン

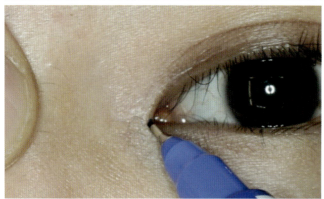

目頭の皮膚を内側に引っぱって，希望するだけ涙丘が露出したところで蒙古襞の内側端にペンを置く。

図1

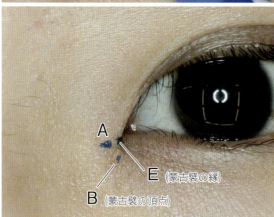

E（蒙古襞の縁）
B（蒙古襞の頂点）

図1の位置に置いたペンは動かさないで，引っぱっていた指を放し，蒙古襞の前面にA点をマークする。次いで，蒙古襞の頂点（B点）をマークする。A点からの水平線が蒙古襞の縁を横切るところにE点をマークする。

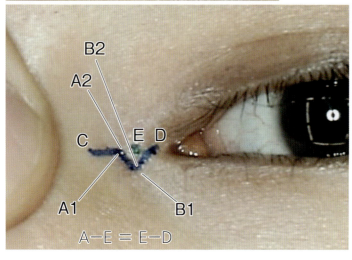

A−E＝E−D

蒙古襞の裏側にA−Eと同じ距離になるようにD点をマークする。再度目頭の皮膚を内側に引っぱってA点にペンを当ててそれを動かさず，図1と同じだけ目頭の皮膚を内側に引っぱり，引っぱっていた指を放して戻ってきた皮膚上にC点をマークする。C−AとA−BとB−Dを線で結ぶ。

78

3. 内眼角・外眼角形成術

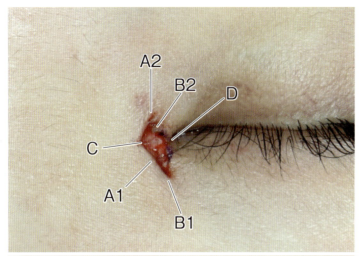

❷ 切開

助手に目頭の皮膚を引っぱらせて皮膚に緊張を与えながら，B→D，B→A，C→A の順に 11 番メスで切開する。
眼科剪刀で皮下の眼輪筋を切開すると三角弁 C-A1-B1 と三角弁 A2-B2-D が自然に入れ替わる。

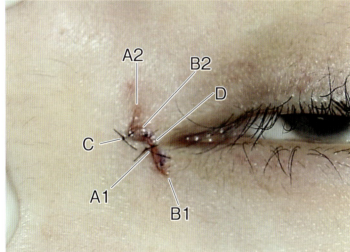

❸ 縫合

A1 を D に，B2 を C に縫合する。この時点で，涙丘の露出が足りない時は，B-D の切開を涙丘に向けて延長する。D 点が涙丘内側端に近いほど，蒙古襞が解除されて涙丘が露出される。

Advice
・D 点と涙丘の距離と残存する蒙古襞の量の関係は症例によって異なるため，術中に判断するしかない。
・蒙古襞を一部残す場合には，D 点と涙丘を 1〜3mm 離す。蒙古襞を完全に解除する場合には，D 点と涙丘の間を 1mm 以下にする。

❹ 術後管理

涙丘に最も近い D 点の縫合糸は 14 日後に，それ以外の糸は 7 日後に抜糸する。術後 1 カ月の検診時に肥厚性瘢痕が認められたら，ケナコルト®を注射する。

・Z 形成術を用いた目頭切開は，蒙古襞を残した時に内眼角が丸くならずにとがった形になるという利点がある。ただし，術後の傷痕が内眼角から下方に向かって縦方向にできるのが欠点である。C-A-B の三角弁の大きさをできるだけ小さくするのがよい。

第2章 眼瞼周囲の手術

症例 21歳, 女性, 内眼角形成術

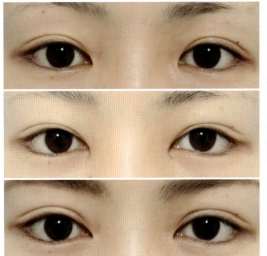

蒙古襞を残すようにZ形成術で目頭切開を行ったことによって, 二重の末広型が強調された症例である。

術前

術後2カ月
内眼角間の距離は短縮した。目頭の皮膚の緊張が強く, 術前より末広型の重瞼になっている

術後1年
目頭切開の3カ月後に埋没法で重瞼幅を広げて平行型の重瞼を作成した

II 蒙古襞形成術

KEY POINTS
- 術前に目頭にテープを貼って蒙古襞形成のシミュレーションをし, 患者の希望する蒙古襞の大きさを確認する

❶ デザイン

目頭切開に用いるZ形成術を反対に行う方法である。

内眼角の内側上方に正三角形の皮弁をデザインする。皮弁の大きさは1辺を5mmにしている。

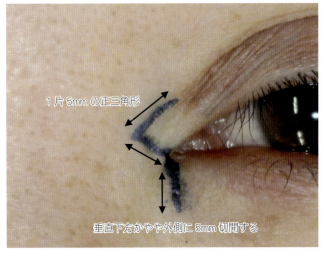

3. 内眼角・外眼角形成術

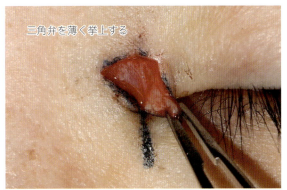

三角弁を薄く挙上する

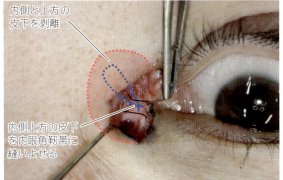

内側と上方の皮下を剝離

内側上方の皮下を内眼角靱帯に縫いよせる

❷ 切開

皮弁は眼輪筋や瘢痕を含まないように，できるだけ薄く挙上する。

三角弁の下端から下方に向かって垂直に皮膚切開を行う。下方の切開線の長さは三角弁の1辺の長さと同じ5mmにする。

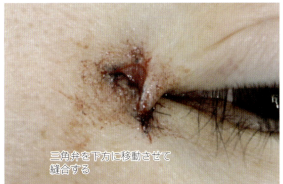

三角弁を下方に移動させて縫合する

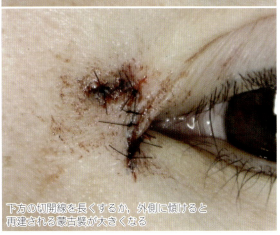

下方の切開線を長くするか，外側に傾けると再建される蒙古襞が大きくなる

❸ 縫合

内側と三角弁より上方の皮下を剝離し，内眼角靱帯を露出する。上方の皮膚が下方に牽引されるように，上方の皮膚の皮下組織を内眼角靱帯に縫合する。三角弁の先端が下方の切開線の下端に来るように皮弁を縫合する。縫合が完了した時点で蒙古襞の大きさが足りない場合には下方の切開線をさらに下方に延長し，三角弁を下方に引っぱって縫合する。

❹ 術後管理

2週間後に抜糸を行う。

症例 38歳，女性，蒙古襞形成術

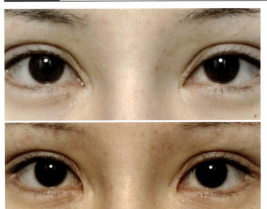

術前

術後8カ月

目頭切開によって目元がきつくなったことと，目頭内側の縦の陥凹瘢痕が気になる．蒙古襞形成の結果，目頭が丸くなった．陥凹瘢痕は，左側は改善したが，右側は改善しなかった．

III 外眼角形成術（いわゆる目尻切開術）

KEY POINTS
- 外眼角形成術（いわゆる目尻切開）は，外側の円蓋の深さ分だけ瞼裂を外側に広げることはできるが，正面視で外側方への延長効果はほんのわずかである
- 外眼角が下方に下がってたれ目になる
- 後戻りがあるからといって切開を外側に伸ばすと，眼瞼が眼球に密着しなくなり，隙間ができて眼瞼結膜が露出する変形を来たす

❶ デザイン

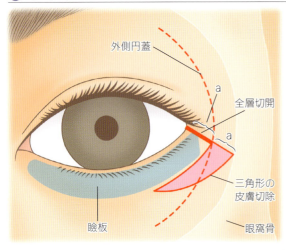

開瞼時の上眼瞼の瞼縁のカーブに沿って，外眼角から外側下方に切開線を延ばす．皮膚と結膜を含めた全層切開の長さは外側の円蓋の深さと同じにする．外側円蓋の深さは仰臥位で目尻に鑷子の先端を挿入して確認する．全層切開の長さ（a）と同じ長さの皮膚切開を外側下方に追加し，内側に長さ8mmの三角形を描く．

3. 内眼角・外眼角形成術

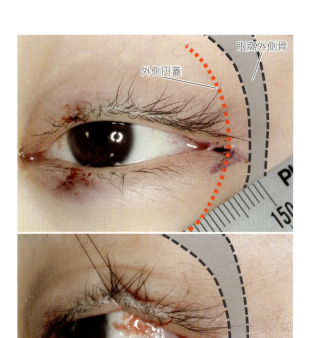

❷ 切開

　眼科剪刀で外眼角の皮膚と結膜を全層で切開する。続いて，三角形にデザインした皮膚を眼輪筋とともに切除する。さらに下眼瞼の瞼板外側端に付着する外眼角靭帯や角膜を切開して可動性をよくする。

❸ 縫合

　切開部から眼窩外側縁を確認し，外側壁の内側の骨膜に下眼瞼の瞼板外側端を 5-0 ナイロン糸で縫合する。下眼瞼縁を外側下方に縫合して三角形の皮膚欠損を閉じる。上眼瞼縁の外側は皮膚と結膜を縫合する。

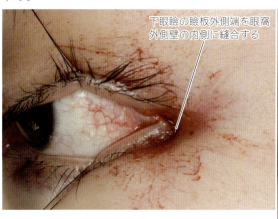
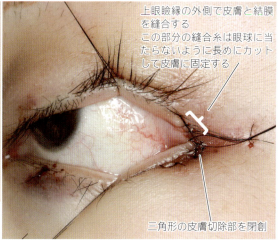

❹ 術後管理

　下眼瞼の外側端の糸は 2 週間後に，残りの糸はすべて 1 週間後に抜糸する。

83

第2章 眼瞼周囲の手術

症例 48歳，女性，外眼角形成術

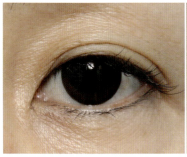
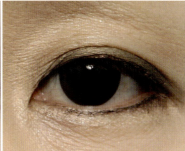

目尻切開の術前・術後を示す。瞼裂横径が外側に延長され，外眼角が下方に移動している。

術前　　　　　　　　　術後1年

History & Review

1) Z形成術による目頭切開の術式が紹介されている。
   Park JI: Modified Z-epicanthoplasty in Asian eyelid. Arch Facial Plast Surg 2: 43-47, 2000
2) 内眼角形成と外眼角形成の術式が紹介されている。
   福田慶三，菅原康志，岩平佳子：セレクト美容塾・眼瞼（改訂第2版），pp83-111，pp206-208，克誠堂出版，東京，2009
3) skin redraping法の目頭切開術と二重を平行型にするためにZ形成術が紹介されている。
   出口正巳：Skin redraping method およびZ形成術による内眼角形成術．日美外報 38：14-19, 2016
4) 本稿で折登法として言及した目頭切開術のデザインが紹介されている。
   折登岑夫：Z形成による控えめな内眼角形成術．日美外報　15：32-36, 1993
5) 大きめの蒙古襞形成に適した術式が紹介されている。
   土井秀明：内眼角形成術（3）Shark fin flap による蒙古襞再建．形成外科 60：498-504, 2017
6) 本稿で紹介した目尻切開の原著。
   Chae SW, Yun BM: Cosmetic lateral canthoplasty: lateral canthoplasty to lengthen the lateral canthal angle and correct the outer tail of the eye. Arch Plast Surg 43: 321-327, 2016

第2章 眼瞼周囲の手術

4. 上眼瞼皮膚弛緩症手術

福田慶三

Knack & Pitfalls

◎皮膚の弛緩によって重瞼幅は狭小化する。また，弛緩した皮膚が睫毛や上眼瞼縁を越えて下垂するため，視野障害を生じることがある
◎前頭筋が代償性に過緊張している例が多いが，眉毛下垂を併発する例もある
◎眼瞼下垂を伴っている例がある
◎上眼瞼皮膚弛緩症の治療法では，埋没法による重瞼術を第1選択とし，次に眉毛下切除術，その次に重瞼線皮膚切除術を選択している
◎術前に涙道ブジーなどを使ってシミュレーションを行い，手術法を選択する
◎術後に予想以上に眉毛が下垂して重瞼幅が狭くなることが多い。皮膚切除は控えめにする

適応

　加齢変性によって，上眼瞼の皮膚は弛緩し下方に垂れ下がる。そして，重瞼線の折れ込みが浅くなる。そのため，重瞼幅が狭くなったり，睫毛の上の皮膚が垂れ下がって睫毛の上に被さり視野の妨げとなったりする。
　上眼瞼の開瞼力が低下していない症例では，視野障害を代償するために眼瞼挙筋が強く収縮して開瞼を大きくするため，ますます重瞼幅が狭くなる。
　代償として前頭筋は過度に緊張し，眉毛と上眼瞼の皮膚を引き上げる。その結果，前額部に横じわができる。また，眉毛付近の厚い皮下脂肪と眼輪筋後面の脂肪（ROOF：retro-orbicularis oculi fat）が眉毛とともに上方に引き上げられ，上眼瞼の陥凹を引き起こす。
　このように，眼瞼下垂を伴わない上眼瞼皮膚の弛緩症に対しては重瞼線で皮膚を折りたたむ（重瞼術），あるいは皮膚を切り取ることによって上眼瞼の皮膚を減らす上眼瞼皮膚弛緩症手術が有効である。
　腱膜性や挙筋筋力低下による眼瞼下垂が認められる例では，腱膜前転術や前頭筋吊り上げ術といった開瞼力を修復する手術が必要である。
　皮膚弛緩にもかかわらず，前頭筋の緊張が加齢などによって低下している例がある。このような場合，上眼瞼の皮膚切除を行うと眉毛の下垂が増強されて，ますます暗い印象の顔になる。手術法としては，眉毛リフトが適している。

手術法の選択

■埋没式重瞼術
　皮膚を切り取らないで，重瞼線を深く，あるいは高い位置に重瞼線を作って二重を広くするために，埋没法を勧める。もちろん切開法でもよいが，埋没法は切開法に比べるとダウンタイムが短く，重瞼幅の左右差や幅が予定と異なるといった術後のトラブルが少ない。

■重瞼線皮膚切除術
　涙道ブジーを使ってシミュレーションした際に，皮膚を切り取らないで二重を広くするだけでは睫毛の上のたるみが残る，あるいは増大するようなら，重瞼線の部分で皮膚を切除する。

■眉毛下皮膚切除術
　一重のままで，上眼瞼のたるみを取ってほしい，また，二重の印象をできるだけ変えないで被さっている皮膚を持ち上げてほしいという希望に対しては，眉毛下皮膚切除術か眉毛リフトが適応である（図1）。眉毛下皮膚の術後は一部の高齢者を除いて眉毛が下がって，目と眉毛が近くなる。したがって，術後に眉毛が下がった方がよければ，眉毛下皮膚切除が好ましい。

■眉毛リフト
　これ以上眉毛が下がって目に近づくと顔の印象が暗くなると判断された時は，眉毛リフト術がよい（図2）。眉毛リフトするためには，①眉毛直上皮膚切除，②生え際切開を用いた前額リフト，③頭髪内の小切開を用いた前額リフト，の3つの

第2章 眼瞼周囲の手術

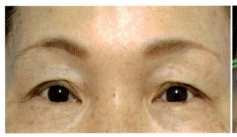
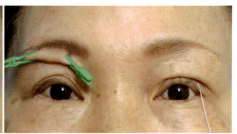

術前
重瞼線より上の皮膚が垂れ下がってきて，中央から外側の重瞼幅が狭くなっている．左側では垂れ下がって皮膚が睫毛に覆い被さっている．目と眉毛は遠い印象がある

右側は血管クリップを使って眉毛下皮膚切除のシミュレーション．左側は重瞼幅を広く作り替えるシミュレーション．
重瞼幅を広くしても重瞼線の下側の皮膚が睫毛の上に垂れ下がっていないので皮膚切除は必要ない．患者は右側の仕上がり（眉毛下皮膚切除）を希望した

図1 眉毛下切開と重瞼術のシミュレーション（50歳代，女性）

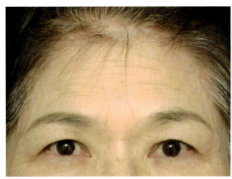
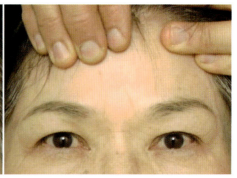

術前
もともと狭い重瞼があったが，加齢により上眼瞼の皮膚が睫毛の上に被さってきた

重瞼の幅を広くすると厚ぼったい重瞼になるので，重瞼はそのままで上眼瞼の皮膚を持ち上げる手術を検討した．眉毛が目から離れた方が顔が明るく見えた．眉毛リフト術を選択した

図2 眉毛リフトのシミュレーション（60歳代，女性）

方法から選択している．手術法の決定には，手術侵襲，傷痕の位置，額の広さを考慮する必要がある．

■併用手術

埋没法や上眼瞼皮膚切除によって重瞼線を高い位置に作り替えると重瞼がくっきりする．しかし，上眼瞼の上方の厚い皮膚が折りたたまれることになるため二重が厚ぼったく見える．一方，眉毛下皮膚切除や眉毛をリフトする手術では重瞼の変化が小さい．そこで，第3の選択肢として，眉毛下皮膚切除か眉毛リフトで上眼瞼の皮膚を引き上げ，埋没法で重瞼を作成するという併用手術が挙げられる．両者を同時に行うことはできるが，できれば別々に行う方が結果を予想しやすい．

■術前のシミュレーションによる評価

前述した手術法のうちどれが好ましいかの判断は，あくまで患者個人の主観に頼るほかはない．そのためには，術前のシミュレーションによる評価が重要である．

重瞼術や上眼瞼皮膚切除のシミュレーションは涙道ブジーを使って重瞼を深く，あるいは広くして見せる．指で眉毛を上に持ち上げるか，眉毛の下の皮膚を血管吻合用のマイクロクリップでつまんで上眼瞼の皮膚を持ち上げることによって眉毛下切開の結果をシミュレーションする．眉毛のリフトは額にテープを貼って眉毛を持ち上げた状態をシミュレーションする．

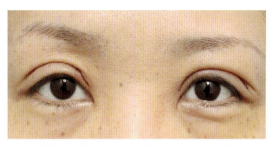

図3 術後,重瞼幅の左右差と,内側や外側の二重線を生じた例

上眼瞼皮膚切除術後1週。右内側に複数の重瞼線,左外側に複数の重瞼線,重瞼幅の左右差(右側が広い)を認める

合併症と対策

■血腫

発見しだい開創して,血腫を取り除き,再縫合する。

■重瞼幅の左右差

重瞼幅を決定する因子として,睫毛から重瞼線(切開線)までの距離,重瞼線の食い込み具合,目の開き,眉毛の位置の4つがある。これらのうちどれがずれても左右差を引き起こす。術後1週間以内か術後4カ月以降に修正手術を行う。

■希望と異なる重瞼幅

術後に眉毛が下がる,あるいは眼瞼下垂を引き起こす可能性がある。また,重瞼線の食い込みの深さが深すぎたり浅すぎたりする。このようにいろいろな原因で重瞼幅は異なるため,術前に予測することは困難である。術後4カ月以降にできる範囲で患者の希望に応えられるように,重瞼術やたるみ切除の追加,眉毛リフト,眼瞼下垂修正術を行う。皮膚を切除しすぎて重瞼幅が広くなりすぎると修正が困難になるので,切除量の決定は慎重にすべきである(図3)。

■たるみの残存

術後1週間以内か術後4カ月以降に追加切除を行う。外眼角よりも外側のたるみを訴える例に対しては,眉毛下切開をこめかみに向けて外側に延長するか,前額部のリフトが必要である。

I 重瞼線皮膚切除術

- 適応は,中高年で重瞼線を新たに作成する必要がある例である
- 術後の重瞼幅が狭くても広くても患者の不満となるが,狭い方が不満は少ない
- 術後の眉毛下垂を少なくするため,皮膚切除は控えめにする

❶ デザイン

涙道ブジーを使って,患者が希望する重瞼幅を決める。ブジーを当てていたラインをマークする。ブジーで重瞼をシミュレーションした時に,重瞼よりも下側の皮膚が睫毛の上に被さらなければ皮膚切除の必要はない。この場合は,埋没式あるいは切開式の重瞼術を行う。睫毛の上に皮膚が被さるなら,予定した重瞼線の下側で皮膚を切除する。皮膚切除量を決定するために,先ほどのラインより低いところにブジーを当てて開瞼させて,睫毛の上に皮膚が被さらなくなる高さを探す。そのラインと予定した重瞼線とで挟まれた部分の皮膚を切除する。目尻での皮膚切除は重瞼線に沿ったデザインとする。

第2章 眼瞼周囲の手術

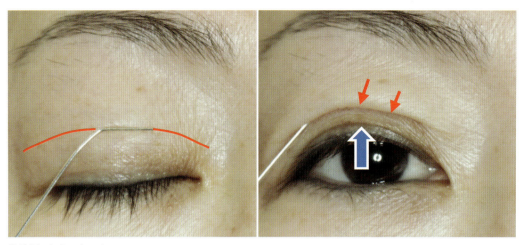

重瞼幅のシミュレーション
赤線にブジーを当てて作成した重瞼幅（➡）を患者は希望した．赤のラインで重瞼線を作成した場合，睫毛の上に皮膚が被さることはないが，もともとの奥二重のライン（➡）が重瞼線より下側に見えている

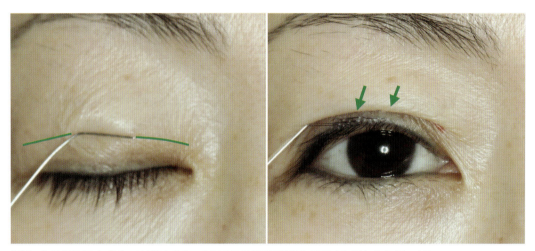

緑線で作る重瞼幅（➡）では狭すぎる．本来の二重線が開瞼時に重瞼内に隠れるようにする

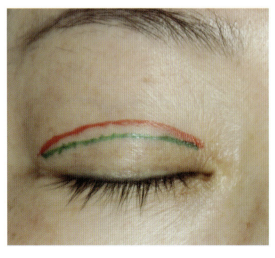

もともとの奥二重のラインを目立たなくするために緑のラインと赤のラインの間の皮膚を切除することにした

❷ 術式

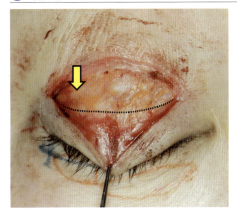

1. デザインした範囲の皮膚と眼輪筋を切除する。眼窩隔膜の下に眼窩脂肪（➡）が透けて見える。黒の破線は眼窩隔膜の下縁であり，ここで隔膜を切開する

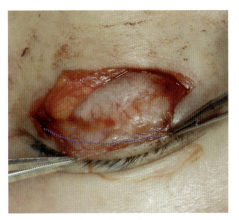

2. 切開した隔膜を下方に翻転させて，睫毛側の皮膚の上に広げる。睫毛側の皮膚にオーバーラップする部分の隔膜（腱膜）を切除する

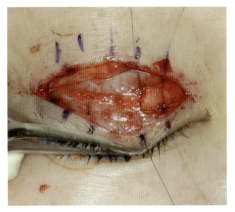

3. 皮膚・腱膜先端・皮膚の順に 7-0 ナイロン糸を通す

デザインした部分の皮膚と眼輪筋を切除する。瞼板前部の組織を切除すると，腱膜と瞼板の癒着を破壊して眼瞼下垂を引き起こす危険があるので，温存する。眼窩隔膜が露出するので，その下端において隔膜を切開して下方に翻転すると，隔膜が腱膜に移行するのが確認できる。露出した脂肪の切除は控えめに行う。下方に翻転した隔膜（腱膜）を緊張のない状態で睫毛側の皮膚の上に広げて，睫毛側の皮膚にオーバーラップした部分の腱膜は切除する。瞼板の幅を5等分し，5カ所で皮膚・腱膜・皮膚の順に7-0ナイロン糸を通して縫合する。この時点で開瞼させて，5点の食い込みが均等であるか，また左右差がないか確認し，必要なら縫合し直す。

最後に，術後早期の予定外線の発生を予防するために重瞼線をまたぐように垂直マットレス縫合を3〜4カ所行い，重瞼が折りたたまれた状態を作る。

第2章 眼瞼周囲の手術

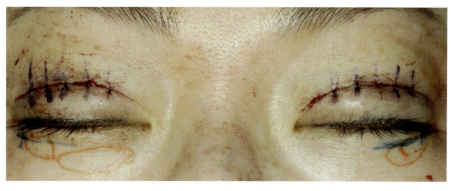

左右の縫合が完了したところ。閉瞼時，重瞼線の高さが左右揃っていることと，左右5カ所ずつの縫合部の食い込みの深さにばらつきがないことを確認する

❸ 術後管理

予定外の重瞼線予防のマットレス縫合は3日後に抜糸する。

重瞼線の縫合糸は7日後に抜糸する。

術後1週の時点で，予定外線や閉瞼時の重瞼線の高さの左右差が確認された時はただちに修正を行う。その時期を逃した場合は，術後4カ月以上経過してから修正術を行う。

> **著者からのひとこと**
> - 閉瞼時の重瞼線の高さが揃っていることが，術後の左右差を避けるために重要である。
> - 二重の幅を決定する因子として，睫毛から重瞼線（切開線）までの距離，重瞼線の食い込み具合，目の開き，眉毛の位置が挙げられる。全切開法で作成する重瞼は，できあがった重瞼幅の予測が困難である。埋没法の方が結果が安定している。
> - 著者の経験では，最近50歳以上の症例で上眼瞼皮膚切除を単独で行うことはまれで，たいていは他の術式を選択する傾向にある。ただし，眼瞼下垂の手術をする必要がある場合は本法を併用している。

症例　60歳代，女性，重瞼線皮膚切除術

重瞼線がゆるんで，重瞼より上の皮膚が睫毛の下まで垂れてきていた。術前に存在する浅い重瞼線（⇨）より下側で4mm皮膚切除して，重瞼線を腱膜に癒着させた。

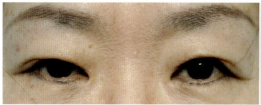
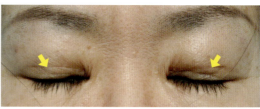

術前

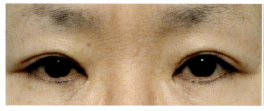
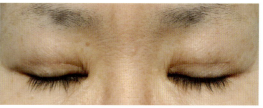

術後6カ月

II 眉毛下皮膚切除術

KEY POINTS
- 中高年で上眼瞼の皮膚がたるんだと訴え，かつ目と眉毛が遠い例には第1選択となる
- 重瞼の食い込みを浅く見せたい，あるいは目と眉毛を近づけたいと希望する若年層にも効果がある
- 症例ごとに皮膚の切除量や内側と外側の切除量のバランスを決定する
- 術後に眉毛が下垂して，予定より重瞼の幅が狭くなることが多い

❶ デザイン

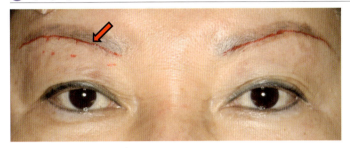

→にマーキングペンを当てる

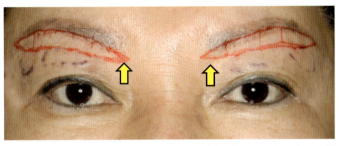

マーキングペンを動かさないで，希望する重瞼の幅や形になるように眉毛を持ち上げ，上眼瞼の皮膚に印を付ける。
皮膚切除量は内側で 6 mm，外側で 7 mm とする。
切除範囲は眉毛内側端よりも内側に延長されている（⇨）

眉毛の下縁より 2 mm ほど眉毛の中に入った位置を切除の上縁とする。患者に鏡を持たせて，希望する重瞼になるまで眉毛を持ち上げる。その時，移動させた量を眉下の内側・中央・外側の複数の点で確認し，各点をつなげた線が切除範囲の下縁となる。外側を内側より多く持ち上げた方が好ましい例もあるが，内側も外側も同じ程度に持ち上げた方が好ましい例もある。切除範囲の内側端や外側端を眉毛の中で留める方が傷跡は目立たないが，目の形を希望に近づけるため，あるいはドッグイヤーを回避するために眉毛の外まで切除することもある。

Advice
- 症例により異なるが，著者の経験では，内側から外側まで同じ幅で 6 mm 切り取ることが多い。

❷ 術式

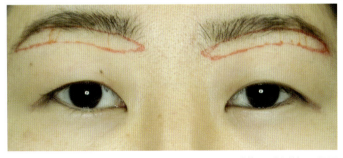

1. 局所麻酔は上眼瞼の下方に広がらないように切除範囲（赤線）に限局して注入する

デザインした範囲の皮膚と眼輪筋を切除する。上方に向かって生える眉毛の毛根を切断しないで，下方に向かって生える眉毛の毛根を垂直に切断するように皮膚正面に対してメスを 30° に傾けて，上縁と下縁の皮膚切開を行う。そうすることによって，術後に眼瞼側（下側）の皮膚を貫通するように眉毛が生えてきて傷跡を隠すことができる。

眉毛にアートメーク（入れ墨）が入っている症例では，眉毛の成長を考慮する必要がないので皮膚表面に

第2章 眼瞼周囲の手術

対して垂直に切開する．素早く止血を行い，皮膚を数カ所で仮縫合し，坐位で重瞼幅とたるみの残存を確認する．必要なら，皮膚切除を追加する．

切除量が適切と確認できたら，仮縫合を抜糸して十分な止血を行う．必要なら，ROOFの切除や眼窩脂肪の切除や皺眉筋の切除を行う．創内にドレーンを留置し，眼輪筋を5-0 吸収糸で縫合し，皮膚を6-0 ナイロン糸で縫合する．

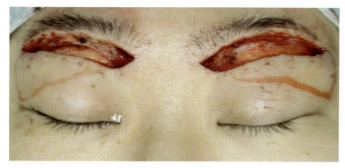

2. デザインされた切除範囲の皮膚と眼輪筋を切除する

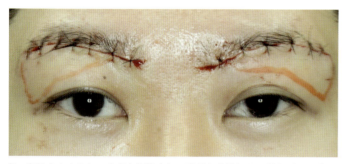

3. 素早く止血をして皮膚を仮縫合し，患者を坐位にして確認する．必要があれば皮膚の切除を追加する

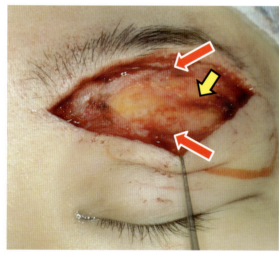 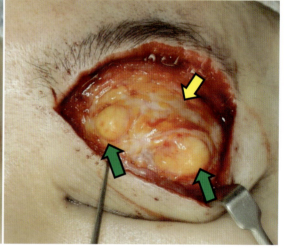

4. たるみの切除が十分であることが確認できたら，縫合糸を外して再度止血する．
閉創はまず，眼輪筋（➡）を5-0 吸収糸で縫合し，皮膚表面を6-0 ナイロン糸で縫合する．
⇨は ROOF を示す

腫れぼったい眼瞼の症例では，ROOF（⇨）や眼窩脂肪（➡）の切除を行う．
皺眉筋の切除もこの切開から行うことができる

❸ 術後管理

ドレーンは翌日に抜去し，皮膚縫合は1週間後に抜糸する．

症例　50歳代，女性，眉毛下皮膚切除術

上眼瞼のたるみが気になっていた。

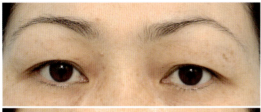

術前

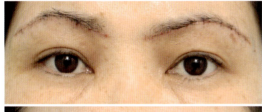

術後1週
内側から外側まで幅7mmで皮膚切除した。
眉毛内側より内側まで切開線が延びている

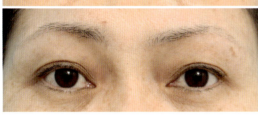

術後4カ月
眉毛から内側にはみ出た傷跡はまったく目立たない

History & Review

1) 上眼瞼皮膚切除術や眉毛下切除術の詳細が書かれた教科書。重瞼術の術後トラブルの修正も記載されている。
　福田慶三，菅原康志，岩平佳子：セレクト美容塾・眼瞼（改訂第2版），pp26-38, pp176-199, 克誠堂出版，東京，2009
2) 眉毛下垂に対する手術が記載されている。
　福田慶三：眉毛下垂が著名な上眼瞼たるみに対する治療戦略. PEPARS 75：16-22, 2013
3) 眉毛下皮膚切除の術後に眉毛下垂が頻発するが，高齢者では下垂しないことがあることを啓発している。
　並木保憲：眉毛下皮膚切除術後の眉毛位置の変化. 形成外科 56：197-203, 2013

5. 下眼瞼形成術

小室裕造

Knack & Pitfalls
◎下眼瞼は加齢に伴いたるみ・しわが出現し眼窩脂肪の突出により，その下部に鼻瞼溝（tear trough, nasojugal groove）が目立ってくる
◎術前に眼瞼の加齢に伴う眼瞼内反・外反がないか，また眼球突出度の状態を把握しておく
◎下眼瞼の平坦化には眼窩脂肪を切除するか，眼窩脂肪を瞼頬溝へ移動させる方法などがある
◎下眼瞼形成術のアプローチには経皮的（睫毛下皮膚切開）と経結膜的アプローチがある
◎手術の最大の合併症は下眼瞼の外反であり，皮膚の過剰切除を行わないことが大切である
◎その他に鼻瞼溝にヒアルロン酸などのフィラーの注入や脂肪吸引した脂肪を注入する方法も用いられている

適応

　下眼瞼には加齢による眼輪筋の緊張の低下，皮膚自体の弾力の低下による，たるみ，しわが出現してくる。また眼窩隔膜の弛緩，Lockwood靭帯の緩みは眼窩脂肪の突出（palpebral bag）をきたし，鼻瞼溝（tear trough, nasojugal groove）や瞼頬溝（lid/cheek junction, palpebromalar groove）が目立ってくる（図1）。特に眼窩脂肪の突出が高度な例は baggy eyelids と呼ばれる。Baggy eyelids は顔がはれぼったく疲れて見えるという訴えになり，また顕在化した鼻瞼溝は光や照明の加減により黒っぽい陰影が強く出る（いわゆる「くま」）などの患者の悩みとなる。Baggy eyelids は比較的若年層で見られることもあり，遺伝的な要素もある。したがって，これらの変形が手術適応となるが，複合的な変形もあるので手術のみですべてを解決することに固執しない。

手術法の選択

　下眼瞼形成術では余剰の皮膚切除，突出した眼窩脂肪の処理，弛緩した支持組織の再建などが行われる。術式にはいくつかの基本となる方法があり，これに様々なバリエーションを加えたものが報告されている。患者の年齢，皮膚の状態，眼輪筋の弛緩の程度，眼窩脂肪のふくらみ，眼球突出度などを考慮して術式の選択を行う必要がある。

■下眼瞼除皺（しわ取り）術
●アプローチ
　加齢に伴う小じわの目立つ症例で適応になる。坐位で睫毛下部分の余剰皮膚をマーキングする。
●余剰皮膚の処理
　デザインに沿って皮下を剥離し，余剰皮膚を切除したのち，弛緩した眼輪筋も切除する。外眼角部で切除した眼輪筋断端を外上方へ引き上げるように縫合したのち皮膚を縫合する。

■Baggy eyelids の処理
●アプローチ
　アプローチには経結膜法と睫毛下皮膚切開法がある。比較的若年層で皮膚切開を避け，日常生活の支障を最小限にしたい患者では経結膜法が用いられる。瘢痕も残らず眼瞼外反のリスクも少ないという利点がある。一方，中高年以上で皮膚の余剰，弛緩した眼輪筋を認める場合は睫毛下皮膚切開法が用いられることが多い。同時に弛緩した下眼瞼の引き締め，余剰皮膚の切除を行うことで張りのある下眼瞼を形成することができる。
●眼窩脂肪の処理
　眼窩脂肪の突出に対しては余剰脂肪の切除が行われる。下眼瞼の眼窩脂肪は内側，中央，外側の3つのコンパートメントに分かれているが，通常，内側と中央のコンパートメントの脂肪を切除する。なお，脂肪の取りすぎは下眼瞼の陥凹につながり，逆に老けた印象をもたらすので注意が必要である。
　鼻瞼溝や瞼頬溝が目立つ症例では，眼窩脂肪を切除せずこれらの陥凹部へ移動させることで

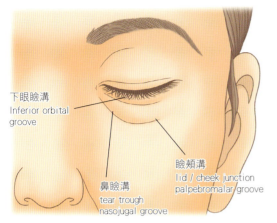

図1 加齢による下眼瞼の変化
眼窩脂肪の突出により鼻瞼溝や瞼頬溝が目立ってくる

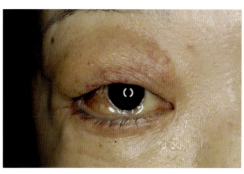

図2 下眼瞼形成術の術後にみられた結膜浮腫

augmentation を図る orbital fat repositioning（いわゆる Hamra 法，Goldberg 法）が用いられる．眼窩脂肪を鼻瞼溝から瞼頬溝に相当する部分にあたる眼窩下縁に敷き詰めるので，下眼窩縁の溝が消失し全体にやや凸面で張りのある下眼瞼が作成でき若返り（rejuvenation）という点で非常に効果的である．

■脂肪注入

鼻瞼溝や瞼頬溝の修正を行うときに適応となる．腹部などから吸引した脂肪をシリンジで注入する．皮膚切開の必要がないので術後の回復は早い．しかし，移植した脂肪組織の吸収があるため，1回で最善の結果を得るのは困難である．場合によって複数回の注入が必要となる．

合併症と対策

以下の合併症を術前に十分説明しておく．

■皮下出血

とくに老年の患者では著しいことがある．出血を減らすには丹念な止血が重要である．

■眼球結膜の浮腫

剥離範囲が広くなるとしばしば結膜の浮腫をきたす．通常は2～3週間で消失するが，1カ月以上遷延化することもある（図2）．ステロイドの点眼を短期間行い，それでも消退しない場合は穿刺吸引を試みる．

■外眼角部の瘢痕拘縮

睫毛下切開では外眼角部が瘢痕により術後しばらく発赤が続き硬結を生じることがある．また拘縮により外眼角部が弧状の変形をきたすことがある．

■Scleral show（いわゆる三白眼）

術後多少 scleral show になる傾向がある．余剰皮膚切除を行うとある程度は手術の結果としてやむを得ないが，著しい場合はドライアイを訴えることがあるので，一時的に点眼処置などが必要である．

■下眼瞼外反

Scleral show が高度になると外反になる．特に，下眼瞼の弛緩傾向が強い症例では起こりやすいので細心の注意を払う必要がある．軽度であれば経過とともに改善することが多いが，過剰な皮膚切除によるものは修正が困難であり，植皮術が必要になることもある．

■球後出血

球後出血による失明の報告がある．

第2章 眼瞼周囲の手術

I 下眼瞼除皺（しわ取り）術

KEY POINTS
- 適応：中高年年層で皮膚の弛緩による小じわが目立つ例
- 眼輪筋の引き上げ縫合を行うことで外反を予防する
- 皮膚の取り過ぎは眼瞼外反を来たすので注意する

❶ デザイン

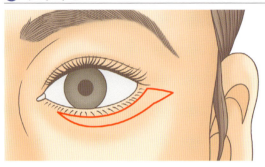

単純なしわ取りであれば，皮下剥離による皮膚切除（皮弁法）を行う．眼窩脂肪の切除等を併用する場合は眼輪筋下剥離（筋皮弁法）によるアプローチを選択する．皮膚の切除幅は予め座位でマーキングしておき，術中に最終決定する．

❷ アプローチ

▶麻酔
　エピネフリン添加1％キシロカインを27G以下の細い注射針を用いて1ml程度皮下注射する．

▶皮弁法
　下眼瞼の睫毛下1mmのところを切開し皮下を剥離する．

▶筋皮弁法
　睫毛下1mmのところを切開し2～3mm尾側へ皮下剥離したのち眼輪筋下へ入り，眼窩隔膜上を剥離する．

❸ 眼輪筋・皮膚切除

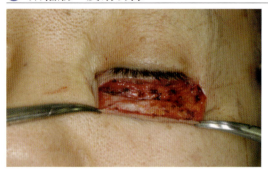

皮下剥離を行い皮弁を挙上したところ（皮弁法）

▶皮弁法
　眼輪筋の弛緩がある場合は適宜切除し切除断端を吸収糸で縫合する．
　余剰皮膚を切除し7-0ナイロン糸で縫合する．

▶筋皮弁法
　眼輪筋下を剥離し，眼窩脂肪の突出を修正する場合は，眼窩隔膜を切開して主に内側と中央のコンパートメントの眼窩脂肪を適宜切除する．外眼角部で眼輪筋を引き上げるように縫合したのち，余剰皮膚を切除し縫合する．

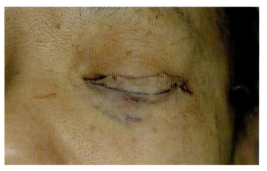

切除範囲
皮下剥離した皮膚が瞼縁上に重なる部分を切除範囲とする．この時，大きく開口させたり，頬部を尾側に牽引させ，皮膚を取り過ぎないように注意する

5. 下眼瞼形成術

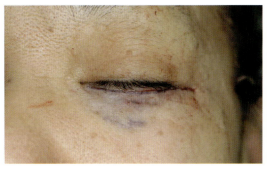

Advice
- 皮膚切除幅の決定にはいくつかの報告があるが自然な状態でオーバーラップした部分の皮膚を切除すれば通常は問題ない。皮弁法の場合，幅7〜8mm，筋皮弁法では幅5〜6mm までに留めておいた方がよい。皮膚の取りすぎには注意する。

皮膚を切除した状態
このとき皮膚欠損部分がないようにする

❹ 術後管理

術後2〜3日は安静を指示し，入浴もシャワーのみに制限する。
痛みに対しては，アイスパック等で冷却し鎮痛剤を適宜処方する。眼球の違和感，乾燥がある場合は人工涙液点眼薬を用いる。

- 下眼瞼の余剰皮膚を摂子等でつまみ眼瞼縁が下方へ牽引されない範囲をあらかじめデザインし，この範囲を切除するいわゆる pinch blepharoplasty が欧米ではポピュラーである。外反のリスクが少なく皮下剥離を行わないのでダウンタイムが少ないという利点がある。

症例　53歳，女性，弛緩した眼輪筋のふくらみと小じわ

下眼瞼の弛緩した眼輪筋のふくらみとそれに伴う下眼瞼溝，また小じわの改善を希望した症例。皮膚・眼輪筋を切除し，外眼角部では眼輪筋切除断端を外上方に引き上げるよう縫合した。

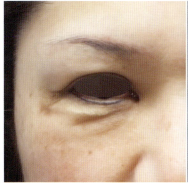
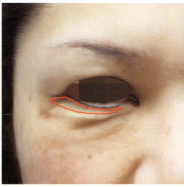
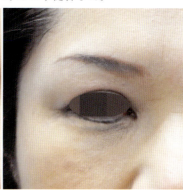

術前

デザイン
坐位で下眼瞼を指でつまみ皮膚切除範囲を予測しておく。この症例では外眼角部で幅5mm 切除した

術後6カ月

第2章 眼瞼周囲の手術

II 経結膜脂肪切除術

KEY POINTS
- 適応：比較的若年層で眼窩脂肪の突出が目立つ例
- （解剖学的位置関係を把握したうえで）確実に眼窩脂肪にアプローチする

❶ デザイン

通常，眼窩脂肪の突出は下眼瞼内側に認められるので，内側と中央のコンパートメントの眼窩脂肪を摘出すればよい。

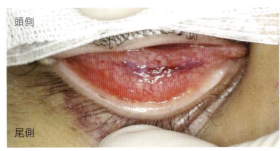

結膜の切開デザイン（隔膜前ルート）

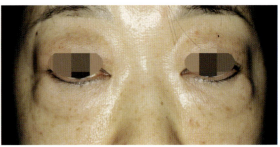

上図のように眼窩脂肪の突出が著しく外側まで及ぶ場合は，外側のコンパートメントの眼窩脂肪も切除する

❷ アプローチ

▶麻酔

点眼麻酔液を2〜3滴点眼する。その後下眼瞼を外反させ結膜にエピネフリン添加1％キシロカインを0.5ml程度注射する。

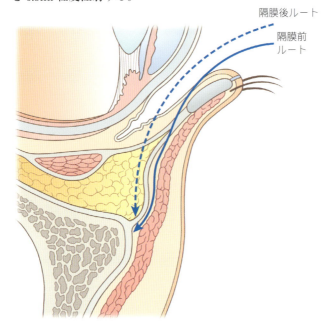

▶隔膜後ルート

下眼瞼縁の結膜に牽引の糸をかけ術野を確保する。瞼板の下縁から4〜5mm下方で瞼結膜を10mm程度，横切開する。

Capsulopalpebral fasciaも切開し眼窩脂肪内へ到達する。

Advice
・切開には先が針状になった電気メスあるいは高周波メスを用いると出血が少ない。

▶隔膜前ルート

瞼板下縁直下で瞼結膜を切開することで眼窩隔膜を開けずに眼輪筋下の層へ到達できる。眼輪筋下を剥離して眼窩下縁に達したらここで眼窩隔膜を切開（arcus marginalis release）し，眼窩脂肪に到達する。

❸ 脂肪切除

眼窩脂肪を引き出し切除する．内側・中央のコンパートメントが中心になるが必要に応じ外側のコンパートメントからも脂肪切除する．

脂肪の切除に際しては電気メスで行うか，モスキートペアンで脂肪を挟んだのち剪刀で切除し断端をバイポーラで止血する．

切除量は，局所麻酔下の手術であれば術中に座位にさせ確認しながら切除すればある程度の目安となる．切開した結膜は吸収糸で縫合するが，切開が短ければ縫合しなくとも問題はない．

Advice
- 極力出血させないようにすることが大切である．
- 内側と中央の眼窩脂肪間にある下斜筋を損傷しないよう注意する．
- 脂肪組織の取り過ぎには注意する．

❹ 術後管理

術後2～3日は安静を指示し，入浴もシャワーのみに制限する．

痛みに対しては，アイスパック等で冷却し鎮痛剤を適宜処方する．眼球の違和感，乾燥がある場合は人工涙液点眼薬を用いる．

- 欧米では経結膜脂肪切除はほぼ隔膜後ルートで行われるが，これは白人の場合，隔膜前でいくと下眼瞼の拘縮のリスクがあるからである．ただ，隔膜後では解剖学的な位置がわからなくなることがある．

日本人では隔膜前で行っても拘縮のリスクはほぼ無い．剥離層がわかりやすい隔膜前ルートの方が確実である．

症例　40歳，女性，隔膜前ルートによる脂肪切除術

目のクマにあたる鼻瞼溝の改善を希望した症例．皮膚の弛緩は強くなく，経結膜脂肪切除術の良い適応である．

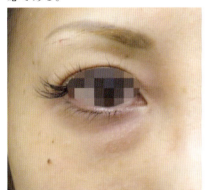

術前

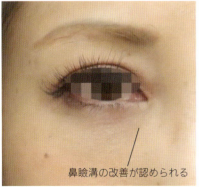

術後1カ月

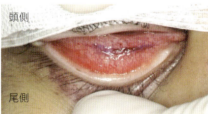

結膜の切開デザイン

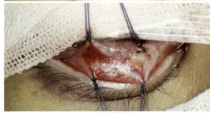

切開断端に牽引糸をかけ隔膜前を剥離する

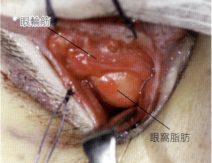

眼窩下縁まで剥離した後，隔膜を切開し眼窩脂肪を切除する

III 睫毛下皮膚切開による脂肪切除および脂肪移動術

KEY POINTS
- 適応：皮膚のしわ，眼瞼の弛緩が認められる症例
- 外反を予防するため，外眼角部の引き締め（lateral canthopexy），眼輪筋の引き上げ縫合を行う
- 眼窩脂肪移動で隔膜を尾側に引き過ぎて縫合したり皮膚を過剰切除すると，眼瞼外反を来たすので注意する

❶ デザイン

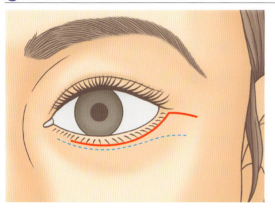

皮膚の切開は睫毛の約1mm下方で行う。外眼角部では皺に沿って外方へ延長する。

Advice
- 内側の鼻瞼溝（tear trough）のみが目立つ症例では，内側と中央のコンパートメントの脂肪を切除せずに陥凹の部分に移動する。
- 外側の瞼頬溝（lid/cheek junction）まで目立つ症例では，内側から外側までのコンパートメントの脂肪を移動させる。
- 眼窩脂肪が多い症例では，適宜脂肪切除したうえで移動する。

❷ アプローチ

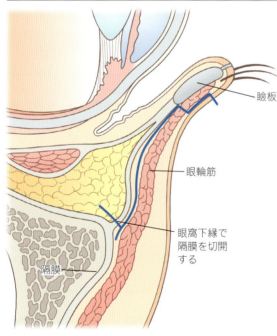

▶麻酔

エピネフリン添加1%キシロカインを切開線に沿って注射する。その後，下方へ向かい眼輪筋下にも注射する。

下眼窩縁の骨にあたるまで注射針を進め上顎骨，頬骨前面にも麻酔を行う。

2～3mm尾側へ皮下剥離を行ったのち眼輪筋下へ入り眼輪筋と眼窩隔膜の間を剥離するskin-muscle flap法により眼窩下縁までアプローチする（赤線）。

❸ 脂肪切除

余剰脂肪を切除（脱脂術）する症例では，眼輪筋下で眼窩隔膜上を眼窩下縁方向に剥離する。眼球を軽く圧迫すると余剰脂肪が圧出される。

眼窩隔膜を切開し主に内側と中央のコンパートメントの眼窩脂肪を適宜切除する。

❹ 脂肪移動

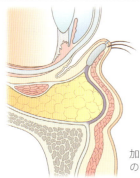

加齢に伴う baggy eyelid の状態

隔膜前アプローチで眼窩下縁まで剥離したのち，さらに上顎骨・頬骨前面を剥離する。

眼窩隔膜を切開し眼窩脂肪を引き出し，上顎骨・頬骨上へ移動させ骨膜に縫合固定する。これにより鼻瞼溝が挙上され平坦な下眼瞼が形成できる。

Advice
脂肪移動を経結膜で行う方法もある。

1. 隔膜前を眼窩下縁（arcus marginalis）を越えたところまで剥離する

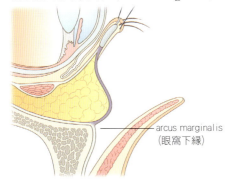

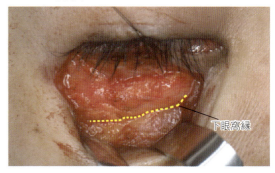

眼窩下縁までの剥離を行ったところ

2. 眼窩下縁で隔膜を切開する

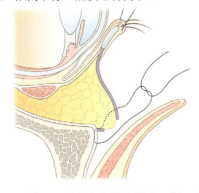

Advice
・隔膜を尾側に引きすぎると兎眼になる。下眼瞼が弛緩している症例では隔膜ではなく，脂肪に糸をかける。

3. 隔膜および眼窩脂肪を眼窩下縁から 5mm 程度下方の骨膜に縫合固定（➡）する

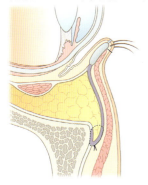

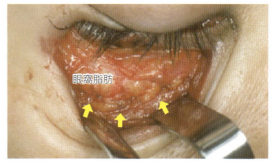

眼窩脂肪を内側，中央，外側すべてのコンパートメントから引き出し，眼窩下縁の骨膜に縫合したところ

第2章 眼瞼周囲の手術

❺ 外眼角部の引き締めと余剰皮膚の切除

　下眼瞼の弛緩がみられる症例では，外側の瞼板上の結合織を外眼角部の骨膜または外眼角靱帯に縫合固定し引き締めを図る(lateral canthopexy)。
　また眼輪筋を外上方へ引き上げ余剰部分を切除し外眼角部で縫合する。
　最後に皮膚の切除を行う。

Advice
- 皮膚の取り過ぎは下眼瞼外反を来たし，修復が極めて困難であるので避けなければならない。
- 眼球突出の傾向がある患者では lateral canthopexy を強く引き締めると下眼瞼縁が下方へ移動するので注意する。

❻ 術後管理

経結膜脂肪切除と同様の術後管理を行う。

 ・通常の下眼瞼除皺術で過度の脂肪切除を行なうと下眼瞼全体が陥凹したいわゆる sunken lower eyelid を来すことがある。眼窩脂肪を切除せずに鼻瞼溝から瞼頬溝に余剰脂肪をスライドさせ骨膜に縫合固定を行うことで，やや凸面で張りのある下眼瞼が作成でき，rejuvenation という点で非常に効果的である。

症例　48歳，女性，脂肪移動（脂肪切除は行わない例）

　鼻瞼溝が目立つ症例であった。比較的痩せた顔面であり，眼窩脂肪移動術を選択した。眼瞼が外反しないよう外側の瞼板上の結合織を外眼角部の骨膜に固定した。

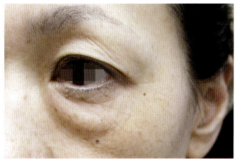

術前　Baggy eyelids が顕著である

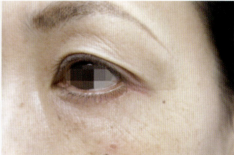

術後3カ月

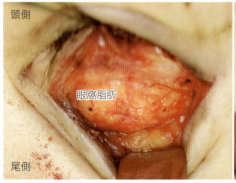

眼輪筋下を下眼窩縁まで剥離したところ

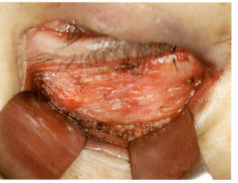

眼窩隔膜を切開して眼窩脂肪を移動し，眼窩隔膜と脂肪を骨膜に縫合したところ

History & Review

- 下眼瞼形成術の基本が書かれた教科書。
  Rees TD：Blepharoplasty. Aesthetic Plastic Surgery (2nd ed), edited by Rees TD, La Trenta GS, Vol 2, pp 540-594, WB Saunders Co, Philadelphia, 1994
- 経結膜アプローチでの下眼瞼形成術。
  Kawamoto HK, Bradley JP: The tear "TROUF" procedure: Transconjunctival repositioning of orbital unipedicled fat. Plast Reconstr Surg 112: 1903-1907, 2003
- 眼窩脂肪の突出を完納する方法が記述されている。
  De la Plaza R, Arroyo JM: A new technique for the treatment of palpebral bags. Plast Reconstr Surg 81: 677-685, 1988
- 眼窩脂肪を鼻瞼溝へ移動させる方法を紹介した。最初の報告。
  Loeb R: Fat pad sliding and fat grafting for leveling lid depressions. Clin Plast Surg 8: 757-776, 1981
- 眼窩脂肪を切除せず全体的に移動させる方法。
  Hamra ST: The zygorbicular dissection in composite rhytidectomy: An ideal midface plane. Plast Reconstr Surg 102: 1646-1657, 1998
- 眼輪筋を皮弁として挙上し瞼頬溝を改善を図る方法。
  Komuro Y, Koizumi T, Matsumoto S: Use of a novel orbicularis oculi muscle overlap method for correction of tear-trough deformity. Aesthetic Plast Surg 18: 648-652, 2014

形成外科治療手技全書 VII
美容医療

第3章 鼻の手術

第3章 鼻の手術

1. 鼻の解剖

緒方寿夫

　鼻は，鼻腔とこれを保持する外鼻からなり，外鼻は，骨・軟骨によるフレームと，これを支持・被覆する軟部組織・皮膚から構成される。ここでは，外鼻の整容手術に必要な解剖学的知見を，表面解剖と構成要素に分けて述べる。表面解剖では，共通語としての用語を示し，構成要素では，骨・軟骨，皮膚，軟部組織の位置関係と接合様式，外鼻立体構造の特徴に言及する。

鼻の表面解剖

　鼻の表面解剖で用いる用語は定義が必ずしも明確ではない。鼻背，鼻尖，鼻柱，など境界が曖昧であり，頭部X線規格写真（セファログラム）の計測点を体表に投影したものは計測点として厳密ではない。以下に若干の解説を加える（図1）。

■ Nasion
　頭部X線規格写真の計測点「前頭鼻骨縫合部の最前点」を体表に応用したものである。「鼻根部の最低点」として示すことが多い。

■ Supratip
　鼻尖頭側の陥凹部を示すが，日本人では明確ではない。鼻尖を挙上した際，皮膚が容易に折れ曲がる部であり，大鼻翼軟骨外側脚と外側鼻軟骨の接合部に相当する。

■ 鼻尖最突出点
　鼻尖の最突出点は，外鼻形成術において常に意識されるが，基準点となる定義はない。用語"TDP"を鼻尖最突出点として代用することもある。
　TDP（tip-defining points）：supratip と左右の大鼻翼軟骨中間脚突出点の3点。日本人ではほぼ1点に収束し，鼻尖最突出点として表現する場合もある。

■ Weak triangle
　Supratip において，大鼻翼軟骨外側脚，外側鼻軟骨，鼻中隔の結合が乏しい症例に生じる脆弱部を示す。皮膚軟部組織の支持が脆弱であり，鼻中隔軟骨の切除や手術操作により同部の陥凹や瘢痕拘縮が生じやすいとされる（図2）。

■ Soft triangle
　大鼻翼軟骨の内側脚と外側脚の移行部（中間脚）に相当する鼻孔縁皮膚の薄い部を示す。鼻翼を圧迫すると同部が折れ曲がり鼻孔は閉鎖するが，鼻孔縮小術においても，この部が先に折れ曲がることとなる（図2）。

■ Alar groove（鼻翼溝）
　鼻尖と鼻翼の境界を示す。"alar-facial groove（鼻翼顔面溝）"との区別を明確にする場合，"supra-alar crease"なども用いられる。

鼻の構成要素

　外鼻を構成する骨・軟骨，皮膚・軟部組織の解剖学名を示し，位置関係と接合様式，外鼻立体構造の特徴に言及する。留意すべき解剖学名として，"大鼻翼軟骨"が最近の成書では"下外側鼻軟骨（lower lateral cartilage：LLC）""外側鼻軟骨"を"上外側鼻軟骨（upper lateral cartilage：ULC）"と記されることが挙げられる。また，手術に際して留意すべき構成要素の位置関係として，①大鼻翼軟骨は鼻翼にはないこと，②鼻中隔軟骨尾側端（caudal septum）は鼻尖鼻柱皮下にはないこと（図3＊），が挙げられる。

■ 骨・軟骨
　外鼻は，頭側より骨性外鼻（青色部分）と軟骨性外鼻（黄色部分）に分けられ，鼻骨，外側鼻軟骨，大鼻翼軟骨，と連なる。その支柱となる鼻中隔は，頭側より骨性鼻中隔（篩骨垂直板，鋤骨），鼻中隔軟骨（黄色部分），膜性鼻中隔（赤色部分），よりなる。外鼻頭側における，鼻骨，篩骨垂直板，外側鼻軟骨，鼻中隔軟骨相互の接合は強固であり，いわゆる keystone area を形成する。尾側の外側鼻軟骨，大鼻翼軟骨，鼻中隔軟骨相互の接合は，靱帯による疎な結合であり，scroll area として柔軟性可塑性を示し，外力吸収の役割を担っている（図3）。

1. 鼻の解剖

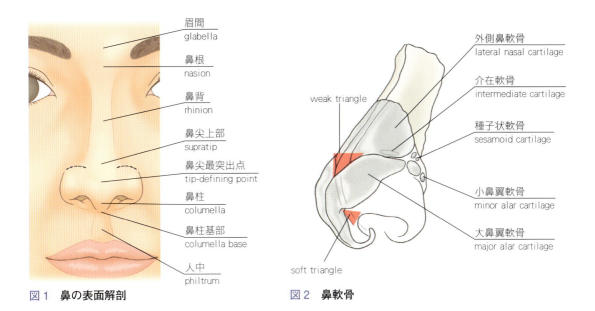

図1 鼻の表面解剖

図2 鼻軟骨

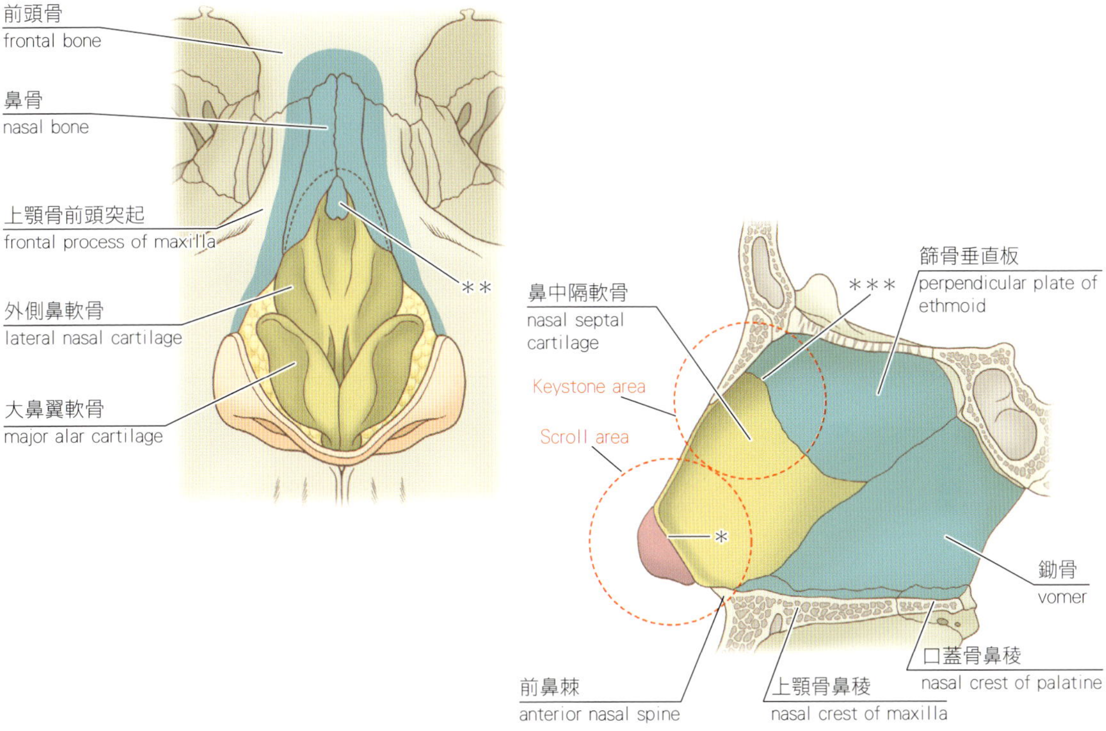

図3 骨性・軟骨性外鼻，膜性鼻中隔
  ＊　鼻中隔軟骨尾側端は鼻尖・鼻柱皮下には達していない
 ＊＊　鼻骨間縫合は必ずしも正中ではない。第3骨片に分かれるものもある
＊＊＊　鼻骨の尾側端に篩骨垂直板が達しているものは少ない

107

第3章 鼻の手術

● 鼻骨

　左右一対が接合して鼻背を形成し，頭側を前頭骨，外側を上顎骨前頭突起，尾側を外側鼻軟骨，裏面で篩骨垂直板と接合する．手術の際はこれら複数の骨構成を意識する必要があり，外側骨切り術では上顎骨前頭突起を切ることになる．また，鼻骨間縫合は必ずしも正中ではなく第3骨片に分かれるものもあること（図3＊＊），鼻骨の遊離縁（尾側端）に骨性鼻中隔（篩骨垂直板）が達しているもの（図3＊＊＊）は少なく，3割程度とされることなども留意したい．

● 鼻中隔（nasal septum）

　鼻中隔は，頭側後方より骨性，軟骨性，膜性に分かれ，鼻背の高さを支持している．Keystone area, weak triangle などは，構造破壊により鞍鼻を生じやすい部である．

1. 骨性鼻中隔

　上部は篩骨垂直板，下後方は鋤骨，鼻腔底部後方は口蓋骨鼻稜，鼻腔底部前方は上顎骨鼻稜より構成される．

2. 軟骨性鼻中隔＝鼻中隔軟骨（nasal septal cartilage）

　四角い板状軟骨に，蝶形突起と呼ばれる突起が後方に伸びる．同部で鼻中隔弯曲が生じやすいとされる．尾側端（caudal septum）は鼻柱後方の膜性鼻中隔部に触診でき，鼻中隔軟骨が鼻尖鼻柱部には達していないことが理解できる（図4）．

● 外側鼻軟骨（lateral nasal cartilage）

　左右1対が接合して鼻中隔軟骨と結合し，頭側は鼻骨下に数ミリ入り込んで overlap し線維性結合する．尾側は大鼻翼軟骨と軟骨間靱帯を介在して連なる．大鼻翼軟骨下に入り込み相互に interlock（5割），overlap のみ（2割），端々，軟骨上に出る，など外側鼻軟骨と大鼻翼軟骨の接合様式はさまざまである．同部における外側鼻軟骨，大鼻翼軟骨，鼻中隔の結合が疎な場合に weak triangle を生じる（図5）．

● 大鼻翼軟骨（major alar cartilage）

　左右1対がおのおの，内側脚，中間脚，外側脚からなり，鼻柱，鼻尖，鼻翼溝皮下に存在する．いわゆる鼻翼部，鼻翼基部に同軟骨は存在しない．また，鼻中隔軟骨尾側端（caudal septum）が大鼻翼軟骨内側脚と overlap することはほとんどない．

● その他の鼻軟骨（図2）

・小鼻翼軟骨（minor alar cartilage）：大鼻翼軟骨の外側に連なる．
・種子状軟骨（sesamoid cartilage）：大小鼻翼軟骨周囲に存在する．
・介在軟骨（intermediate cartilage）：外側鼻軟骨と大鼻翼軟骨の重なり合う部に介在して存在する．

■ 皮膚・軟部組織

● 皮膚

　皮膚は，鼻根鼻背部で薄く進展可動性があり，鼻尖部は厚く鼻翼軟骨と密に結合している．鼻尖部や鼻翼部の皮膚は脂腺に富み，厚く進展可動性に乏しい．整鼻手術においても部位別の皮膚性状を認識して手術計画を立てることとなる．皮下の層構造については，顔面皮膚と同様，superficial fatty panniculus と fibromuscular layer の2層を合わせて表在性筋膜群（superficial musculo-aponeurotic system：SMAS）と称する．血管は

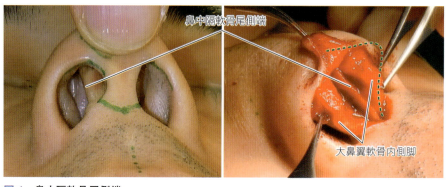

図4　鼻中隔軟骨尾側端

1. 鼻の解剖

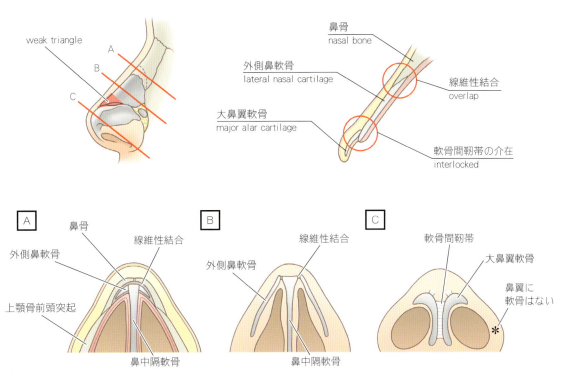

図5　鼻骨・外側鼻軟骨・大鼻翼軟骨の接合様式

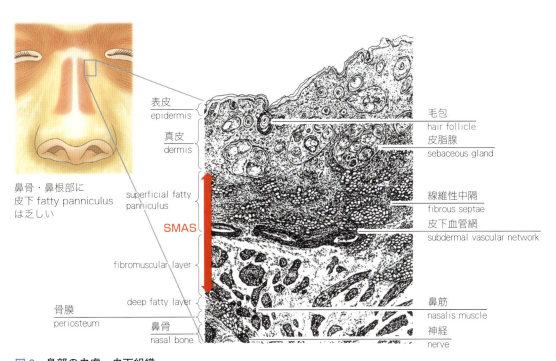

図6　鼻部の皮膚・皮下組織
（Letourneau A, et al: The superficial musculoaponeurotic system of the nose. Plast Reconstr Surg 82: 50, 1988 より引用改変）

第3章 鼻の手術

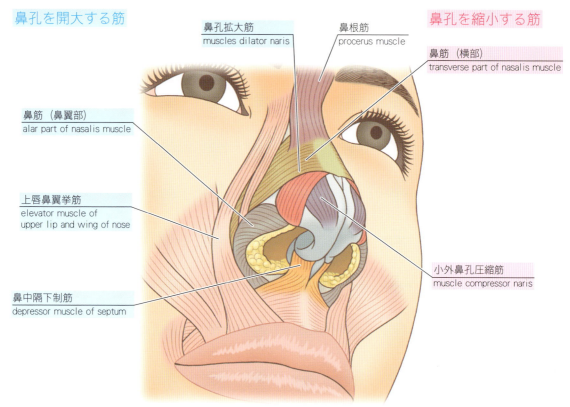

図7 外鼻の筋

superficial fatty panniculus の層に，神経は SMAS の下層にあるので，知覚温存，出血抑制の一助となる（図6）。

●筋

外鼻の筋は SMAS の構成要素であり，鼻翼（鼻孔）の開大と縮小に関与する。表情筋としても肝要な筋は，鼻孔を開くとともに鼻背を短くする鼻根筋，鼻尖を引き下げる鼻中隔下制筋，鼻翼基部を引き上げる上唇鼻翼挙筋が挙げられる（図7）。

・鼻根筋
　起始は鼻骨下部・外側鼻軟骨を覆う筋膜～
　停止は前頭部皮膚
・鼻中隔下制筋
　起始は上顎歯槽骨・口輪筋～
　停止は膜性鼻中隔
・上唇鼻翼挙筋
　起始は上顎骨前頭突起～
　停止は鼻翼基部

●栄養動脈

外鼻は，外頸動脈から，顔面動脈の分枝（外鼻枝，鼻翼枝および上唇動脈），顎動脈の分枝（眼窩下動脈）によって，また，内頸動脈から眼動脈の分枝（鼻背動脈）を介して栄養される。鼻腔側からは顎動脈分枝の蝶口蓋動脈などにより栄養される。豊富な毛細血管網により左右の交通も保たれ，遊離縁となる鼻孔周囲も，外側鼻動脈，上唇動脈などの分枝がネットワークを形成している。しかしながら，手術の際は血行障害による組織壊死を潜在的合併症として常に留意し，既往の外傷や手術瘢痕による血流障害の有無に留意する。Open rhinoplasty における鼻柱皮弁壊死，フィラー注入による鼻翼（遊離縁）壊死などが報告されている。

●知覚神経

運動神経は顔面神経頬枝によるが，知覚神経は三叉神経（眼神経，上顎神経）が関与し，外鼻皮膚は，滑車下神経，眼窩下神経，前篩骨神経の外鼻枝（鼻腔側より）が支配する。外鼻手術における伝達麻酔に必要な知見であるとともに，前篩骨神経は，軟骨間切開法（intercartilaginous insicion：IC incision）の際に損傷しないよう喚起される。

2. 隆鼻術

中北信昭

◎L型の隆鼻材料は，鼻尖に過度な緊張を生じてさまざまなトラブルを起こしやすく，不自然な形態になりやすいので，原則として使用すべきでない
◎鼻背にI型の隆鼻材料を挿入し，鼻尖も高くする場合には鼻尖形成術を組み合わせる
◎シリコンプロテーゼの最大の利点は，術後何らかの問題や患者の不満を生じた場合に，除去や入れ替えが容易なことである
◎自家組織移植法の利点は，より自然な外観，人工物を使用していない心理的安心感などである
◎自家組織移植法の最大の欠点は，癒着により二次修正が容易ではなく，また組織採取部に制限があるため初回と同じ方法を繰り返すのは困難なことである
◎細片軟骨移植法は，従来行われてきた自家組織移植法の欠点の多くを克服した

適応

　欧米人に比較して鼻が低い日本人においては，広く適応がある。鼻を高くしたいという明確な要望を持つ患者はもとより，鼻幅が広い，目と目が離れて見えるといった悩みを解消する手段として，また扁平な顔面の印象を改善するために，立体感を増す目的で隆鼻術を勧めることも多い。

隆鼻材料の種類

■人工物

　現在，隆鼻術に用いられている固形の人工材料（インプラント）は，シリコン樹脂とゴアテックス®（ePTFE）にほぼ限定されているが，利便性や細工のしやすさなどから前者が一般的である。シリコンの最大の利点は，術後何らかの問題や不満を生じた場合に除去や入れ替えが容易なことである。また，ミリ単位で厚み調整が可能，適度な硬度を有するなど優れた特徴を併せもっている。欠点としては長期使用による皮膚の菲薄化，石灰化などが挙げられる。

■自家組織

　自家組織には軟骨（耳介軟骨，鼻中隔軟骨，肋軟骨），骨（腸骨，頭蓋骨），筋膜，真皮などがあるが，経時的に最も量的・質的変化の少ない軟骨が主に使用されてきた。人工材料に比較して感染に強い，より自然な外観が期待できる，心理的安心感，単純X線には写りにくい，などの利点を有するが，期待するほどの隆鼻効果が得られにくく，組織採取部が必要で手術の手間や患者の負担が大きい，また，厚みや形態の正確な調整は困難，萎縮や変形が起こる可能性がある，二次修正が難しいなどの欠点がある。
　しかし近年，耳介軟骨を細片にして移植する方法が開発され，自家組織移植法の欠点の多くを克服したと言える。

手術法の選択

　人工材料と自家組織のどちらを選択するかは，両者の利点・欠点を十分に説明したうえで患者自身の希望を優先するが，もともとの鼻形態やどのような外観を希望するかによって，ふさわしい隆鼻材料を選択することが大切である。ただし，結果に満足できないか，新たな要求により再手術に至ることが多いのも鼻の美容手術における特徴であることから，初回手術では後日修正の可能性を考慮して，入れ替えが容易なシリコンプロテーゼを第1選択とするのが無難である。一方，すでにインプラントで複数回手術を受けているが不満や問題を抱えている場合の修復法として，自家組織移植は有意義な選択肢である。

合併症と対策

■感染

　インプラントは組織移植に比較して感染に弱く，一度感染が起きればただちにインプラントを

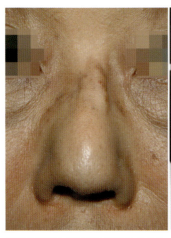
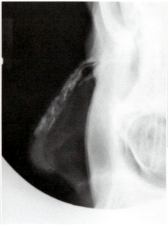
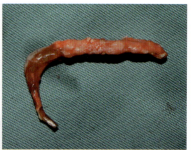

取り除いた石灰化を伴うシリコンプロテーゼ

鼻背の変形と硬い腫瘤が認められる。X線では，石灰化陰影を認める

図　約30年前に隆鼻術を受け，石灰化を生じた症例

取り除く必要がある。主な感染源は患者自身の鼻腔内や口腔内，上咽頭に常在する細菌と考えられ，気道分泌物のインプラントとの接触や術野への流入をできる限り避けることで，かなり防ぐことができる。全身麻酔の場合には，鼻腔内をガーゼパックし，口をフィルムドレープで密閉すると効果的である。さらに，インプラント挿入直前に術野を生理的食塩水200ml程度で洗浄するとよい。自家組織移植法でもやはり感染は起こり得るので，同様の対策を怠るべきではない。

■偏位・変形

　隆鼻術の術後，患者のクレームで最も多いのが鼻の曲がりである。隆鼻材料の明らかな位置のずれや弯曲変形は，デザインの誤り，剥離が不十分，術後の不適切な固定，組織の場合はさらに捻れやたわみの補正が不十分など，技術的な問題が原因であることが多い。スプリント固定を解除した時点で用手的にまったく矯正できない場合，多くは後日再手術で入れ替えるしかない。一方，患者にもともと軽度な斜鼻があった場合，手術手技に問題がなくても術後曲がりが強調されてしまうことがある。症例によっては何度入れ替えてもうまくいかないこともあり，術者はこのような可能性をあらかじめ患者によく説明しておくことが肝要である。

　自家組織では吸収が問題となる。その中で軟骨は比較的吸収が少なく安定しているが，細片軟骨移植法においても長期的には萎縮して鼻梁が細くなる，高さが減少するなどの変化が起こる可能性がある。

■インプラントの露出

　多くはL型インプラント使用例に起こり，主に鼻尖の皮膚が穿孔して露出する。時に鼻腔内にも生じる。皮膚に瘢痕や変形を残して修復が困難となることが多く，見栄えを優先して大きなインプラントを使用することは避けるべきである。

■石灰化

　シリコンプロテーゼに特有な合併症の1つで，皮膚面に凹凸不整な硬い腫瘤を触れるようになる（図）。術後20～30年を経た症例に時折見られるが，術後10年程度で取り除いたプロテーゼ表面に，薄い石灰沈着が見られることもある。症状が現れたらプロテーゼおよび石灰沈着した被膜を除去し，必要に応じて新しいプロテーゼに入れ替えるか，自家組織移植法に変更する。

■辺縁の明瞭化

　隆鼻材料の辺縁が外見的にはっきり分かる状態で，不自然な印象を与える。インプラント使用例に多いが，自家組織でも見られ，特に鼻背の皮膚が薄い症例に起こりやすい。インプラントは厚みを控えめに，幅を広めにし，辺縁を可能な限り薄く削ることである程度回避できる。皮膚が極めて薄い症例では，対策として隆鼻材料を筋膜などの軟部組織で覆うのも一方法である。

■隆鼻材料の動揺・不安定

　インプラントが皮下（骨膜上）に挿入されると頭側端が安定せず，徒手的に著しく動揺して極めて不自然な状況になる。これを避けるには，イン

プラントを鼻骨の骨膜下に確実に挿入する必要がある。自家組織は通常骨膜上に移植するが，骨膜に癒着するため比較的安定性はよい。しかし，外表から指でつまむと触知できることが多く，多少の動揺性は避けられない。

I 人工物（シリコンプロテーゼ）による隆鼻術

- 原則としてL型は使用しない。鼻尖も高くする場合はI型インプラント挿入に鼻尖形成術を組み合わせる
- 鼻根部でプロテーゼが浮かないよう，鼻骨形態（特にhump）に合わせた入念な細工が必要である
- プロテーゼの動揺性を防ぐには骨膜下に確実に挿入することが重要である

❶ デザイン

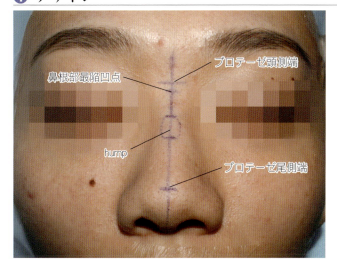

プロテーゼ挿入位置の設定：

▶正中線
内眼角間距離の中点と鼻尖中央を結ぶ線をマーキングする。ただし，内眼角の位置が非対称な場合や斜鼻がある症例では，客観的に最も鼻すじがまっすぐに見えるラインを優先する。

▶頭側端と尾側端
上端は開瞼時の上眼瞼縁の高さか，それよりやや頭側とする。眉間近くにまで挿入すると，鼻根部から眉間に広がる輪郭が直線的となり不自然である。尾側端は大鼻翼軟骨にちょうど接するか，わずかにオーバーラップする位置とする。短すぎると鼻尖との間に凹みを生じやすい。

Advice
・ほかに，プロテーゼの成形の際に必要なhumpの範囲をマーキングしておくとよい。

❷ アプローチ

▶麻酔
通常は局所麻酔で行う。30G針を用いてエピネフリン添加1%キシロカイン®溶液を鼻尖の中心に注射し，針の向きを変えながら両側の鼻孔縁にまで行き渡るよう注入する。鼻根部への注入には23Gカテラン針を用いる。

1. 切開

鼻背にプロテーゼを挿入するのみの場合は片側（術者が右利きの場合は右側）の鼻翼軟骨間切開（IC incision）でも可能であるが，多くの場合，鼻尖形成術を組み合わせること，鼻尖の皮下剥離を左右均等に行う方が術後左右差を生じにくいことから，通常，両側の鼻翼軟骨下切開（IF incision）を選択する。

第3章 鼻の手術

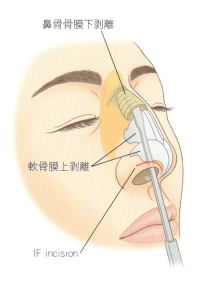

2. 剥離

 大鼻翼軟骨膜上および外側鼻軟骨膜上を鈍的に剥離し，鼻骨下縁に達したら骨膜剥離子で骨膜下をやや広めに剥離する。

Advice
- プロテーゼ頭側端は皮下に入ると術後著しく動揺するので，確実に骨膜下に挿入することが重要である。剥離の際に骨膜が多少裂けるが，問題はない。
- 剥離腔にわずかな柵状物が残ってもプロテーゼは容易に偏位してしまうことに留意する。

❸ シリコンプロテーゼの成形

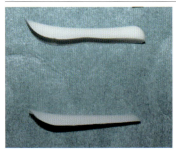

I型シリコンプロテーゼ

　市販されている鼻用シリコンプロテーゼ（現在わが国では製造されていないので韓国などからの輸入に頼るしかない）のうちできるだけ軟らかいものを選択し，大きさや厚みの異なるプロテーゼを複数準備しておく。症例ごとに最も適合する物を選択するが，さらにベースの鼻骨・軟骨形態に合わせて入念に細工調整する。

　まず長さや厚みの大まかな細工を剪刀で行い，細かい調整には電動マイクロエンジンを用いる。軟性樹脂専用の研削バーを用いると極めて精密な加工が可能であり，プロテーゼの辺縁を極限まで薄くすることもできる。

　プロテーゼの幅は，細いと鼻すじがはっきりしすぎて不自然になりやすいので，やや広めにするのがよい。平均的な体格の女性の場合，最も広い所（鼻根部）で8〜9mm程度が適当である。

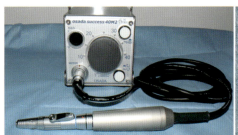

電動マイクロエンジン

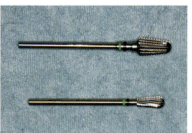

軟性樹脂用研削バー

Advice
- プロテーゼ裏面をhumpに合わせて十分に削り，鼻根部で浮かないよう鼻骨にしっかり密着させることが重要である。頭側端が浮くとプロテーゼの厚み以上に鼻根部が高くなり極めて不自然になる。

❹ 固定

プロテーゼの頭側端・尾側端の正中に 6-0 ナイロン糸をかけておき，直針または 22G カテラン針を用いて皮膚にマーキングした位置に pull out する．プロテーゼは鑷子で把持し，頭側の pull out 糸を引きながら骨膜下腔に確実に挿入する．プロテーゼが正しく鼻背の正中にあることを確認し，閉創する．

鼻腔側からの圧迫止血目的で，ソフラチュールガーゼを巻いたシリコンチューブを鼻孔内に挿入し，pull out の固定も兼ね，Steri-Strip™ などを用いて鼻背にテーピングを行う．さらに，プロテーゼの両側に沿ってガーゼを置いてテープ固定し，加えてスプリント固定を行う．

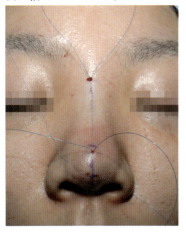

プロテーゼの頭側端と尾側端にかけた糸を皮膚面に pull-out したところ

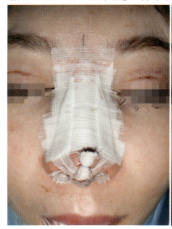

鼻背両側のガーゼおよびテープ固定（本症例では鼻尖に軟骨移植も施行した）

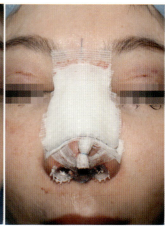

スプリント固定（アクアプラスト使用）

❺ 術後管理

術後 2〜3 日目に鼻孔のチューブを除去し，5 日目にスプリントおよびテープ固定を解除する．以後，不用意な外力でプロテーゼが移動してしまうのを避けるため，患者自身で就寝中のみスプリント固定を行うよう（術後 3 週間ほど）指導する．pull-out 糸も含め抜糸は 7 日目に行う．

症例　36 歳，女性，鼻根部を中心に鼻全体を高くすることを希望

Ⅰ型シリコンプロテーゼ挿入と鼻尖形成術を同時に行った症例．シリコンプロテーゼは鼻根部で厚さ 5mm，鼻尖上部で厚さ 4mm に調整した．鼻尖は大鼻翼軟骨の脚間縫合と耳介軟骨移植を施行した．

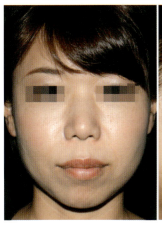
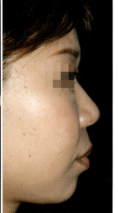

術前

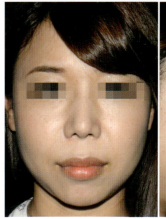
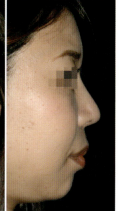

術後 6 カ月

第3章 鼻の手術

II 自家組織（筋膜被覆細片耳介軟骨移植）による隆鼻術

KEY POINTS
- 人工材料を使用してほしくない，あるいは人工材料による隆鼻術ですでに問題を生じている患者に良い適応となる
- たわんだ状態で移植すると容易に術後弯曲変形を来たすので注意が必要である
- できる限り組織採取部（耳介）の変形を生じないよう配慮することも大切である

❶ デザイン

鼻における術前のデザインは基本的にプロテーゼの場合と同じで，鼻背の正中線，移植組織を挿入する頭側端と尾側端にマーキングしておく（プロテーゼ法を参照）。

❷ アプローチ

▶麻酔

局所麻酔のみでも手術は可能であるが，採取部が複数であること，手術時間が比較的長くなることから全身麻酔が望ましい。

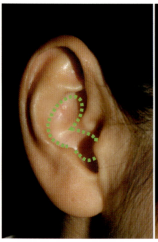
軟骨を採取する範囲

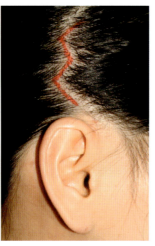
側頭部の皮膚切開

1. 耳介軟骨の採取

   耳介裏面の切開で耳甲介のほぼ全体から採取する。原則として片耳からに留めるが，耳介が非常に小さい，または極端な低鼻では両耳から採取する。

2. 側頭頭頂筋膜（浅側頭筋膜）の採取

   側頭部皮膚に長さ約5cmのW型切開を置き，幅最低20mm，長さ40mmほど採取する。

   （深）側頭筋膜を選択してもよいが，骨膜に移行するので長さが確保しにくく，また柔軟性に乏しいのが欠点である。

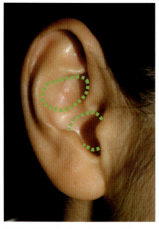
耳介変形しにくい軟骨採取法

Advice
- 万が一，二次修正が必要となった場合を考慮すると，初回手術では軟骨採取をできるだけ片側からに留めておきたい。しかし，耳甲介全体から軟骨を採取すると，耳介を聳立させる支持性が低下して後方に寝てしまうことがある。比較的耳甲介が大きくて採取量を確保しやすい場合には，耳甲介中央部（耳輪脚の延長）をブリッジ状に温存すると変形が回避できる。
- 筋膜は外径6mmのシリンジに巻いてバッグを作製するので（後述），理論上は幅20mmあれば不足はないが，採取後に収縮して縫合困難となることがあるので，幅は広めに採取する方が賢明である。

2. 隆鼻術

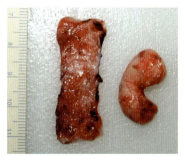

採取した側頭頭頂筋膜と耳介軟骨

3. 移植床の準備

外側鼻軟骨膜上，鼻骨骨膜上（シリコンの場合は骨膜下）で剥離し，移植片を挿入するポケットを作製する。

Advice
・移植片を挿入する剥離腔が不均一だったり，わずかでも柵状物が残っていると，移植片は柔軟性があるため容易に変形してしまう可能性がある。術後変形の主な原因は移植組織の経時的な変化よりも手術時の手技的問題と考えられる。

❸ 耳介軟骨の成形

採取した軟骨は15番メスを用いて切り刻み，約1mm角の細片とする。先端をカットした1mlのディスポーザブルシリンジに鑷子で細片軟骨を詰め，これに筋膜を巻き付けながら6-0ナイロン糸による連続縫合でバッグを作製する。筋膜バッグの頭側端が先細りになるようV字型にカットし，縫合閉鎖する。シリンジ内の細片軟骨を筋膜バッグに充填し，尾側端を閉鎖する。細片軟骨の量は患者の低鼻の程度や希望により調整するが，通常は0.6〜1.0mlの範囲である。

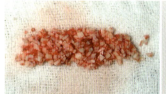
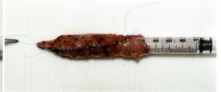

1. 細片にした耳介軟骨
2. シリンジに充填した細片軟骨と側頭頭頂筋膜
3. シリンジに巻きながら筋膜バッグを作製しているところ

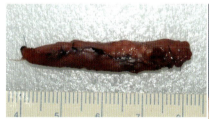
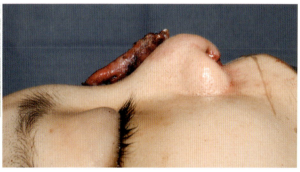

4. 移植前の筋膜被覆細片軟骨
5. 移植片は柔軟性があり移植床の形態になじみやすい

第3章 鼻の手術

❹ 固定

シリコンプロテーゼの項で述べたのと同様，移植片の頭側端と尾側端に6-0ナイロン糸をかけておき，22Gカテラン針などを用いて皮膚面にpull-outしながら骨膜上の剥離腔に挿入する。

術後のテーピングやスプリント固定の方法もプロテーゼ法とほぼ同様である。

Advice
- 誘導糸をpull-outした時点で移植片にたわみがあると術後彎曲しやすいので，適度な緊張がかかるようpull-out糸の位置決めには細心の注意が必要である。

❺ 術後管理

組織移植法ではスプリント固定期間を7日間とする。7日目にpull-out糸も含めてすべての抜糸を行う。その後も患者自身による夜間就寝中のみのスプリント固定を，1カ月程度継続するよう指導する。

筋膜のボリュームが落ち着くには通常術後1カ月以上かかるので，腫れが引いてもしばらく鼻すじが高すぎる，太すぎると感じる場合があることを患者に説明しておく。

▶術後移植片の彎曲・偏位が認められた場合の対処法

比較的早期であれば，しばらく圧迫を加えることで矯正可能なことが多い。実際には，圧迫したい場所に合わせてレストンスポンジを貼り付けたスプリントを，在宅時や夜間に装着してもらう。2週間から1カ月ほどで矯正効果が見られることが多い。

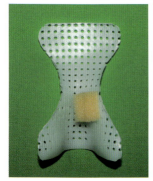

スポンジを貼付した装具

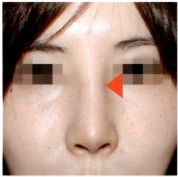

矯正前（術後10日）
移植片が左方に偏位している

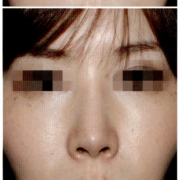

矯正後（術後3カ月）

症例　37歳，女性，鼻すじのみを自家組織移植法で高くすることを希望

鼻背への側頭頭頂筋膜被覆細片耳甲介軟骨移植のみを行い，鼻尖形成術など，その他の手術は行っていない．移植細片軟骨の量は約0.6mlであった．

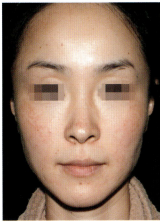
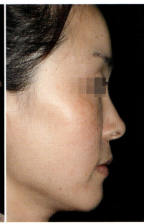

術前

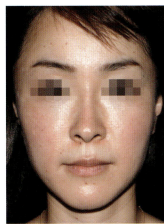
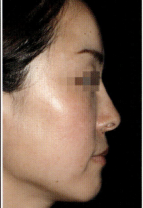

術後2年

History & Review

- 鼻の美容手術に望む患者の特性と術者の心構えを解説．
  菅原康志：患者の選択とインフォームドコンセント．形成外科 49：619-625, 2006
- シリコンプロテーゼによる隆鼻術を詳細に解説．
  広比利次：シリコンインプラントによる隆鼻術．形成外科 49：651-662, 2006
- 細片軟骨をサージセル®で包んで移植する隆鼻術を報告．
  Erol OO: The Turkish delight: a pliable graft for rhinoplasty. plast Reconstr Surg 105: 2229-2241, 2000
- 筋膜に包んだ細片軟骨の移植により隆鼻術を行った多数の症例を報告．
  Guerrerosantos J, Trabanino C, Guerrerosantos F: Multifragmented cartilage wrapped with fascia in augmentation rhinoplasty. Plast Reconstr Surg 117: 804-812, 2006
- 筋膜被覆細片耳介軟骨移植法による隆鼻術を日本で紹介．
  中北信昭，林和宏，内沼栄樹ほか：細片耳甲介軟骨と側頭筋膜バッグによる隆鼻術．日美外報 29：135-143, 2007
- 筋膜被覆細片耳介軟骨移植法による隆鼻術の中期経過と種々の適応症例を報告．
  中北信昭：細片軟骨と側頭筋膜を用いた隆鼻術．日美外報 30：204-213, 2008

第3章 鼻の手術

3. わし鼻（hump nose）形成術

菅原康志

Knack & Pitfalls
◎治療方針を決定するための術前の分析を丁寧に行う
◎Hump を削る（切除する）のか，鼻根部を高くするのか，あるいは両方行うのかを決める
◎Hump の構成要素は軟骨部に存在することが多い
◎Hump 切除は，鼻骨部，軟骨部のそれぞれにアプローチする
◎皮膚，軟部組織を丁寧に扱う
◎オープンルーフになる場合，骨切りや spreader graft の要否を考慮する

適応

側面顔貌における鼻根から鼻尖への形状が，途中で突出している状態をわし鼻という。原因は，1. 骨および外側鼻軟骨（upper lateral cartilage）の突出（以下 hump），2. 鼻根（以下 radix）の陥凹，3. これら1，2の合併，のいずれかによる。わし鼻は，整容的に男性的で強い表情を醸し出すため，改善を希望する患者がいる。

手術法の選択

まず，形態改善をどの部分で行うのかを決定する。すなわち
1. Hump を低くする
2. Radix を高くする
3. 1，2を行う
である。これを決めるためには，側面顔貌写真上でのシミュレーションが有用であるが，最終的には患者の希望を取り入れて決定する（図）。

■Hump を低くする

軽度の hump であればクローズドアプローチで可能である。両側の inter-cartilaginous（IC）アプローチにより外側鼻軟骨上から鼻骨骨膜下を剥離し，専用のヤスリを用いて削骨する。ただしこの方法では，軟骨はほとんど削ることができないため，hump の主体が骨である場合に限られる。

外側鼻軟骨の切除を必要とする場合は，オープンアプローチを用いる。鼻骨骨膜下まで剥離したのち，両側外側鼻軟骨を鼻中隔軟骨から切離する。この際，鼻腔粘膜の損傷を避けるように注意する。まず，鼻中隔軟骨を切除し，続いて専用のヤスリを用いて鼻骨を削骨する。オープンルーフの幅をチェックし，正面からの形態が好ましくないと判断した場合は，両側の鼻骨骨切りを行い幅を狭くする。その場合，通常，外側鼻軟骨の頭側が強く寄りすぎるため，鼻中隔軟骨を採取し，spreader graft を行う。

■Radix を高くする

軽度の増量であれば，クローズドアプローチで可能である。移植材料としては，耳介軟骨，鼻中隔軟骨，肋軟骨などがある。シリコンインプラントは，術後の可動性や尾側端の透見といった問題が生じやすいため不適当である。

Radix まで骨膜下で剥離し，移植材料を挿入する。固定は，移植材料の2カ所に縫合した吸収糸のそれぞれの一端をカテラン針などを使って創外に出しテープで固定する方法と，皮膚上から移植材料を貫通するように糸をかけ縫合固定する方法とがある。いずれも術後1週で抜糸する。移植材料は，丁寧に形を整えないと，特に周辺部が皮膚から透見されやすいので注意する。

3. hump nose 形成術

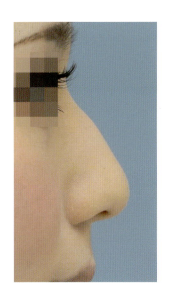
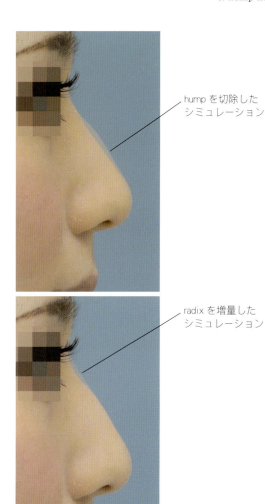

humpを切除した
シミュレーション

radixを増量した
シミュレーション

図　治療シミュレーション

合併症と対策

以下の合併症を術前に十分説明しておく。
■**皮下出血**
　10日前後で消退するが，日常生活に支障を来たす患者もいるため十分に説明する。
■**腫脹**
　明らかな腫脹は2週前後で消退するが，最終的には6カ月前後かかる。

■**不整**
　完璧な滑らかさでの仕上がりは難しい。ごく軽度の不整の可能性について理解を得る。
■**通気障害**
　骨切り時の鼻腔粘膜損傷による拘縮でinternal valveの狭小化が生じ，通気障害を来たすことがある。正確な骨切り操作を行う必要がある。
■**術後瘢痕**
　オープンアプローチでの鼻柱の瘢痕や経皮的骨切りアプローチでの瘢痕について説明しておく。

第3章 鼻の手術

手技

- 骨，軟骨はできるだけ滑らかになるうように処理する
- 皮膚，軟部組織の扱いを丁寧にする

❶ デザイン

局所麻酔でも可能であるが，手術中の出血や骨切り時の不快感を考慮すると，静脈麻酔もしくは全身麻酔が望ましい。

切除する hump の範囲，骨切りのラインおよび鼻柱の切開線をマークしておく。手術に先立ち，皮下，鼻内に10万倍エピネフリン添加1%リドカインを局注する。5,000倍エピネフリン・コメガーゼによる鼻腔内パッキングをすると粘膜からの出血が軽減される。

❷ アプローチ

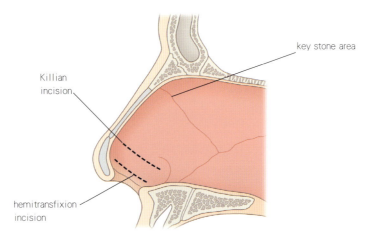

鼻中隔軟骨へのアプローチ

1. 鼻柱切開から両側大鼻翼軟骨（greater alar cartilage）下縁に沿って切開を加え，軟骨膜上を剥離する。外側鼻軟骨上の層で進むと鼻骨の下端に達するので，骨膜剥離子で骨膜下に剥離を進める。このリニオン付近で剥離層が浅くなり骨膜上での剥離になると，術後に不整が目立ちやすくなるので丁寧に行う。
2. 鼻中隔軟骨を Killian もしくは hemitransfixion アプローチから，軟骨膜下で外側鼻軟骨内側縁まで剥離する。また，同じアプローチから 7 × 12mm 前後の鼻中隔軟骨を採取する。

❸ Hump 切除

鼻中隔軟骨と両側外側鼻軟骨の接合部を，鼻腔粘膜を損傷しないように注意しながら切離したのち，hump に相当する部分の鼻中隔軟骨をメスで切除する。切除しすぎると戻せないので，形態の変化を確認しながら 2～3 回に分けて切除する。

次いで hump に相当する鼻骨をヤスリで削骨する。ノミは不測の異常骨折を起こすことが多く，ヤスリでの処置が望ましい。削骨の際，鼻中隔軟骨との接合部（key stone area）が外れないように気をつける。外れた場合は，篩骨垂直板に小孔を穿ち，鼻中隔軟骨と縫合固定する。

またオープンルーフ（鼻腔粘膜の天井にあたる部分の骨欠損）になるため，露出した鼻腔粘膜を傷つけないように注意する。

❹ 骨切り

オープンルーフの幅をチェックし，正面からの形態が好ましくないと判断した場合は，両側の鼻骨骨切りを行う。

1. まず鼻鏡で展開して，梨状孔縁にあたる粘膜を5mm切開する。Angular arteryを損傷しないように剪刀で鈍的に分け，骨膜に達する。骨切りラインを骨膜下に幅5mmでトンネル状に剥離する。剥離子で内眼角靱帯を痛め損傷しないようにする。鼻腔粘膜の剥離は不要である。

2. 3mmのノミで，内側の骨切りから始める。できるだけ鼻腔粘膜を損傷しないようにする。次いで外側骨切りをする。オープンルーフの狭小化が目的なので，low to high osteotomyでよい。内側骨切りラインと連続させないように，5〜6mm手前で止める。そのまま内側に捻るように倒し込んで，若木骨折させる。完全に授動させると，粘膜が裂け，骨片の支持性が弱くなるので，軽く動く程度でよい。

Advice
・鼻腔内からの骨切りが難しい場合は，経皮的アプローチでもよい。
鼻外側に3mmの皮膚切開を置き，そこから3mmのノミで骨切りを行う。

3. 骨切り後，オープンルーフの閉鎖を確認し，外側鼻軟骨の頭側が狭く寄りすぎていると判断した場合は，採取した鼻中隔軟骨でspreader graftを行う。
 Key stone areaを中心に，3.5×12mmの鼻中隔軟骨を挟むように縫合固定する。

4. 次いで両側外側鼻軟骨を縫合固定し，最終的に骨および軟骨の不整がないことを確認する。

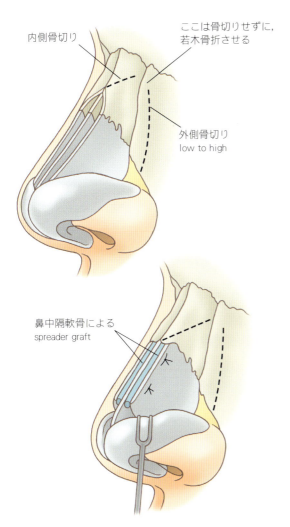

Spreader graftの挿入と縫合固定

❺ 創閉鎖

鼻内の切開創は吸収糸で縫合する。細かく縫合する必要はないが，段差が生じないよう正確に創を合わせる。鼻柱部は，7-0ナイロン糸でマットレス縫合とする。鼻外側に置いた皮切は縫合しなくてよい。

❻ ギプス固定

術後腫脹の防止と皮膚の保護の目的でテーピングを施したのち，1～1.5mm厚のサーモスプリントを用いて外固定をする．スプリントが大きいと，頰や前額の動きの影響を受けてずれやすいので，鼻のみに当てるようにする．鼻腔パッキングは不要か，ごく軽度に行い，決して詰め込まない．

❼ 術後管理

翌日よりシャワー浴を許可するが，鼻には強く触れないように指導する．鼻腔パッキングは術後2日目に抜去する．術後7日目にスプリントを除去し抜糸する．

症例 26歳，女性，hump切除＋鼻尖形成

オープンアプローチからhump切除と骨切りを行ったのち，spreader graftを吸収糸で鼻中隔軟骨に縫合固定した．大鼻翼軟骨のcephalic trimを行い，domal sutureによりtip defining pointを作成し，inter-dormal sutureで固定した．大鼻翼軟骨の内側脚の補強にcolumellar strut graftを行い，さらに鼻尖形態を整えるためにshield graftを行った．移植はすべて採取した鼻中隔軟骨を用いた．

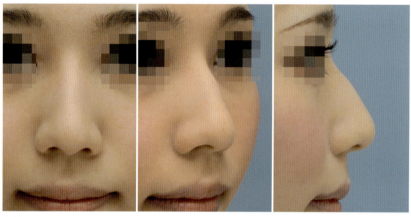

術前

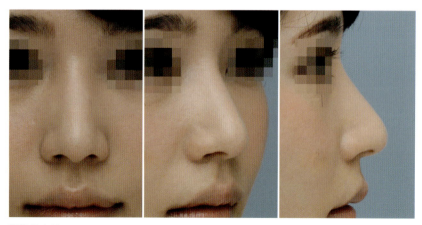

術後8カ月

3. hump nose 形成術

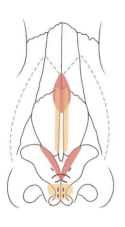
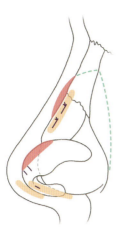
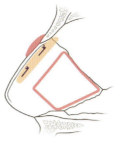
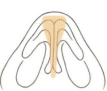

手術記録

hump 切除，骨切り，spreader graft, cephalic trim, domal suture, columellar strut graft, shield graft を行っている。

- resection
- graft
- osteotomy
- stitch
- implant

History & Review

● 現在のところ最も詳細な解剖が記載されている。
　Daniel RK, Palhazi P: Rhinoplasty: an anatomical and clinical atlas, Springer, Switzerland, 2018
● 多彩なアプローチによる症例検討がなされている。
　Johnson CM, To WC: A case approach to open structure rhinoplasty, Elsevier Saunders, Philadelphia, 2005
● 美しいイラストで基本的な septo-rhinoplasty が解説されている。
　Azizzadeh B, Murphy MR, Johnson CM, et al: Master techniques in rhinoplasty. Elsevier Saunders, Philadelphia, 2011
● 現在の基本的な手技が網羅されている。
　Daniel RK: Rhinoplasty: an atrlas of surgical techniques, Springer, New York, 2004
● アプローチに関して詳細に記載されている。
　Toriumi DM, Becker DG: Rhinoplasty dissection manual, Lippincott Williams & Wilkins, Philadelphia, 1999

4. 鼻翼形成術

広比利次

Knack & Pitfalls
◎鼻翼形態で問題となる代表的なものは，鼻翼側壁が強弯で張り出していること（alar flare）と鼻翼間距離が大きいこと（wide alar base）である
◎鼻翼幅径を狭めるには，鼻翼基部の組織を皮弁として内側に締め付ける modified alar base cinching method が，有用な方法である
◎鼻翼形成術においては，ひとたび縮小した鼻翼と鼻孔は元の形には復元できない
◎鼻翼での皮脂腺が発達している患者では，鼻翼側壁での手術痕が目立つことがある
◎鼻翼基部が鼻柱基部よりも尾側に位置する場合，上口唇が短い場合には鼻翼挙上術を，上口唇が長い場合には鼻中隔延長術を選択すべきである

適応

日本人の鼻は，西洋人と比べると鼻全体のサイズが小さく，短鼻で高さが不足しており，立体感に乏しい。そのため相対的に鼻翼の広がりが目立つ。手術適応となる代表的な鼻翼形態は以下のようなものである[1]。

■鼻翼が過剰に厚く大きい

鼻翼の大きさの改善には，鼻翼側壁で組織切除が必要となる。厚みの改善は術後に自然な鼻翼形態を維持することが難しく，瘢痕が目立つことも多いので，手術適応は慎重に決定する（図1-a）。

■鼻翼側壁が強弯で外側に張り出している（alar flare）

鼻翼間距離が鼻翼頬溝間距離よりも 2mm 以上大きい場合，excessive alar flaring と定義される。鼻翼側壁の弯曲が強く，外側に張り出しているタイプの鼻翼は黒人に多く見られるが，日本人ではそれほど多くはない（図1-b）。

■鼻翼幅径が広い（wide alar base）

日本人で最も手術適応が多いのはこのタイプである。鼻翼間距離は，標準的には内眼角距離と同程度であり，日本人平均は女性 35〜36mm，男性 37〜38mm 程度である。この基準より 2mm 以上幅広い場合には鼻翼幅径を減少させる手術の適応となる（図1-c）。

■鼻翼基部尾側偏位

鼻翼基部が鼻柱基部よりも尾側に位置すると鼻翼-鼻柱関係（alar-columellar relationship：ACR）が不調和となり，正面顔貌，側面顔貌ともに形態の改善が要求される（図1-d）。

手術法の選択

鼻翼形成術では，以下の点に留意する[2]。
1. 視認できる瘢痕は最小化する。
2. 術後形態は自然でなければならない。
3. 外鼻孔が狭くなりすぎないように，鼻腔底では控えめな組織切除とする。
4. ひとたび縮小した鼻翼と鼻孔は元の形に復元できない。

■大きく分厚い鼻翼の症例

鼻翼の面積が大きい症例には，側壁切除術で面積を縮小する。鼻孔の大きさによってデザインが異なる。鼻孔が標準的な大きさであれば，鼻翼切除は前庭部まで入らない。鼻孔も同時に大きい場合には，前庭部皮膚まで及ぶ。

鼻翼が分厚い症例には，鼻孔縁に沿って鼻翼底の組織切除を行う[1]。過剰に切除すると，術後に鼻孔縁は直線的ないしは不自然なカーブとなりやすい（図2）。

■鼻翼側壁が強弯で外側に張り出している症例（alar flare）

鼻翼側壁の皮膚を最大 3〜4mm 幅で三日月型に切除することにより，鼻翼側壁のドーム状の強い凸面の弯曲，外側への張り出しが弱くなる。Flare のみの改善であれば，切開線は前庭部皮膚に及ぶ必要はない。

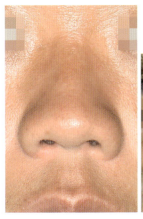 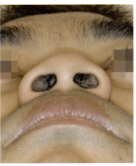 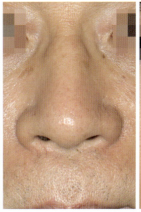 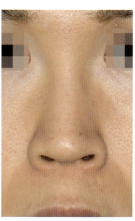

(a) 厚くて大きい鼻翼　　(b) Alar flare　　(c) Wide alar base　　(d) 鼻翼基部尾側偏位

図1　日本人の代表的な鼻翼形態

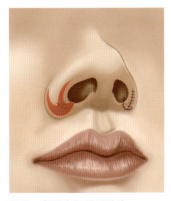 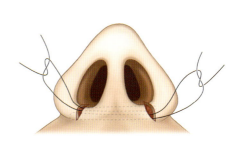

図2　鼻翼底組織切除術　　　図3　鼻腔底組織切除術 + alar base cinching suture

■鼻翼幅径が広い症例（wide alar base）

鼻翼間距離を狭める目的で，鼻腔底での組織切除が広く行われているが，その効果は微々たるものである。鼻翼底切除術は，鼻孔が大きい症例，鼻孔の形が横長で楕円の症例に対して，主に鼻孔のサイズ，形態を改善することである。

また，鼻腔底切除に締め付け縫合（cinch suture）を追加する術式が報告されているが，術後の後戻りが強く，長期的に良好な結果は得にくい（図3）[3]。

鼻翼幅径を狭めるには，皮弁を用いて締め付けを行う modified alar cinch procedure（denuded flap を利用）がある。本術式の歴史は古く，1970年代より Millard, Daniel らにより報告されている（図4）[4)5)]。

著者らは，鼻腔底の皮膚・軟部組織を切除せず，外側を基部にした flap として挙上し，flap 先端を対側との皮下トンネルを通して内側に牽引し，対側の梨状口周囲の骨膜に縫合固定することにより鼻翼幅径が効果的に狭まる方法を報告した[6]。

■鼻翼基部尾側偏位の症例

上口唇（人中部）が長いか短いかで手術適応は分けて考える。人中部が長い症例では鼻中隔延長術を，短い症例では鼻翼挙上術を検討する。

合併症と対策

■目立つ瘢痕

鼻翼の外側は皮脂の分泌が盛んで，皮脂腺が創面で切断された場合に，小さな類皮嚢胞を形成し凹凸の目立つ瘢痕を残すことがあるため，鼻翼外

側の切開はできるだけ行わない方針とする。鼻翼頬溝に沿って組織切除を行った場合には，瘢痕が目立つ可能性があることを患者には十分説明すべきである。

■鼻孔の過度の狭小

鼻腔底での皮膚切除が過剰に行われた場合には，鼻孔が狭くなりすぎ，通気障害が起こる可能性がある（図5-a）。

鼻孔が狭くなっている要因として，内側脚の尾側の軟骨部分（medial footplate）が過度に張り出していることが少なくない。その場合には内側脚間の軟部組織切除後，両側の軟骨先端をマットレス縫合で寄せることにより鼻孔を広げることが可能である。

■鼻腔底隆起部でのくびれ変形

鼻腔底切除では，外側の切開線の位置に注意する。鼻腔底での皮膚切除デザインが外側に寄りすぎた場合には，術後の鼻翼基部にはくびれ変形（notching deformity）を残し，鼻翼から鼻腔底にかけての自然な連続性が失われる（図5-b）。

デザインに際しての注意点として，指で鼻翼を内側に押すことにより鼻腔底と鼻翼側壁との境界部にくびれができるが，鼻腔底での外側の切開線はこのしわより1～2mmほど内側（鼻柱側）に寄せるべきである。

■鼻翼側壁の平坦化

鼻翼側壁で組織切除が過度に行われた場合には，鼻翼の自然な弯曲が失われ，鼻翼は平坦化し，非常に不自然な形態となる（図5-c）。

過度の組織切除は，その後の修正が不能となるため，鼻翼側壁で最大切除幅として3～4mmを目安に組織切除を行うべきである。なお平坦化された鼻翼の修正は，耳介軟骨を鼻孔縁に移植する（alar rim graft）。

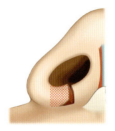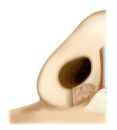

図4　Danielによるmodified alar cinch procedure

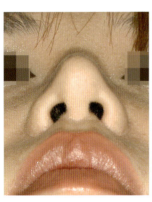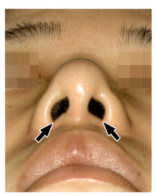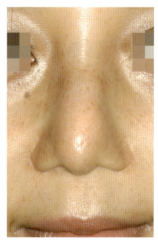

（a）鼻孔の過度の狭小　　（b）鼻腔底隆起部でのくびれ変形（➡）　　（c）鼻翼側壁の平坦化

図5　いろいろな術後合併症

■左右非対称

鼻翼は立体的組織であり，術後に三次元的に左右非対称となることは少なくない．術後の左右対称性を得るために，組織切除後に残存する鼻翼に左右差が出ないように，鼻翼溝からの長さを計測しながらマーキングする．その結果として左右の組織切除量，切除部位が決定される．

I 鼻翼縮小術（鼻翼切除）

KEY POINTS
- Alar flare に対しては，鼻翼側壁での三日月型の皮膚切除では，最大幅3mmで鼻腔内まで全層に行わない
- 分厚く大きい鼻翼では，鼻翼外壁切除は鼻腔内まで全層切除を行うが，鼻孔の大きさに応じて鼻腔内の切除量は控えめとする
- 鼻翼挙上術では，目立つ瘢痕，不自然な鼻翼形態を避けなければならない

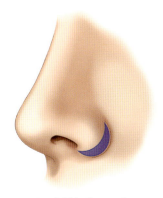

鼻翼側壁切除のデザイン

❶ デザイン

鼻翼が大きい症例，alar flare 症例に対しては，鼻翼側壁で三日月型の皮膚切除を行う．三日月型の組織切除量は alar flare 症例で最大3mm幅とするのが無難である．鼻翼が大きい症例では，切除量に応じて鼻腔内まで切開線が延びることもあるが，術後形態の自然さを考慮すると最大幅5mmとする．

Advice
・外側の切開線は鼻翼頬溝より1mm上方に設定する．鼻翼頬溝に切開線を一致させると，縫合の際に創面同志の適合が悪く，ずれが生じて，その結果として瘢痕が目立つことが多い．

❷ 切除

▶麻酔

通常は局部麻酔で行うことが多いが，患者の希望に応じて静脈麻酔（プロポフォール）を併用することもある．はじめに眼窩下神経ブロックを行う．片側1mlの2%キシロカイン®を1mlシリンジで30G針使用し，眼窩下神経孔周囲の骨膜下に浸潤させる．5分経過後に，鼻翼側壁中心に5mlのエピネフリン添加1%キシロカイン®を注射する．

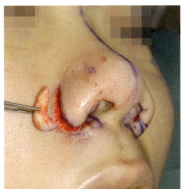

鼻翼側壁切除の実際

▶Alar flare の改善が目的の場合

通常は鼻腔側まで全層に切除する必要はない．

▶鼻翼が大きい症例

その大きさに応じて切除量が決まる．切開線は鼻翼頬溝から鼻翼底を通り，鼻腔内に連続させる．鼻腔内での切除幅は必ずしも同量ではなく，控えめとすることにより鼻孔が狭まりすぎないよう注意が必要である．

第3章 鼻の手術

▶鼻翼挙上を目的とする場合

鼻翼基部の垂下している部位を，鼻翼側壁から鼻前庭まで幅3mmほど組織切除する．

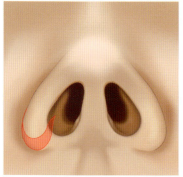

鼻翼挙上術のデザイン
(赤線)

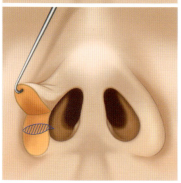

鼻翼組織を頭側に向かって剥離挙上する．鼻腔底側の組織を含めて水平方向に紡錘型（幅3mm程度）の組織を切除する．

鼻腔底側の組織を切除
(青線)

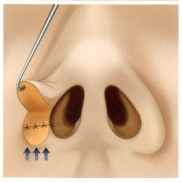

5-0吸収糸で縫合することにより鼻翼底は頭側に移動する．

鼻翼底の挙上

その後は頭側に移動した鼻翼底と鼻翼組織を創縁の接合に注意して縫合する．

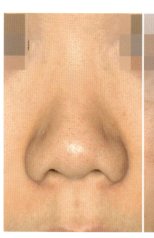
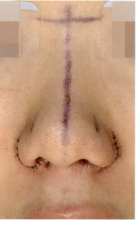

術前のACRでは鼻翼基部は鼻柱基部よりも尾側に位置していたが（左），鼻翼挙上操作により，創閉鎖後に両者はほぼ水平的な位置関係となった（右）

Advice

・鼻翼挙上では最小限の切開で2mmほど挙上させることができる．ただし，鼻翼を挙上させることによりflareが強くなり，鼻翼幅が軽度広がることもある．

❸ 縫合

5-0 吸収糸で中縫いを行うが，創縁での真皮縫合ではなく，切離した空隙を適合させるように中央部に 2～3 カ所 5-0 吸収糸をかける．皮膚は 7-0 ナイロン糸で，マットレス縫合を適宜交えながら閉創する．

Advice
・創縁から離れて行う中縫いは難しいが，糸の結びの強さを調整することにより創縁同士を適合させるのがコツである．創縁に近い部位での真皮縫合はかえって傷を目立たせることになる．

❹ 術後管理

創部の安静のために，鼻翼外側の頬部から上口唇にかけてテーピングを行う．創部の清潔を保つために，翌日よりシャワー浴で洗顔を行ってもらう．抜糸は 5 日目に行い，術後は 1 カ月，3 カ月で検診を促す．抜糸が遅れると縫合糸痕が目立って残ることがあるので注意する．

症例 26 歳，女性，wide alar base，鼻翼が大きい

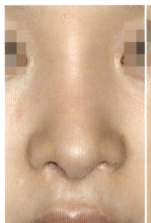
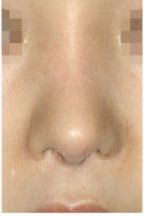

鼻翼の大きさと，wide alar base の改善を希望した．鼻翼側壁は三日月型に 3mm 幅で組織を切除した．鼻翼幅径は，鼻腔底部で 3mm 幅の皮弁をデザインし，modified alar base cinching suture を施行した．術後 7 カ月，鼻翼面積は縮小し，鼻翼幅径も狭まった．

術前　　　　　術後 7 カ月

II 鼻翼幅縮小術（modified alar base cinching method）

 KEY POINTS
- Modified alar base cinching method では，subcutaneous flap を利用して cinching suture を行うが，長期的経過でも鼻翼幅縮小効果は高い
- 本法では軽度から中等度の alar flare も同時に改善できるため，適応の広い手術である

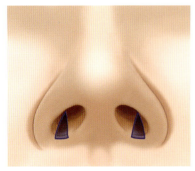

デザイン

❶ デザイン

術前の鼻翼幅径，鼻孔サイズにもよるが，通常は鼻腔底隆起部で 3～4mm 幅の三角弁を鼻腔内に向かってデザインする．

Advice
・三角弁の底辺のデザインでは，術後の自然な鼻翼底の連続性を維持し，くびれ変形を生じないために外側に寄りすぎないよう注意する．

❷ 切除

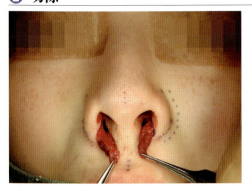

subcutaneous flap

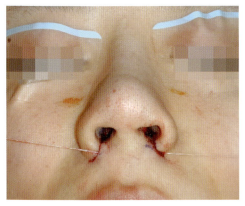

alar cinching suture

▶麻酔

通常は局部麻酔で行うことが多いが，患者の希望に応じて静脈麻酔（プロポフォール）を併用することもある．はじめに眼窩下神経ブロックを行う．片側1mlの2％キシロカイン®を1mlシリンジで30G針使用し，眼窩下神経孔周囲の骨膜下に浸潤させる．5分経過後に，鼻翼側壁中心に5mlのエピネフリン添加1％キシロカイン®を注射する．

デザインに沿って15番メスで浅く皮膚を切開し，その後メスを斜めに倒して皮膚より一回り大きい軟部組織を付けて，外側を基部とした皮弁として挙上する．皮膚切開デザインは細長い三角形であるが，皮下軟部組織は三角形に挙上するわけではなく，1つの塊として厚く挙上する[6]．

この軟部組織の量が少ないと，対側に牽引する際にちぎれることがある．また，flapを長く大きく挙上することにより皮下トンネル内で周囲組織と広範囲に癒着し，後戻りを防止する役割がある．

外側を基部として挙上したflapの皮膚成分は切除し，皮下軟部組織だけにする．

細部剪刀を用いて，左右の切開創間に皮下トンネルを作成する．flapの先端に4-0ナイロン糸をかけ，その糸は皮下トンネルを通して対側切開創に出し，flapを中央に寄せて底面の骨膜に固定する[6]．

Advice
・Flapを牽引の際に，強く引きすぎると上口唇が突出し，鼻翼形態のバランスが崩れる．鼻腔底隆起部での創縁がちょうど適合するほどの加減で引っぱるのがコツである．

❸ 縫合

鼻翼底の露出部では，5-0吸収糸，7-0ナイロン糸で2層に閉創する．鼻前庭部は5-0吸収糸で縫合する．鼻翼底部にできるドッグイヤーは，切開線を最小限に外側に延長して処理する．

Advice
・内側の創縁はやや鼻孔内にずらしながら創縁が適合することにより，ドッグイヤーを最小限とする．

❹ 術後管理

鼻翼幅径は術後経過のなかで，手術直後からは少し後戻りするが，3カ月経過以降は，その状態が安定する．術後検診は1，3，6カ月での来院を促す．切開創が初期の段階で少し段差になり目立つこともあるが，ほとんどは時間経過とともに軽快していく．

著者からのひとこと

- 鼻翼は頰部側の皮膚と連続しており，深部では梨状口周囲で梨状靱帯（pyriform ligament）で上顎骨と強固に連結されているため，中央部に寄せるのは相当の牽引力が必要になる。Gruber は pyriform ligament を上顎骨からはずしたうえで cinching suture を加えることにより，鼻翼幅径を狭める方法を開発した[3]。

症例 35歳，女性，modified alar base cinching method，鼻背部シリコンインプラント挿入術

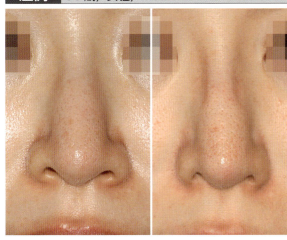

Wide alar base の改善を希望した。鼻腔底隆起（nostril sill）が目立っている症例であったが，鼻腔底で 4mm 幅の皮弁をデザインした。術後 1 年 8 カ月，鼻翼幅径は 39mm から 36mm と，3mm 幅の減少効果が見られ，鼻翼底の瘢痕も目立っていない。なお，鼻背部にはシリコンインプラントによる隆鼻術を併施した。

術前　　　術後 1 年 8 カ月

History & Review

1) 鼻翼形態をさまざまに分類し，その治療法を解説。
   Guyuron B, Behmand RA: Alar base abnormalities. Classification and correction. Clin Plast Surg. 23: 263-270, 1996
2) 鼻翼形成術における治療戦略を体系的に記述。
   Sheen JH: Alar resection and grafting. Dallas rhinoplasty: nasel surgery by the masters (2nd ed), edited by Gunter JP, et al, pp551-572, Quality Medical Publishing, St. Louis, 2007
3) Alar base cinshing suture 法の後戻りを防止するための方法を紹介。
   Gruber RP, Freeman MB, Hsu C, et al: Nasal base reduction: a treatment algorithm including alar release with medialization. Plast Reconstr Surg 123, 716-725, 2009
4) 鼻翼幅を狭めるために皮下皮弁を利用することをはじめて紹介。
   Millard DR Jr: The alar cinch in the flat, flaring nose. Plast Reconstr Surg 65: 669-672, 1980
5) Millard の鼻翼幅径縮小術を改良し，美容手術として確立。
   Daniel RK: The nasal base. Aesthetic plastic surgery: rhinoplasty, edited by Daniel RK, pp307-312, Little Brown, Boston, 1993
6) 鼻翼軸を調整しながら鼻翼幅を効果的に狭める方法。
   Hirohi T, Ng D, Nagai K, et al: Alar cinching with subcutaneous flaps: a procedure to achieve narrowing of the nasal base while controlling the alar axis and sidewall curvature. Plast Reconstr Surg 142: 1165-1176, 2018

5. 鼻尖形成術

広比利次

Knack & Pitfalls
◎日本人における代表的な鼻尖形態の臨床像として，団子鼻（bulbous tip）と鼻尖の高さ不足（under-projected tip）が挙げられる
◎大鼻翼軟骨は，外側脚が凸面で強い弯曲を示す場合にはメスで割を入れて軟骨を平坦化すると，団子鼻の改善に効果的である
◎脆弱な大鼻翼軟骨を耳介軟骨などで補強し，鼻尖点（tip defining point）を適切な位置で適度な projection を出すことにより，術後に鼻尖は細く，高く，立体的となる
◎短鼻症例に対しては，鼻尖延長縫合と columellar strut graft，onlay graft を併用することで，鼻尖を前下方に延長することができる。重度の短鼻では，鼻中隔延長術が適応となる

適応

日本人の代表的な鼻尖形態における臨床像として，いわゆる団子鼻（bulbous tip）と鼻尖の高さ不足（under-projected tip）が挙げられる。

■団子鼻（bulbous tip）

鼻尖部において，SMAS はコラーゲン線維，エラスチン線維，脂肪細胞などを含み，真皮と筋肉を線維性に強く結合している。日本人では，SMAS が頑丈で緻密なことが多く，皮膚，皮下軟部組織（nasal envelope）が厚くなり，これが団子鼻の主たる要因となる。一方，西洋人ではSMAS が薄く，bulbous tip の主たる要因は，発達した大鼻翼軟骨である。

■鼻尖の高さ不足（under-projected tip）

Anderson は tripod theory を提唱し，鼻尖の軟骨構造を三脚台に例えて，1つの下部の脚と2つの上部の脚で構成されているとした[1]（図1）。日本人の鼻尖では，この tripod を構成する大鼻翼軟骨の外側脚，内側脚および鼻中隔軟骨の支持組織が小さく，脆弱であり，鼻尖の高さが不足しており，立体感に乏しい。

一方，側面顔貌における鼻尖形態の評価として，高さ以外にも鼻尖点（tip defining point）の垂直（上下）的な位置が術式選択の際に重要な要素となる。日本人には短鼻が多く，鼻尖点の位置は理想の位置よりは頭側寄りとなる（upturned tip）ことが多い。

鼻尖の美しさを数値的に定量化し，標準化する

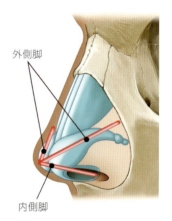

図1 Tripod theory

ことは困難であり，患者の要望に応じて手術の適応は決定される。

手術法の選択

代表的な鼻尖形成術は，団子鼻の改善を目的とした鼻尖縮小術（reduction）と鼻尖の高さ不足を改善する鼻尖増高術（augmentation）である。鼻尖形成術を行う際に，常に鼻尖の三次元的な形態を考慮した術式を選択する必要がある。鼻尖縮小術は正面顔貌における鼻尖幅径を減じる手術である。大鼻翼軟骨の切除，縫合を中心とする方法では，側面顔貌で鼻尖点が不明瞭となり，上向きになり，高さが減じることさえある。三次元的に理想的な鼻尖形態では，鼻尖の高さ，明瞭な鼻尖点が要求されるため，軟骨移植の併用を検討する。

団子鼻を評価する際に，鼻翼と鼻尖との相対的な大きさ関係にも注視すべきである．鼻尖が太く，かつ鼻翼幅径も広いような症例では，鼻尖，鼻翼同時手術を検討する．このような症例に対して鼻尖手術を単独で行うと，術後に鼻翼の広がりが強調されるためである．

また鼻翼－鼻柱関係（alar columellar relationship）も鼻尖部の形態的印象を決める重要な要素である（図2）．

とりわけ鼻柱退縮（retracted columella）の症例では，鼻尖がどれだけシャープになろうとも，理想的な洗練された鼻尖形態にはならない．そのため鼻尖手術に際して，鼻柱を尾側に延長する手技も併用すべきである．

鼻尖縮小術（reduction）

日本人を対象とする鼻尖縮小術において，正面顔貌で鼻尖を細くする手術は難易度が高い．大鼻翼軟骨の縫合法では三次元的に美しい鼻尖は作れない．鼻尖の皮下軟部組織を適度に切除し，脆弱な大鼻翼軟骨・内側脚を耳介軟骨などで補強し，鼻尖点を適切な位置に持っていき，適度な projection を出すことによって，鼻尖部に tripod が形成され三次元的にシャープな鼻尖となる．

■皮下軟部組織切除

Nasal envelope が肥厚した団子鼻症例では，主に皮下軟部組織切除により鼻尖 reduction 効果が得られる．皮下組織が薄くなることにより，大鼻翼軟骨の操作が有効性を増すことにもなる．基本的には両側の外側脚上の軟部組織を切除するが，左右の中間脚間の脂肪組織を切除すると鼻尖の高さに影響が及ぶため，切除は控えるべきである．

■大鼻翼軟骨の切除，縫合

一般的な日本人の鼻尖の解剖学的な特徴として，大鼻翼軟骨は小さくて薄く，特に内側脚が脆弱であることが多い．そのため西洋人においては有効なドーム間縫合（interdomal suture）を日本人にそのまま適応しても手術効果は限定的である（図3-a）．ドーム間縫合では，左右の大鼻翼軟骨中間脚を縫合するが，脆弱な内側脚にゆがみが出て，鼻尖が術前よりも低くなることがある．側面顔貌では鼻尖点が術前より不明瞭になり，丸みが強調され，鼻尖上部の隆起であるオウム鼻変形をしばしば生じる．縫合法を中心とした鼻尖縮小術後に，側面顔貌では鼻尖形態が術前より悪化することが多いのは，大鼻翼軟骨のフレームのゆがみが原因であることが多い．解決策としては，大鼻翼軟骨が脆弱な症例では，耳介軟骨移植などを併用しフレームを強化したうえで，大鼻翼軟骨の縫合法を行うべきである．

西洋人において行われることが多い外側脚の頭側切除（cephalic trimming）では，大鼻翼軟骨と外側鼻軟骨との間の線維性結合が弱まり，ドーム間縫合に伴い鼻尖点が頭側に移動し，アップノーズ（upturned tip）となりやすい（図3-b）．

外側脚の頭側切除が必要となるのは，中間脚縫合後に，外側脚頭側の膨隆のためにオウム鼻変形

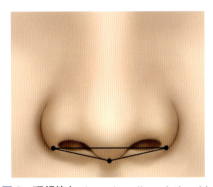

図2 理想的な alar-columellar relationship

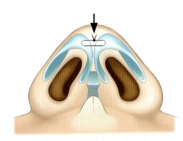

(a) ドーム間縫合（→）

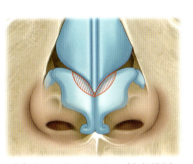

(b) Cephalic trimming（赤色部分）

図3 西洋人における代表的な鼻尖形成術

を起こす原因になる場合である．この適応を判断するには，オープン法により直視下に大鼻翼軟骨の形態を観察しなければならないことになる．

大鼻翼軟骨の外側脚のドーム状の凸面弯曲（convex）による鼻尖の両側の張り出しが，鼻尖の太さを強調している症例では，外側脚の凸面弯曲を平坦にすることにより鼻尖 reduction 効果が得られる．外側脚にマットレス縫合をかけて平坦化する方法では nasal envelope の厚い症例の場合，効果が小さい[2]．外側脚の軟骨全層に4カ所ほどに割を入れること（scoring）により効果的に平坦化できる（図4）．

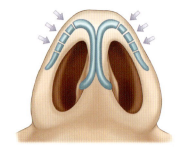

図4　大鼻翼軟骨外側脚での scoring

鼻尖増高術（augmentation）

日本人の鼻尖は，欧米人と比べて高さが不足しており，立体感に乏しい．鼻尖に立体感を持たせるためには，鼻尖に適度な高さが必要となる．

鼻尖増高術では，耳介軟骨，鼻中隔軟骨などの移植が必要となる．移植軟骨の形態，移植部位によってさまざまな軟骨移植法が報告されている．代表的な軟骨移植法としては，鼻尖部への onlay graft（図5-a），内側脚の強度を補強するための鼻柱支柱移植（columellar strut graft）（図5-b），その両者を併用してより一層の増高効果を目的とした umbrella graft（図5-c）[3]，鼻尖の augmentation とともに軽度尾側延長効果が得られる shield graft（図5-d）などが挙げられる．

Onlay graft では，通常，耳介軟骨を1～2枚重ねてドームの上にのせ，1～2mm 程度の augmentation が得られる．長期経過で鼻尖部皮下に移植軟骨の辺縁が浮き上がるのを防止する意味で，移植軟骨に縦横に割を入れる diced cartilage graft は非常に有効な方法である[4]．

Columellar strut graft では，移植軟骨のゆがみは術後変形の要因となる．そのため移植軟骨としては，薄くて硬い鼻中隔軟骨（5×20mm 程度）が望ましいが，耳介軟骨を使用する場合にはゆがみのない部位を使用する．

Shield graft では，幅6～8mm の耳介軟骨を盾型に細工して鼻尖下部小葉の部位に移植するが，鼻尖 augmentation と尾側延長の両方の効果が得られる．

注意すべき点として，短鼻症例に対して鼻尖 augmentation を行うと，側面顔貌ではより短鼻が強調される可能性がある．鼻尖部の augmentation とともに尾側に延長させる必要がある場合には，

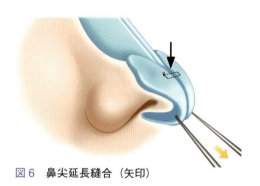

図6　鼻尖延長縫合（矢印）

鼻尖延長縫合（tip extension suture）を併用する（図6）．重度の短鼻症例には鼻中隔延長術が必要となる．

合併症と対策

■ピンチノーズ変形

理想的な鼻尖の形態は，鼻尖小葉（tip lobule）から鼻翼小葉（alar lobule）にかけての境界が自然に移行することである[5]．鼻尖部の皮下軟部組織，大鼻翼軟骨などの過度の切除により，術後鼻尖の両側が過度に落ち込み（collapse），鼻尖と鼻翼の境界部が陥凹し，過度に明瞭化し，鼻をつまんだような不自然な形態となる．

■オウム鼻変形（pollybeak deformity）

鼻尖縮小術後には，しばしば鼻尖上部（supratip）に凸変形が起こる．原因としては，鼻尖皮膚を中心部に寄せることによる立体構造のゆがみである．実際に鼻尖を細くなるように指でつまんでみるとわかるが，側面顔貌では本来の鼻尖点ではなく，鼻尖上部の皮膚が膨隆しオウム鼻変形を起こす．したがって，ドーム間縫合のように，左右の鼻尖組織を中央に寄せて鼻尖を細くする方法では，このオウム鼻変形を生じやすい．それ以外には，過度の瘢痕形成，術後の鼻尖の

5. 鼻尖形成術

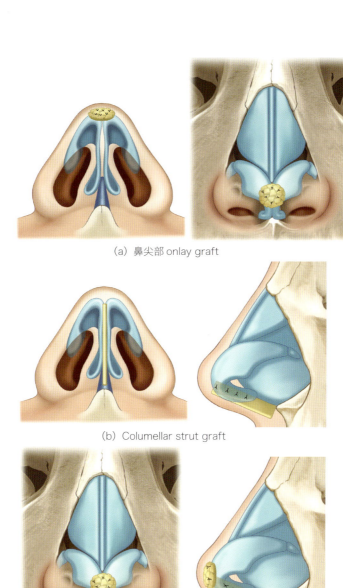

(a) 鼻尖部 onlay graft

(b) Columellar strut graft

(c) Umbrella graft

(d) Shield graft

図5　鼻尖増高術におけるさまざまな軟骨移植法

projection の低下，中間脚縫合した大鼻翼軟骨の頭側の膨隆，なども原因と考えられる．

予防法として，術直後より鼻尖上部の瘢痕の過度の形成を防止する目的でテープによる圧迫は必須である．オウム鼻変形を生じてしまった場合には，ステロイドの局所注射を1〜3回（1回／1カ月）行う．

オウム鼻変形は起こさないことが重要で，そのためには耳介軟骨移植により鼻尖の適正な位置に projection を出すこと，時にシリコンインプラントによる鼻背から鼻尖上部への連続的な augmentation が必要になることもある．

■移植軟骨の浮き出し

鼻尖に移植した耳介軟骨は，経年変化で，その軟骨の辺縁が鼻尖皮膚上からも認識されることが少なくない．移植軟骨を採取する際に裏側に軟骨膜を温存し，軟骨部分に碁盤の目のようにメスで割を入れる diced cartilage graft は，その対策として有効である[4]．

L型シリコンインプラントなどが長期的に挿入されて鼻尖部皮膚が非薄化している際には，耳介軟骨移植に真皮脂肪，筋膜移植を併用する．

■鼻尖部陥凹変形，色素沈着

鼻尖部の軟部組織を厚く切除しようとすると，皮下直下での剥離となるが，その際に真皮下血管網（subdermal plexus）を損傷すると鼻尖部の皮膚の血流障害が起こり得る．鼻尖皮膚の陥凹変形，色素沈着など残すことがある．

鼻尖部への血流は，外側鼻動脈，鼻背動脈がSMAS内または上方を走行している．鼻尖周囲においては豊富な真皮下血管網（subdermal plexus）を形成しているため，この真皮下血管網を損傷しなければ，安全にSMAS ectomy を行える．

I 鼻尖縮小術（reduction）

KEY POINTS
- 日本人に典型的な団子鼻の改善には，分厚い皮下軟部組織を切除する
- 西洋で行われている大鼻翼軟骨の縫合法では，日本人特有の短くて低い鼻尖では，マイナス効果となることが少なくない
- 大鼻翼軟骨の外側脚が凸面で弯曲が強い場合には，大鼻翼軟骨に割を入れて平坦化させることにより，鼻尖 reduction 効果が得られる

❶ デザイン

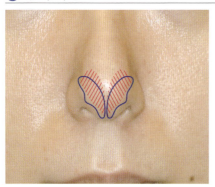

鼻尖縮小術のデザイン

患者を坐位の状態で，大鼻翼軟骨の輪郭を皮膚表面にデザインし，reduction したい部位を斜線で示しておく．側面から観察して，鼻尖点の位置をマーキングしておく．

❷ アプローチ

▶麻酔

通常は局所麻酔で行うことが多いが，患者の希望に応じて静脈麻酔（プロポフォール）を併用することもある．はじめに眼窩下神経ブロックは片側1mlの2%キシロカイン®を1mlシリンジで30G針を使用し，眼窩下神経孔周囲の骨膜下に浸潤させる．5分経過後，鼻柱部から鼻尖部，鼻尖上部に5mlのエピネフリン添加1%キシロカイン®を皮下組織内に注射する．

▶オープン法

鼻尖縮小術では，適正な部位の軟部組織を適量切除し，大鼻翼軟骨の正確な操作を行う必要がある。そのためにはオープン法を選択すべきである。オープン法では，鼻孔内は大鼻翼軟骨下縁に沿って切開し，鼻柱部での切開は中央部に逆V字型の小切開を入れる。

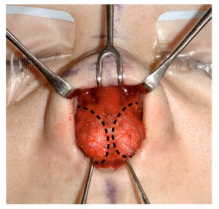

鼻尖部では，大鼻翼軟骨上に軟部組織を残す形で，皮下中間層での剥離とする。この部位でのSMASは，脂肪小葉（fat lobule）を含む緩いSMASと，線維組織を持つ堅固なSMASの形態をみせる。

この層で剥離・挙上する際に出血は少なくはなく，バイポーラーでこまめに止血する必要がある。

Advice
- クローズド法では，引き出した大鼻翼軟骨がゆがんだ状態で観察することになり，正当な評価ができない。あるがままの位置で大鼻翼軟骨，軟部組織を評価できるオープン法が圧倒的に優位である。

大鼻翼軟骨上の分厚い皮下軟部組織
（オープン法：点線は大鼻翼軟骨の位置を示す）

❸ 軟部組織の切除

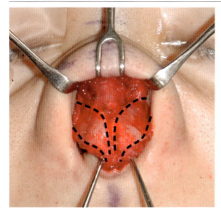

大鼻翼軟骨外側脚上の軟部組織を剪刀で切除し，軟骨を露出する。

Advice
- 中間脚付近の軟部組織は切除しない。この部位の脂肪を切除すると，左右の内側脚の線維性結合が弱まることにより，鼻尖のprojection低下につながる。また中間脚上の軟部組織切除は，鼻尖のprojectionを低下させることになる。

軟部組織を切除し，大鼻翼軟骨（点線）を露出

❹ 大鼻翼軟骨の処理

大鼻翼軟骨は，その形態に応じて処理法が異なる[6]。

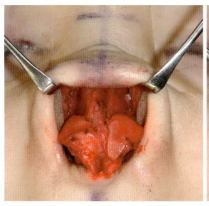 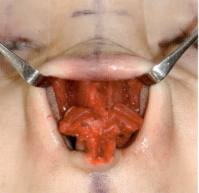

▶Scoring

大鼻翼軟骨の外側脚がドーム状に隆起している場合には，メスで外側脚に全層で4カ所ほど割を入れて，凸面を平坦化する。

ドーム間縫合を行ったのち，外側脚に4カ所ほど割を入れたことにより凸面は平坦化されたのがわかる。

大鼻翼軟骨外側脚におけるscoringの効果

▶ドーム経由縫合 (transdomal suture)
大鼻翼軟骨中間脚の角度があいまいな場合に，水平マットレス縫合で中間脚を明瞭化する．

▶ドーム間縫合 (interdomal suture)
左右の中間脚が開いて位置している場合には適応がある．

▶外側脚の頭側切除 (cephalic trimming)
ドーム間縫合法により，中央部に寄せられた大鼻翼軟骨の頭側がオウム鼻変形の原因になる場合に行う．また外側脚の頭側が裏側に巻き込むように折れ曲がっている場合には，頭側切除を行う．

Advice
- 鼻尖縮小術において，cephalic trimming は広く行われているが，短鼻の多い日本人では術後に鼻尖点が頭側に移行し短鼻が強調されるため，慎重に適応を判断すべきである．

❺ 閉創，外固定
経鼻柱切開部は，6-0 吸収糸で中心部，両端の3カ所で中縫いを行ったのち，8-0 ナイロン糸で閉創する．鼻孔内はバイクリル®などの吸収糸を使用する．

外固定は，軟部組織切除後の死腔をできるだけ狭めることにより，血腫，過度の瘢痕形成を防止する目的で，テーピングとサーマルスプリント（アクアプラスト®）で5～7日間固定する．

Advice
- 術後のスプリント固定では適度な圧力で行うことが肝要である．圧力が弱いと死腔が狭まらず瘢痕形成の原因となり，圧力が強すぎると組織の血行障害により鼻尖部皮膚壊死が起こる可能性もある．

❻ 術後管理
術後1週間はシャワー浴のみとし，アルコールも1週間は控えてもらう．自宅での鼻尖テーピング固定を術後1～3カ月行うように指示する．

Advice
- 手術後1，2，3カ月検診に来院の際，鼻尖部が瘢痕形成で硬くなり思うように細くなっていない場合には，ステロイドの局所注射（リンデロン®0.2ml，ケナコルト®0.2ml，1%キシロカイン®0.4ml の合計0.8ml）を行っている．著者は術後1～3回局所注射をほぼルーティンで行っている．

- Gruber らは，大鼻翼軟骨の凸面を平坦化するためにマットレス縫合による縫合法を紹介している．Nasal envelope が薄い症例では，collapse を防止する意味で scoring よりもマットレス縫合による平坦化が第1選択と考える．

症例 34歳，女性，鼻尖縮小術
日本人に典型的な団子鼻の改善を希望した．オープン法により，鼻尖部から外側鼻軟骨上まで広範囲に剥離した．大鼻翼軟骨上，外側鼻軟骨上の軟部組織は十分に切除した．中間脚は左右に大きく開いていたため，ドーム間縫合を行った．同時にオウム鼻変形防止のため cephalic trimming も行った．さらに外側脚には片側4カ所ずつ軟骨全層に割を入れて平坦化させた．

術後7カ月，鼻尖幅は顕著に縮小され，団子鼻は改善されている．鼻尖から鼻翼への境界部では連続的に自然なつながりとなっている．

5. 鼻尖形成術

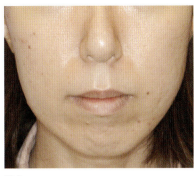
術前

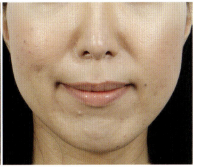
術後 7 カ月

II 鼻尖増高術（augmentation）

KEY POINTS
- 鼻尖部の augmentation では，耳介軟骨移植（columellar strut graft と onlay graft）が基本となる
- Onlay graft では，術後に移植軟骨の辺縁が目立つことがあり，それを防止する意味で diced cartilage graft が有効である
- 短鼻症例では鼻尖延長縫合と耳介軟骨移植を併用し，鼻尖点が頭側に移動するのを防止する

❶ デザイン

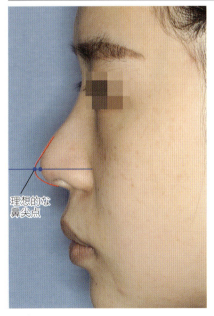
デザイン

術前に坐位で患者をよく観察し，術後の鼻尖点の理想的な位置をマーキングする。正面では鼻尖点が正中からずれないように位置決めを行う。側面では，鼻尖点の位置が重要であるが，患者の好みも反映することになる。

Advice
・鼻尖の正中を決めることは案外難しい。鼻根，鼻背，鼻柱，人中，上口唇，など全体的な連続性のなかで鼻尖点を決定するとよい。

❷ アプローチ

▶オープン法

左右の大鼻翼軟骨の形態を直視下に観察し，移植軟骨を正しい位置に固定するためにオープン法を選択する。

鼻尖縮小術を併用しない場合には，大鼻翼軟骨直上で剥離，挙上する。内側脚間は耳介軟骨移植のためのポケットを作成するために剥離するが，左右の中間脚間は剥離しない方がよい。

Advice
・大鼻翼軟骨の中間脚の間を剥離すると鼻尖部の augmentation と同時に鼻尖点は頭側偏位しやすい。

第3章 鼻の手術

❸ 軟骨移植

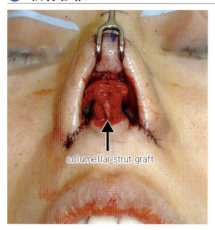

左右の内側脚間に耳介軟骨を移植

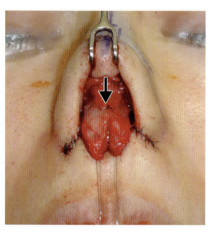

鼻尖延長縫合（→）

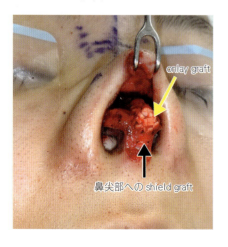

移植すべき軟骨を採取する。Columellar strut graft としては5mm × 15～20mm の軟骨を耳介ないし鼻中隔から採取する。Onlay graft, shield graft はその量に応じて，耳甲介から軟骨を採取する。Onlay graft で使う軟骨は，diced cartilage として使用するため，軟骨膜は付けたままで採取する。

はじめに両側中間脚から ANS に向かって内側脚間を剥離し，採取した軟骨を移植する。

移植軟骨は 6-0 吸収糸を用いて両側内側脚と 3 針ほど縫合固定する。その際に移植軟骨と内側脚はできる限り長い距離で縫合されていると内側脚の支持性は高まる。

次に onlay graft では，採取耳介軟骨を適度な大きさに細工し，縦横に全層に割を入れて（diced cartilage），軟骨自体に柔軟性を与える。この操作は，鼻尖部での移植軟骨の浮き出しを予防するのに役立つ。

Advice

- 注意すべきは，augmentation 効果を増すために耳介軟骨を移植すると，nasal envelope の圧力により内側脚がゆがみ，鼻腔内への内側脚の突出，また鼻孔縁の引きつれなど起こり得る。したがって，鼻尖への onlay graft を検討するのであれば，常に内側脚の補強である columellar strut graft との併用を考えるのが望ましい。

▶短鼻症例に対する鼻尖 augmentation

短鼻症例における鼻尖 augmentation では，術後の鼻尖点を前下方に移動させる目的で鼻尖延長縫合を行う。両側中間脚にスキンフックをかけて大鼻翼軟骨を尾側に引っぱった状態で，外側脚の頭側を鼻中隔下端の前縁にマットレス縫合で固定する。

ただし鼻尖を尾側に延長することにより鼻尖の projection が低下するので，columellar strut graft, shield graft を中間脚の下側に位置し，onlay graft には diced cartilage を 2～3 枚重ねて縫合固定する。

Advice

- columellar strut graft では，移植軟骨下端は ANS に接していなくても問題ないが，内側脚とはできるだけ長い距離で縫合固定されていた方が鼻尖部 augmentation の効果が高い。
- 鼻尖延長縫合法では，軽度から中等度の短鼻症例には適応できるが，重度の短鼻症例には鼻中隔延長術を適応すべきである。

❹ 閉創，外固定

鼻尖縮小術に準じる。移植した onlay graft の中央部に 7-0 ナイロン糸をかけて，側面顔貌を観ながら理想的な鼻尖点から皮膚の外に糸を引き出し（pull-out suture），適度に張力をかけた状態でスプリントにテープ固定する。

❺ 術後管理

鼻尖縮小術に準ずる。鼻尖部での移植軟骨は数年後に目立ってくることもあるが，その際には移植軟骨のトリミングで対応することになる。

Advice
・軟骨膜付き diced cartilage graft では，移植組織の柔軟性が高く，辺縁が浮き出しにくい。

症例　23歳，女性，鼻尖増高術＋L型インプラントからI型への入替え

隆鼻目的でL型シリコンインプラントが挿入されていた。側面顔貌において，鼻尖部の丸み，鼻背の凸なラインが好ましくなく，修正手術を希望した。

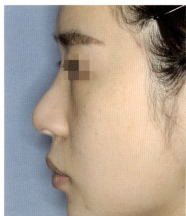
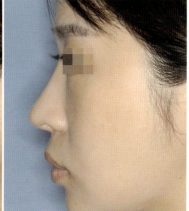

術前　　　　　　　術後6カ月

手術では低めのI型インプラントの入れ替えを行った。鼻尖部は耳介軟骨を利用して columellar strut graft で内側脚を補強し，shield graft, onlay graft により鼻尖に projection を出すとともに，鼻尖点を明瞭化させた。

術後6カ月，鼻尖点がシャープに明瞭化され，鼻尖上部の凸も軽減され，鼻背から鼻尖点までなだらかな美しいラインが形成されている。

History & Review

1) 鼻尖で内側脚，外側脚で構成される tripod の形態を変化させる方法を記述。
   Anderson JR: A reasoned approach to nasal base surgery. Arch Otolaryngol 110: 349-358, 1984
2) 鼻尖形成における4つの代表的な suture technique を紹介。
   Gruber RP, Friedman GD: Suture algorithm for the broad or bulbous nasal tip. Plast Reconstr Surg 110: 1752-1764, 2002
3) 鼻尖形成での columellar strut graft の重要性とその方法を紹介。
   Rohrich RJ, Hoxworth RE, Kurkjian TJ: The role of the columellar strut in rhinoplasty: indications and rationale. Plast Reconstr Surg 129: e118-e125, 2012
4) 鼻尖部での onlay graft の欠点である移植軟骨の浮き出しを予防する軟骨処理法を紹介。
   Kim JH, Jang YJ: Use of diced conchal cartilage with perichondrial attachment in rhinoplasty. Plast Reconstr Surg 135: 1545-1553, 2015
5) 鼻尖形成における，陰影とハイライトを作り出すことの重要性を報告。
   Toriumi DM: New concepts in nasal tip contouring. Arch Facial Plast Surg 8: 156-185, 2006
6) 鼻尖形成の基本となるテクニックが体系的に網羅されている。
   Ghavami A, Janis JE, Acikel C, et al: Tip shaping in primary rhinoplasty: an algorithmic approach. Plast Reconstr Surg 122: 1229-1241, 2008

6. 斜鼻形成術

宮脇剛司／渡辺頼勝

Knack & Pitfalls

◎斜鼻は鼻背の弯曲した状態を指す
◎鼻背に曲がりのない傾斜型（tilt 型）や，弯曲の形状により C 型，S 型などに分類される
◎斜鼻の治療は，軟骨性外鼻と骨性外鼻に分けると術式を理解しやすい
◎多くは鼻中隔軟骨に亀裂を伴う鼻中隔弯曲症や下鼻甲介の肥大を合併しており，整容だけでなく鼻機能に配慮した術式を検討する
◎軟部組織の瘢痕や軟骨の後戻りにより術後の再変形のリスクが高く，比較的難易度の高い手術である
◎鼻背の陥凹部に組織移植を行うカモフラージュ法も有効である

適応

　斜鼻変形の病因には，唇裂などの先天異常，外傷や炎症などの後天的なもの，原因不明のものなどがあるが，外傷を原因とするものが多い。斜鼻には軟骨性外鼻の弯曲した軟骨性斜鼻，骨性外鼻の変形を主体とする骨性斜鼻，両者の複合型がある。斜鼻変形は，曲がりのない鼻稜が鼻根部を中心に偏位した tilt 型，単純な弯曲の C 型，高度変形を呈する S 型に分類される（図1）。機能的，形態的に問題がある症例は手術適応となる。術前に顔面非対称，hump の有無と部位，鞍鼻，鼻柱の傾斜，鼻尖の向き，鼻柱基部の偏位や鼻孔の非対称，鼻機能などを評価しておく。

手術法の選択

　鼻孔内の大鼻翼軟骨の尾側縁に沿った切開を用いるクローズドアプローチと，これに鼻柱切開を追加するオープンアプローチが広く用いられている。鼻柱切開は鼻柱の最も細い部分や鼻下点を通る横切開に，逆V切開やステップ切開などを加えて行う。軟骨の剥離や骨切り，削骨，大鼻翼軟骨の操作，陥凹部への組織移植などはクローズドアプローチで容易に行えるが，外側鼻軟骨周囲の操作，特に spreader graft や軟骨間縫合などは，直視下に手術操作を行うオープンアプローチの方が操作性に優れる。
　斜鼻の治療では，軟骨性斜鼻，骨性斜鼻，これ

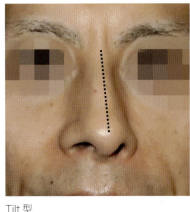
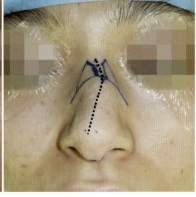
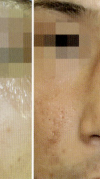

Tilt 型　　　C 型　　　S 型

図1　斜鼻の分類

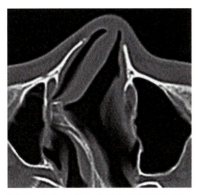

図2　斜鼻に併存する鼻中隔弯曲症

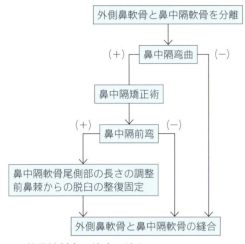

図3　軟骨性斜鼻の治療の流れ

まず，外側鼻軟骨と鼻中隔軟骨を分離する。鼻中隔弯曲があれば矯正術を施行し，さらに前弯が残存している場合は鼻中隔軟骨尾側部の長さの調整や前鼻棘からの脱臼の整復，固定などを行う。最後に外側鼻軟骨と鼻中隔軟骨を整復位に縫合する

らの複合型に分けて考えると治療方針が立てやすい。

■軟骨性斜鼻

　左右の外側鼻軟骨，大鼻翼軟骨の位置異常や大きさの違い，外側鼻軟骨と鼻中隔軟骨の接合部のずれ，軟骨骨折による変形が原因で，手術には通常オープンアプローチが用いられる。多くの症例で鼻中隔弯曲症を併発しており，鼻中隔矯正術や下鼻甲介粘膜下組織減量術の併用を考慮する（図2）。

　鼻中隔矯正術を施行してもなお鼻中隔軟骨の前弯が残存する場合は，scoring, sequential inferior cuts, batten graft などで修正する必要がある。また，鼻中隔軟骨後角が前鼻棘から脱臼している場合は整復位に縫合固定する（図3）。

■骨性斜鼻

　骨性斜鼻の修正では，クローズドアプローチからの骨切り術や陥凹部への自家組織移植によるカモフラージュを検討する。骨切り術を行う場合，外側骨切りは，1）下鼻甲介前方の粘膜切開部からガイド付き曲がりノミで行う鼻内法と，2）鼻頬移行部や鼻根部の小切開から幅2mm程度のノミで破線状に行う鼻外法の2通りがある。鼻内法は骨切り術の基本操作であるが，骨切りの途中で方向修正に経験を要する。また予期せぬ骨折の可能性もある。鼻外法は操作性に優れるため正確な骨切りが可能である。特に骨が強固な鼻根部周囲の骨切りに適している。

■複合型斜鼻

　斜鼻の多くは軟骨性斜鼻と骨性斜鼻の複合型であり，修正の難易度の高い病態である。手術手順は軟骨性斜鼻に準じて，鼻中隔軟骨と外側鼻軟骨を分離したのちに骨性斜鼻の修正に移る。骨切りの設定を最小限にし，骨性外鼻の陥凹部には組織移植によるカモフラージュを行うなど，骨性外鼻の骨格強度を可能な限り温存する。特にkeystone areaの鼻中隔軟骨と骨性外鼻の連続性を温存することが最も重要である。同部の不安定性は鞍鼻変形と直結するため，不必要な剥離は禁物であり，少しでも連続性に不安がある場合はbatten graftなどで補強する。また，複合型斜鼻には高度の鼻中隔弯曲症を伴うことも多く，耳鼻咽喉科との連携を考慮する（図2）。

合併症と対策

■後戻り

　斜鼻を完全に治すことは困難であり，術後に後戻りの可能性もある。術後の外固定の重要性を指導し，術前のインフォームドコンセントでもこの可能性があることを説明しておく。

■外鼻変形

　Keystone areaを含め軟骨の脆弱性は術前に評価できないことが多く，手術操作によって，鞍鼻や鼻尖が頭側に移動するturned up noseなどの予期せぬ変形を来たす可能性がある。対策として外鼻骨格の補強の手術手技を理解し，必要に応じて耳介軟骨や肋軟骨など移植ができるように準備しておく。

■内眼角靱帯，鼻涙管の損傷

　外側骨切りの際に内眼角靱帯や鼻涙管を損傷す

第3章 鼻の手術

る可能性がある．ノミの先端位置を目視あるいは指先で確認しながら慎重にノミを進める．

■鼻閉

外鼻形態の修正では時に鼻腔形態の左右差を生じ，鼻閉の出現や悪化の可能性がある．斜鼻の修正はすなわち鼻腔形態の修正手術でもある．鼻弁部（外側鼻軟骨前方部と鼻中隔軟骨に挟まれた部位）を含め，鼻腔形態に配慮した手術を行うため，鼻中隔矯正術が必要と予測される症例では耳鼻咽喉科との連携を検討する．

I オープンアプローチ

宮脇剛司

KEY POINTS
- 骨性斜鼻は骨切りや陥凹部への組織移植を行う
- 軟骨性斜鼻は鼻中隔軟骨と外側鼻軟骨を分離し，鼻背を正中矯正位に縫合固定する
- 斜鼻変形の背景に鼻中隔弯曲症がある場合が多い．鼻中隔の状態を確認しておく

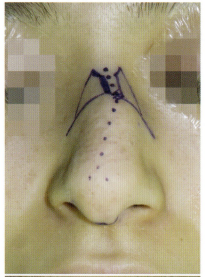

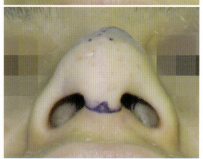

❶ デザイン

鼻稜をトレースし，さらに梨状孔，骨切り線，鼻柱切開などをデザインする．本症例では左右の大鼻翼軟骨中間脚を反映する tip defining points をマーキングした．また眉毛，眼瞼，人中や cupid 弓などの口唇のランドマークや，上顎切歯間の位置が確認できるようにドレーピングする．

❷ アプローチ

▶麻酔

全身麻酔あるいは静脈麻酔で行う．エピネフリン添加1％リドカイン溶液を 25G 以下の細い注射針を用いて鼻背，鼻柱，鼻根部，鼻翼溝，鼻中隔軟骨膜下に 6〜8ml 程度注射する．

▶切開

11番メスで鼻柱横切開を行う．術後の瘢痕を最小限にするために step cut や逆V切開などの工夫がある．

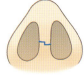

step cut 　　逆V切開

次に鼻柱側縁後方 1mm の所を鼻孔縁に沿って頭側に向けて切開を延長する．Soft triangle からは大鼻翼軟骨縁に沿って外側に切開を延長する（軟骨下縁切開）．

片側の鼻柱側縁切開から剪刀を挿入し大鼻翼軟骨前面と皮膚の間を鈍的に剥離し対側の切開と連続させたあと，鼻柱横切開の軟部組織を切断する．

Advice
・切開の際に大鼻翼軟骨の内側脚にメスで切り込まないように注意する．

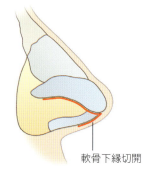

軟骨下縁切開

6. 斜鼻形成術

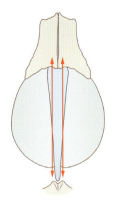
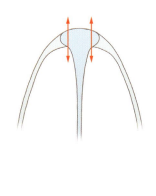

❸ 軟骨の剥離・展開と鼻中隔矯正

鼻中隔軟骨の前角から keystone area に向かって軟骨膜下に剥離を進める。次いで，鼻中隔軟骨と外側鼻軟骨を15番メスで分離する（赤線）。ここでは理解しやすいように，斜鼻のない外鼻骨格を示している。

鼻中隔軟骨背側部は keystone area に向かって幅広い形態となっているため，尾側は解剖学的な軟骨の境界線を分離し，頭側では鼻中隔軟骨内を切開する。これは，手術の後半で spreader graft や batten graft を行う際に，移植軟骨を鼻中隔軟骨に平行に固定するためである。

鼻中隔弯曲症があれば，矯正術を施行する。軟骨膜下に鼻中隔軟骨を剥離し，L字型に幅12mm以上温存して，弯曲した鼻中隔軟骨部分を切除する。

❹ 鼻骨骨切り

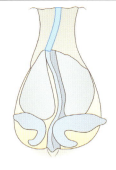

S型の骨・軟骨性斜鼻では，骨性外鼻と軟骨性外鼻は「く」の字に接合し，さらに軟骨性外鼻は鼻尖に向かって鼻骨部と逆向きに弯曲する。このような骨・軟骨性斜鼻では，まず骨切り術によって骨性外鼻を修正する。

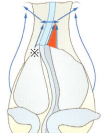

1. 内側骨切り

鼻中隔軟骨と外側鼻軟骨を分離した最頭側から平ノミで両側の内側骨切りを行う。内側骨切りの先端は，曲がりノミで外側へと骨切りを進める。骨授動によって干渉する赤色で示した部位は，この時点でノミを用いて除去する。

なお，humpのない症例や骨強度の低下が危惧される症例では，対側の内側骨切り（※）は省略する。

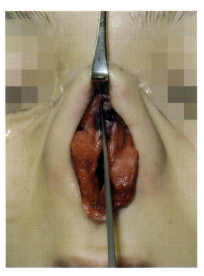

①鼻中隔軟骨と外側鼻軟骨を分離した最頭側から平ノミで右側の内側骨切りを行う

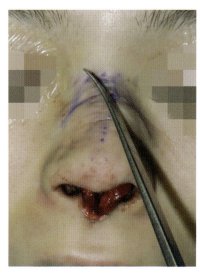

②内側骨切りの先端は曲がりノミで外側へと骨切りを進める

第3章 鼻の手術

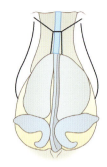

2. 外側骨切り

次に外側骨切りを行う。鼻内の梨状孔縁の粘膜切開から骨切り線に沿って骨の外側と内側の骨膜下の剥離を行う。これにより予期せぬ粘膜の断裂や血管損傷を予防できる。

すべての骨切りが終わったら鼻骨整復鉗子と徒手により骨を授動する。

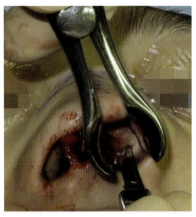
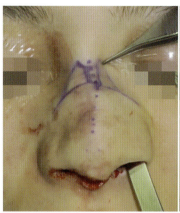
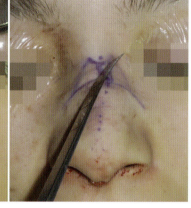

①鼻内の梨状孔縁の横切開から骨を露出し，ジョゼフ骨膜剥離子で骨切り線に沿って骨の外側と内側の骨膜下の剥離を行う。これにより予期せぬ粘膜の断裂や血管損傷を予防できる

②ガイド付きの曲がりノミで内眼角靱帯付着部や涙嚢を損傷しないように外側骨切りを行う。切り始めはノミを外側に向け，ノミの進みに合わせて先端を鼻根部に向けて誘導する骨切り線はカーブ状に high-low-high となり，変形によっては直線的な high-high の骨切りを選択する。骨片の内方移動を計画する場合は授動前に骨の干渉部分を切除し，骨切りによって生じた骨縁の不整を骨ヤスリで平坦にする（本例では，右内側骨切り線を，鼻背を越えて左外側骨切り線に連続させた）

Advice

- 下鼻甲介より尾側から骨切りを開始すると骨授動後に総鼻道の狭窄を来たすため，骨切りは下鼻甲介より頭側から開始する。
- 骨膜下の剥離を広く行うと骨片が不安定となるため，必要な範囲に剥離を留めることがポイントである。
- 不完全な骨切りのまま授動すると予期せぬ骨折を生じるため注意を要する。

❺ 軟骨の処理

鼻中隔軟骨と両側の外側鼻軟骨の軟骨接合部をいったん分離し，3つの軟骨を顔面正中に沿うように縫合することで，軟骨性斜鼻を修正する。

必要に応じ，spreader graft，scoring，sequential inferior cuts，batten graft を追加施行する。

1. 鼻中隔軟骨と外側鼻軟骨の縫合

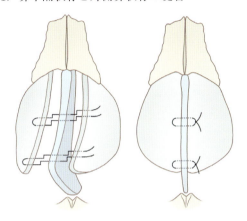

鼻中隔軟骨と外側鼻軟骨をいったん分離し，鼻背を正中位に修正して縫合する。糸は5-0あるいは4-0 PDS®などの吸収性モノフィラメント糸を使用する。低い位置でマットレス縫合すると鼻腔形態に影響し鼻弁狭窄を来たすため，症例によっては単結紮縫合を行う。

▶Spreader graft

症例に合わせて片側に spreader graft を行い，graft を鼻背側に突出させて固定することで，鼻背の正中からのわずかなずれをカモフラージュする。Spreader graft とは，hump 切除術で鼻中隔軟骨背側部の幅広い部分の切除後に鼻中隔軟骨と外側鼻軟骨を縫合する際，鼻背が狭くなるのを防ぐ目的で鼻中隔軟骨などの軟骨片を鼻中隔軟骨と外側鼻軟骨の間にスペーサーとして移植する術式である。鼻弁狭窄の改善にも役立つ。

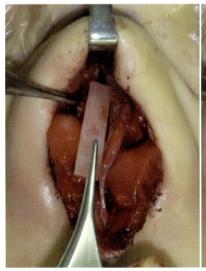
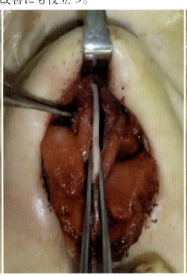
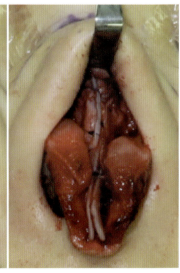

①鼻中隔矯正術で採取した鼻中隔軟骨を4×20mm の spreader graft に加工した

② Spreader graft の先端を 5mm 程度右の内側骨切り部に挿入し，右外側鼻軟骨と鼻中隔軟骨の間に移植して縫合固定した

③鼻中隔軟骨と，左右の外側鼻軟骨の縫合を終了した状態を示す。縫合には 4-0 PDS® を使用した。本例では鼻中隔延長術を併用している

第3章 鼻の手術

▶鼻中隔軟骨の弯曲減弱法

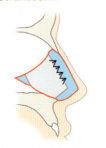

Sequential inferior cuts

Scoring: 軟骨表面にメスで細かく刻みを入れて軟骨の弯曲を修正する。

Sequential inferior cuts: L-strutの背側部を5mm程度残してメスで数カ所に全層切開を加え弯曲を修正する。

▶Batten graft

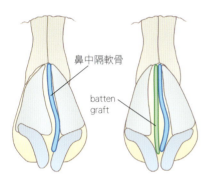
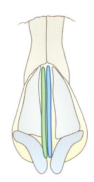

鼻中隔軟骨深部から採取した平坦な軟骨を，弯曲の残るL-strutの側面に固定し，弯曲を矯正かつ補強する。Scoringやsequential inferior cutsによる弯曲の修正を行う場合は，軟骨強度が低下するためbatten graftによる補強を必要とすることが多い。

❻ 閉創・外固定

最初に6-0プロリーン®で鼻柱切開部を縫合し，次にsoft triangleを5-0バイクリル®で縫合する。鼻孔や鼻尖の形態に問題がないことを確認し，すべての創を縫合閉鎖する。最後にテープとサーモプラスチックスプリントで外固定を行う。

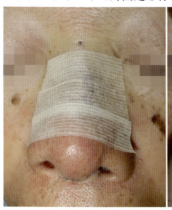
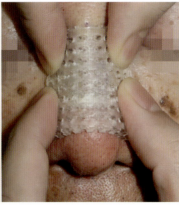
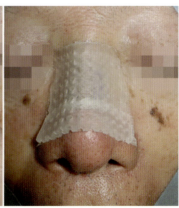

❼ 術後管理

術後1週で抜糸し外固定を取り外して形態を確認する。術後4〜6週間はテーピングによる外固定を継続する。綿やガーゼなどの鼻内挿入物は術後1〜2週までにすべて摘出する。

- オープンアプローチの場合は出血などの問題がない限り，縫合部の緊張を避けるために鼻孔への綿球挿入を控える。術後1週間は鼻内処置を控え，その後も鼻柱縫合部の離開や軟骨縫合の緩みを来たす可能性があるため鼻鏡の使用は極力控える。
- 鼻中隔軟骨の小さい日本人では採取可能な軟骨量に制限があるため，他の自家組織移植の可能性について検討し，患者にもインフォームド・コンセントを行う必要がある。

症例　17歳，男性，軟骨性斜鼻

外傷による斜鼻変形と鼻閉の改善を希望した。オープンアプローチから両側の外側骨切りと右の内側骨切りを鼻根部で左右の外側骨切りに連続させた。軟骨性斜鼻は鼻中隔軟骨と外側鼻軟骨をいったん分離したのち，鼻背が正中となるように縫合した。術後に右のside wallの陥凹が残存している。

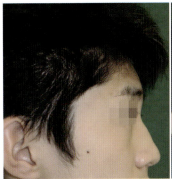 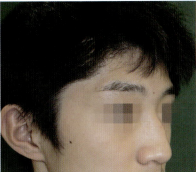 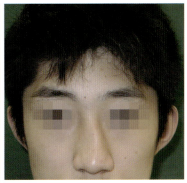

術前

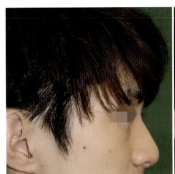 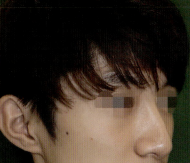 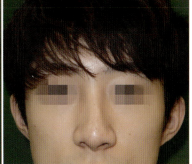

術後1年

Ⅱ クローズドアプローチ（経皮的鼻骨骨切り術）

渡辺頼勝

KEY POINTS
- 経皮的鼻骨骨切り術は，外側の鼻骨骨切りが正確に行えるため，初心者，熟練者双方に向いている
- 経皮的鼻骨骨切り術は，長さ2mmの皮膚切開からのアプローチであり，皮膚縫合によりさらに瘢痕は目立たない

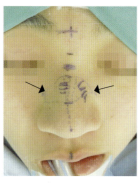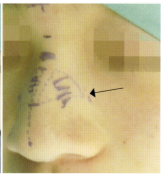

Advice
・ノミを入れる位置は，外側の鼻骨骨切り線に無理なく到達できるやや頭側の位置に設定する．

❶ デザイン

　鼻骨骨切り術は，鼻腔内に出血するため，気管内挿管を行ったうえで全身麻酔で施行する．左右の腔内に5,000倍ボスミン生理的食塩水ガーゼを挿入する．
　鼻骨の骨切りデザインを皮膚で行う．
　上顎骨から鼻骨への立ち上がり，いわゆる上顎隆起の基部に，外側骨切り用のノミを入れる2mmの皮膚切開線をデザインする（図内矢印）．皮膚切開線にエピネフリン添加局所麻酔剤を注射する．

❷ 内側骨切り

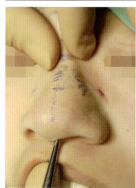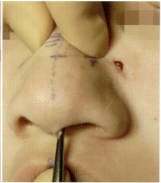

　鼻腔内から外側鼻軟骨と鼻骨の境界（keystone area）をノミ先で触知し，そこからノミの刃先を，鼻背正中部への骨切りを避けるため，やや外側に向けて骨切りを行う．

Advice
・クローズドアプローチの場合は，骨切りがまったくのブラインド操作であるため，慣れるまではガイド付きノミの使用がよい．
・鼻背正中部に骨切りが及ぶと鼻背の変形やkeystone areaの脆弱化に伴う鞍鼻変形などを来たすため，内側骨切りラインはやや外側にデザインする．鼻背正中部は突出部の骨削りで対応する．

❸ 外側骨切り

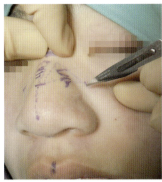
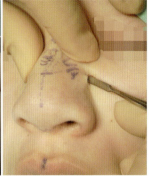

11番メスで長さ2mmの皮膚切開後，刃先幅2mmのノミを骨まで当てる。まずは，ノミの刃先の角を骨に当て，ミシン目を骨切りデザインに沿って骨（上顎骨隆起）の頭側−尾側にかけて入れていくイメージで骨切りを行う。ミシン目が入ったところで，今度はもう一度ミシン目をなぞるように骨切りを行う。

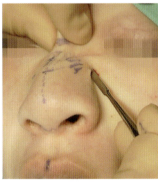
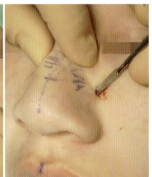

骨に少し動揺が生じたところでひとまず骨切りを止め，指で骨片を授動する。骨の移動が不十分な場合は，再度骨切り操作を追加するが，若木骨折程度が望ましい。

Advice
・外側骨切りは，頭側の方が骨が厚いため，何回かに分けて少しずつ骨にミシン目を入れられ，骨切り方向の調節が容易な本法が，鼻腔内からの外側骨切りに比較し有用である。

❹ 閉創，外固定

外側骨切りの皮膚切開部は7-0ナイロン糸で2針ずつ丁寧に縫合する。外固定として，ステリーテープを鼻ギプスの当たる鼻尖から前額にかけて貼り，石膏ギプスまたはアクアプラストで固定する。さらに，鼻腔内に内固定と鼻出血の止血を兼ねた軟膏ガーゼを挿入する。

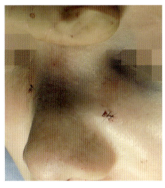

Advice
・皮膚切開部は2mmであるが，縫合すると瘢痕はほとんど目立たない。
・鼻形成術において，鼻ギプスは鼻の形態形成に非常に重要な役割があるため，丁寧に鼻ギプスを当てる必要がある。

❺ 術後管理

軟膏ガーゼは，術後3〜5日を目安にゆっくり抜去する。鼻ギプスは術後1週で除去する。骨片の不安定性が懸念される場合は，新しいギプスに交換して，もう1週間固定を継続する。術後最低1カ月程度は，鼻かみや鼻に力のかかることは控えるようにする。

・鼻骨骨切り術だけでは斜鼻の改善が不十分なことが多い。斜鼻は，軟骨性斜鼻，鼻閉障害を伴う鼻中隔弯曲などを伴うことが多いため，十分な診断のもと，鼻骨骨切り術に加え，鼻骨骨削り，鼻中隔弯曲に対する処置も適切に行うことが重要である。

第3章 鼻の手術

症例　32歳，女性，鼻骨変形治癒骨折

2年前に鼻骨骨折を受傷し，近医で徒手整復術を受けるが左斜鼻変形が残存した．鼻腔通気障害はなく，CT画像上，骨性斜鼻が変形の主体であった．クローズドアプローチで，鼻背正中部左側の骨突出部を削ったのち，左鼻骨を経皮的鼻骨骨切り術で整復した．

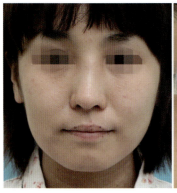 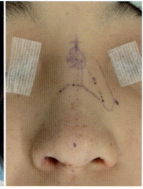 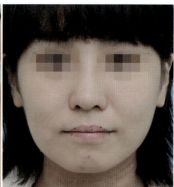

術前　　　　　　　　　　　術中デザイン　　　　　　　術後6カ月

History & Review

- 斜鼻変形の分類に沿った治療法を示した論文．
  Rohrich RJ, Gunter JP, Deuber MA, et al: The deviated nose: optimizing results using a simplified classification and algorithmic approach. Plast Reconstr Surg 110: 1509-1523, 2002
- 鼻中隔延長術の紹介．
  Byrd HS, Andochick S, Copit S, et al: Septal extension grafts: a method of controlling tip projection shape. Plast Reconstr Surg 100: 999-1010, 1997
- 斜鼻の背景にある鼻中隔矯正術の重要性を紹介．
  Guyuron B, Uzzo CD, Scull H: A practical classification of septonasal deviation and an effective guide to septal surgery. Plast Reconstr Surg 104: 2202-2209, 1999
- Spreader graft について紹介．
  Sheen JH: Spreader graft: a method of reconstructing the roof of the middle nasal vault following rhinoplasty. Plast Reconstr Surg 73: 230-239, 1984
- 鼻骨骨切りの際の総鼻道への配慮を記述．
  Webster RC, Davidson TM, Smith RC: Curved lateral osteotomy for airway protection in rhinoplasty. Arch Otolaryngol 103: 454-458, 1977

7. 短鼻形成術

宮脇剛司

Knack & Pitfalls

◎短鼻は鼻背長が短縮した形態を指し，鼻根部が低い場合や鼻尖が頭側に向くなどの変形を伴う
◎鼻中隔延長術や鼻背への組織移植が行われる
◎Tip graft や shield graft などの組織移植は単独での有効性が低い
◎移植材には軟骨，筋膜などの自家組織と，シリコンインプラントやゴアテックスなどの人工材料が用いられる

適応

短鼻は鼻が上を向き，正面から鼻孔が見える状態を指す．具体的には，鼻背の短縮や鼻尖の挙上，低い鼻背，短い鼻柱，鼻翼の退縮，鼻根の低下などの外鼻形態の総称であり，これらの複合した状態が治療対象となる（図1）．アジア人の鼻は鼻背が短く鼻尖も低いことから，総じて短鼻の傾向にあり，修正希望の多い変形である．

手術法の選択

ごく軽度の短鼻や患者が大きな変化を望まない場合は，鼻尖部や鼻柱部への onlay graft でも対応可能である．しかし，より大きな変化を求めて移植量を増やすと，土台となる軟骨が脆弱で軟部組織が厚い日本人の外鼻では，移植材料を支えきれなくなって十分な結果が得にくい．そのような場合，鼻柱の補強を目的とした columellar strut 挿入や，鼻尖の前下方移動を目的とした鼻中隔延長術を行い，軟骨性の骨格強度を確保したうえで，必要に応じ tip graft や shield graft を施行する．

以前は L 字型シリコンインプラントを挿入することもあったが，露出などの合併症が多く，現在はほとんど用いられていない．

また，自家材料やインプラントを用いた鼻背への augmentation がしばしば併用されるが，外鼻の skin envelope の余裕を超えた組織移植を計画すると鼻尖は頭側偏位する．さらに鼻中隔弯曲や鼻腔の狭小化，鼻閉を来たすことがあるため，外鼻骨格の強度と軟部組織の緊張をバランスさせることが重要である．

■鼻尖・鼻柱への移植術（onlay graft）

Tip graft は軟骨を鼻尖に移植する方法で，症例に合わせて1枚あるいは重層にして移植する．鼻中隔軟骨や耳介軟骨が用いられる．長期的には移植軟骨が透見されることがあるため，移植片の角を丁寧に面取りする．Shield graft は左右の鼻翼軟骨中間脚から内側脚にかけて軟骨移植を行うもので，infratip lobule の下方への修正を目的とする．これも同様に輪郭が透見されないように丁寧に加工する．

■鼻中隔延長術

鼻尖の前方移動や尾側回転に効果的な方法である．

●軟骨移植材料の選択

術野に近くかつ外表に傷を残さないこと，また強度の観点から鼻中隔軟骨が最も適している．

しかし，日本人，特に短鼻症例では採取できる軟骨の大きさに限りがあるため，耳介軟骨や肋軟骨を利用することもある．耳介軟骨は採取部の変形のリスクがあるが，創が目立たないという利点がある．三次元的な弯曲を生かして鼻尖への onlay graft に用いられるほか，2枚重ねて強度を確保するなどの工夫がある．肋軟骨はカミソリなどで薄くスライスして，あるいは一塊として利用する．

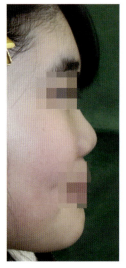 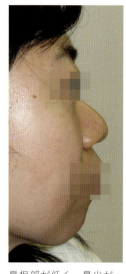 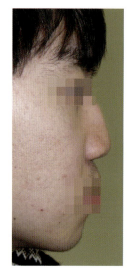

鼻全体が小さい　　　鼻根部が低く，鼻尖が頭側にある　　　鼻柱が陥凹している

図1　短鼻の各形態

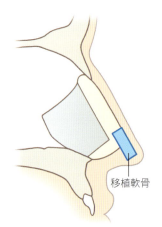 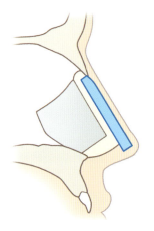 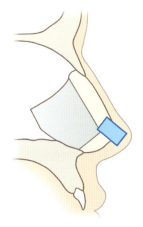

鼻中隔軟骨前角から鼻尖に向けて小さい軟骨移植を行う　　　Spreader graftの末梢部分を利用して鼻中隔延長を行う　　　鼻尖の前方への突出度を高めるために軟骨の固定角度を前方に向けるなど，目的とする形態が得られるように軟骨固定位置と角度を調整する

図2　鼻中隔延長術：移植軟骨の角度や位置による形態の変化

●術式

　移植軟骨は鼻中隔軟骨前角の片側に1枚，あるいは左右から挟むようにして2枚を鼻中隔軟骨に縫合固定し，鼻中隔を延長することで鼻翼軟骨を前下方へ移動させる。最終的には移植片の先端の位置を調整して鼻尖の位置を決定する（図2）。

　本術式は温存する鼻中隔軟骨が十分な強度を有し，かつ正中にあることが条件である。そのため，温存する鼻中隔軟骨の大きさや弯曲，特に鼻中隔軟骨尾側端の弯曲（前弯）を評価し，必要に合わせて弯曲を修正する。

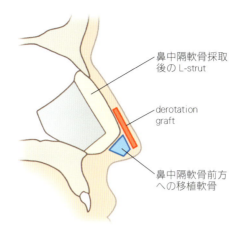

鼻中隔軟骨尾側端の前方に自家軟骨を移植し，別の移植軟骨を鼻背で外側鼻軟骨に縫合固定して鼻中隔を延長する術式である．通常の鼻中隔延長術よりも鼻尖の頭側回転を予防する効果が期待できる

図 3 Derotation graft 法

　短鼻症例では，採取できる鼻中隔軟骨に制限があり，鼻尖の尾側回転を比較的小さな軟骨移植で対応する方法として，耳介軟骨を鼻中隔軟骨前角の背側に固定し，鼻翼軟骨を尾側回転させる術式（derotation graft 法）がある（図3）．鼻中隔延長術は，鼻尖の柔軟性を損なうことが指摘されているが，その対策として本法は有効とされている．

　なお，隆鼻が必要な症例には，鼻中隔延長術を行ったうえでⅠ型シリコンインプラントや細片軟骨移植を併用することも多い．

● アプローチ

　経験豊富な術者は鼻内法で多くの手技を行えるとされるが，鼻中隔延長術や derotation graft を正確に行うにはオープンアプローチの方が操作しやすい．

合併症と対策

■鼻尖の頭側偏位

　過剰な組織移植は鼻尖の頭側偏位を来たす．オープンアプローチでは鼻柱切開部をいったん縫合して形態を評価し，修正不足の場合は軟骨を固定しなおし鼻尖の延長方向を調整する．

■予期せぬ斜鼻変形や鼻閉

　鼻中隔延長術は，鼻中隔軟骨が脆弱な場合には十分な効果が得られないばかりか鼻中隔弯曲（特に前弯）が悪化し，斜鼻変形や鼻閉を来たす可能性がある．また外鼻の皮膚・軟部組織が硬く厚い場合は，期待した形態が得にくい．術前の CT 画像所見や軟骨性外鼻の強度評価を参考に，最終的には術中所見により術式を決定することになる．特に外傷を起因とする症例は鼻中隔軟骨に亀裂を認めることが多く，軟骨や骨など自家組織移植の術式に変更できる準備をしておく．中でも keystone area の不安定性が疑われる症例では，同部の補強が優先されるため，強度の十分な移植材を選択すべきである．

■移植軟骨やインプラントの透見

　皮膚の薄い症例では，鼻尖部で移植軟骨やインプラントのレリーフが透見されたりインプラントが露出したりすることがある．過度に大きな移植をしないように配慮する．

■鼻尖の柔軟性の喪失

　いかなる鼻尖への組織移植も鼻尖の柔軟性を低下させる可能性があるが，derotation graft 法は鼻中隔延長術と比較して鼻尖の柔軟性が比較的温存できるとされる．いずれの術式においても，鼻中隔軟骨と鼻翼軟骨を縫合固定すると固い鼻尖になりやすい．

■鼻孔と鼻尖の不均衡

　Tip graft を厚くすると，鼻孔に比較して鼻尖部が大きくなるため，tip graft のみで対応すべきではない．

第3章 鼻の手術

鼻中隔延長術

KEY POINTS
- 鼻尖の位置を前下方に移動する術式の1つである
- 鼻中隔延長術は移植軟骨の固定元となる鼻中隔軟骨の強度に依存する
- 鼻中隔弯曲症例では十分な延長が得にくい

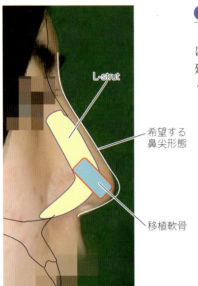

❶ 手術計画

鼻尖の前尾側への移動を希望したため，鼻中隔軟骨前角から鼻背にほぼ平行に，かつ尾側に移植軟骨を固定する計画とした。鼻中隔延長術には鼻中隔矯正術で採取した軟骨を使用し，L-strut は少なくとも 12mm 以上の幅を温存することとした。

❷ アプローチ

通常はオープンアプローチを用いる。
（詳細は斜鼻の項を参照）

❸ 大鼻翼軟骨の剥離

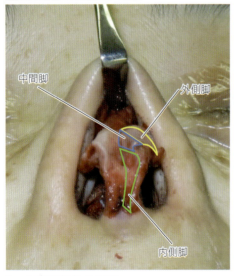

1. 大鼻翼軟骨の展開
   軟骨膜上で内側脚（緑），中間脚（青），外側脚（黄）を広く剥離する。

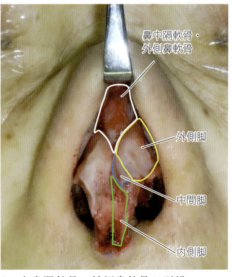

2. 大鼻翼軟骨，外側鼻軟骨の剥離
   さらに頭側に向けて剥離を進め，外側鼻軟骨および鼻中隔軟骨を露出する（白）。通常，鼻中隔軟骨と外側鼻軟骨は1つの連続した構造として軟骨性鼻背を構成している。

3. Scroll area の剥離

外側鼻軟骨と大鼻翼軟骨の接合部である scroll area を剥離すると，大鼻翼軟骨の可動性が得られる。さらに，大鼻翼軟骨外側部の剥離や外側脚の切断，あるいは鼻粘膜からの大鼻翼軟骨の剥離操作によって大鼻翼軟骨の前方および尾側へのさらなる可動性が得られる。

なお，鼻中隔軟骨へのアプローチによって transfixion area（膜性鼻中隔）を剥離することになるが，この操作も大鼻翼軟骨の可動性に寄与する。

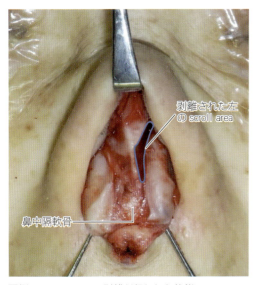

両側の scroll area の剥離が行われた状態

❹ 軟骨移植

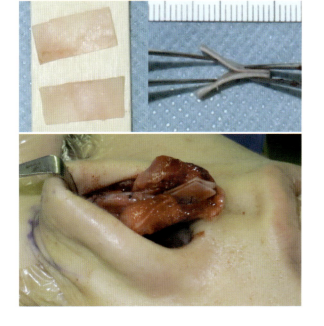

採取した鼻中隔軟骨から軟骨を切り出し，鼻中隔軟骨前角の側面に片側あるいは両側から軟骨を縫合固定する。採取可能な軟骨量には制限があり，鼻中隔軟骨が利用できない症例では耳介軟骨や肋軟骨を利用する。ここでは2枚の15×7mm大の軟骨を切り出し，最初に一端と中央をマットレス縫合した。2枚に重ねた軟骨で鼻中隔軟骨を挟み，5-0 PDS®でマットレス縫合を5箇所に行った。

左右の大鼻翼軟骨を5-0 PDS®で縫合し，さらに移植軟骨と縫合した。移植軟骨の前方突出部はこの時点で大鼻翼軟骨の内側脚から突出しないようにトリミングした。

Advice
・移植軟骨は鼻尖を移動したい方向に調整することがポイントである。過大な延長は鼻中隔軟骨の弯曲を来たし，斜鼻変形や鼻閉の原因となるため注意が必要である。

鼻中隔軟骨採取部は，血腫予防のために左右の鼻中隔粘膜を数カ所キルティング縫合する。

❺ 閉創

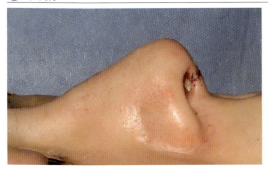

縫合は鼻柱中央と鼻孔縁の3カ所を6-0プロリーン®で仮縫合する。そのうえで，鼻尖延長方向，鼻尖やinfratip lobuleの形態，鼻柱唇角の変化，鼻孔の対称性などを確認する。また鼻背から鼻尖にかけて触診し，段差のないことを確認する。鼻尖位置の微修正が必要な場合は，抜糸して鼻尖部の軟骨縫合の修正やtip graft, shield graftを行う。

鼻柱の強度が不足している場合は，左右の大鼻翼軟骨内側脚の間にcolumellar strutを挿入し，5-0 PDS®で左右の内側脚とともにマットレス縫合する。Columellar strutの幅は4mm程度としているが，内側脚の補強が目的であり，必ずしもgraftが前鼻棘に到達する必要はない。鼻腔内は5-0バイクリル®などの吸収糸で縫合する。

鼻孔の非対称を来たさぬように，最初にsoft triangleを縫合し，周囲へと縫合を進める。縫合後に，鼻尖皮膚の緊張，鼻尖の向きや鼻柱唇角，鼻中隔弯曲の出現など細部まで観察する。少しでも問題があれば躊躇せず抜糸のうえで軟骨縫合をやり直す。

なお，出血などの問題がない限り，縫合部の緊張を避けるために鼻孔への綿球挿入を控える。

Advice
・大鼻翼軟骨の内側脚は❸図に示すように緩やかなS状のカーブを描いている。左右の内側脚を密に縫合すると，内側脚が直線化して鼻柱が極端に細くなるため，注意する。

❻ 術後管理

斜鼻の項に準ずる。

・オープンアプローチは直視下の操作のため移植軟骨の固定は比較的容易であるが，鼻柱切開部を縫合しないと最終的な形態確認ができない欠点がある。一方，クローズドアプローチでは鼻柱に瘢痕を残さない利点があるが，移植軟骨の固定操作には経験を要する。

7. 短鼻形成術

症例 26歳，女性，鼻中隔延長術＋鼻尖縮小術

　上向きで幅広い鼻尖，鼻閉の改善を希望して来院した。鼻中隔弯曲症に対して鼻中隔矯正術を行い，採取した軟骨で鼻中隔軟骨前角を挟むように2枚の軟骨移植によって鼻中隔延長術を行った。
　さらに，大鼻翼軟骨の軟骨内縫合と軟骨間縫合による鼻尖縮小術を行った。鼻柱唇角の変化はなく，鼻尖の前下方への延長，鼻尖の縮小，infratip lobule の形成，鼻閉の改善が得られた。

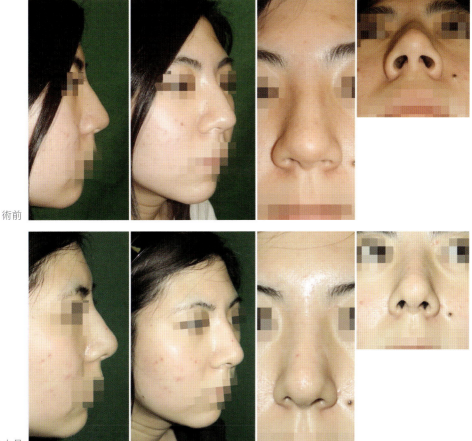

術前

術後3カ月

History & Review

●肋軟骨移植の工夫を紹介している。
　Farkas JP, Lee MR, Lakianhi C, et al: Effects of carving plane, level of harvest, and oppositional suturing techniques on costal cartilage warping. Plast Reconstr Surg 132: 319-325, 2013
●鼻背への細片軟骨移植を紹介している。
　Cakmak O, Buyuklu F: Crushed cartilage grafts for concealing irregularities in rhinoplasty. Arch Facial Plast Surg 9: 352-357, 2007
●鼻中隔延長術を紹介している。
　Byrd HS, Andochik S, Copit S, et al: Septal extension grafts: a method of controlling tip projection shape. Plast Reconstr Surg 100: 999-1010, 1997
●Spreader graft について紹介している。
　Sheen JH: Spreader graft: a method of reconstructing the roof of the middle nasal vault following rhinoplasty. Plast Reconstr Surg 73: 230-239, 1984
●Derotation graft による鼻中隔延長法を紹介している。
　Suh YC, Jeong WS, Choi JW: Septum-based nasal tip plasty: a comparative study between septal extension graft and double-layered conchal cartilage extension graft. Plast Reconstr Surg 141: 49-56, 2018

形成外科治療手技全書 VII

美容医療

第4章 フェイスリフト

p.163

第4章 フェイスリフト

1. 顔面・頸部の解剖

一瀬晃洋・華山博美

　フェイスリフトを施行するにあたり，顔面の手術解剖を理解することは，副損傷を避け，かつ除皺効果を高めるために必須である．顔面・頸部において，主要な神経が走行する danger zone および支持靱帯（retaining ligament）について解説する．

知覚神経（三叉神経，頸神経）
（図1）

■眼神経（三叉神経枝）

　上眼窩裂を出たのちに，前額，頭頂，上眼瞼および鼻背に分布する．

　その分枝である滑車上神経は前額内側，眼窩上神経は前額外側から頭頂部を支配する．滑車上神経は皺眉筋の裏面または筋内を走行するため，皺眉筋切除を行う場合には損傷に注意する．眼窩上神経は，その神経幹が眼窩上孔または切痕を出たのち骨膜上を上行する．これを損傷すると広範囲の神経障害が生じるため，前額リフトなど眼窩上縁の剥離が必要な手術を行う場合は特に注意を要する．

■上顎神経（三叉神経枝）

　正円孔を出たのち，頬骨神経の頬骨側頭枝と頬骨顔面枝，および眼窩下神経を分枝する．眼窩下神経は，瞳孔中心線上，眼窩下縁より約1cm尾側にある眼窩下神経孔を出たのち，上唇挙筋付近

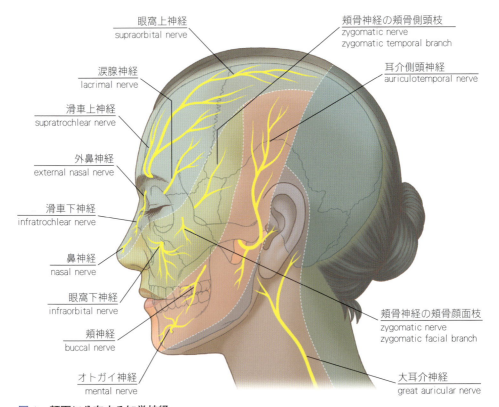

図1　顔面に分布する知覚神経

を貫くようにして細かく分枝して皮膚に分布する。ミッドフェイスリフトの剥離の際は、なるべく眼窩下神経を損傷しないように注意する。

■**下顎神経（三叉神経枝）**

卵円孔より出たのち、下顎部から側頭部に分布する。側頭部を支配する耳介側頭神経は、浅側頭動脈に伴走する。オトガイ神経は、瞳孔中心線上、下口唇より2cm下方のオトガイ孔より出たのち、オトガイ部から下口唇を支配する。

■**大耳介神経（頸神経）**

頸神経C2～3の末梢神経であり、耳介と下顎縁周囲に分布する。通常、外耳孔より6～7cm尾側、胸鎖乳突筋の中央付近の筋膜上を後方から前方に横切ったのち、耳下腺の下縁の高さ付近で前枝と後枝に分かれる。乳突部付近の広頸筋下を剥離する場合、これを損傷しないように注意する。

運動神経（顔面神経，三叉神経）
（図2, 3）

茎乳突孔から出た顔面神経は、ただちに耳下腺の浅葉と深葉の間に入る。耳下腺内で側頭枝、頬骨枝、頬枝、下顎縁枝、頸枝の5枝に分岐したのち腺外へ出て、支配筋に対しその深部より分布する（図2, 3）。

一方、深部にあるオトガイ筋、口角挙筋、頬筋に対しては、その浅部より分布する。顔面神経の損傷に対し、特に頬枝と頬骨枝は相互に交通枝が多いため、分枝が損傷しても代償され回復することが多いとされる。しかし、除皺術においては、その損傷によって頬部や口角の動きの左右差を生じることは問題となり得る。側頭枝と下顎縁枝は終末枝のため、回復が遅れるリスクがより高い。

表情筋は顔面神経に支配されるが、咀嚼筋である側頭筋と咬筋は、三叉神経第3枝の下顎神経に支配される。

■**顔面神経側頭枝**

側頭枝は、耳下腺から出たのち、外眼角と耳珠を結んだ直線と頬骨弓が交差する付近で、頬骨弓の骨膜上を横切る。

上部眼輪筋の裏面に枝を出したのち、さらに側頭頭頂筋膜（temporoparietal fascia）の深層を上行し、末梢でこれを貫き前頭筋の裏面より分布する。こめかみ付近では、側頭枝は皮下の比較的浅い層を走行するため、その剥離操作では特に注意

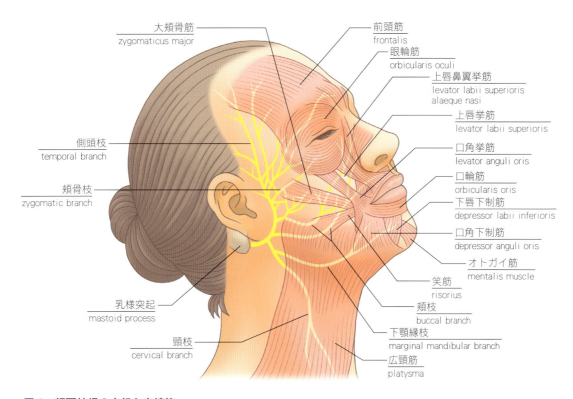

図2　顔面神経の走行と表情筋

第4章 フェイスリフト

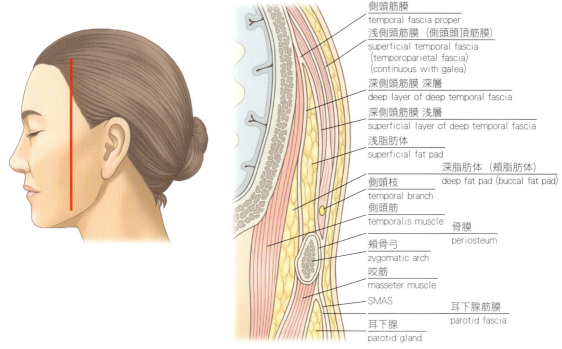

図3　側頭部〜頬部の層構造

を要する。

頬部フェイスリフトで，cranial suspensionなどSMASを上方へ牽引する処理を行う際には，側頭枝に過度の緊張がかからないようにする。

■顔面神経頬骨枝

頬骨枝は，頬骨下縁付近の深部を走行し，下眼瞼眼輪筋や口唇挙筋群や頬骨筋などを支配する。SMAS下の剥離を行うフェイスリフト，ミッドフェイスリフトでは，その損傷によって口角の挙上の左右差が生じることがあり，注意を要する。Cranial suspensionなどで頬部SMASを強く牽引した場合にも，麻痺を生じることがある。

■顔面神経頬枝

頬枝は，咬筋筋膜上を口角の方向に走行し，咬筋前腔の前縁付近で浅層へ向かい，口輪筋や笑筋の裏面から分布する。このため，咬筋前腔などSMAS下の剥離を行うフェイスリフトを行う場合，前方では浅い層を走行するため損傷に気を付ける必要がある。

■顔面神経下顎縁枝

耳下腺をから出たのち，広頸筋下の層を通り，下顎角のわずかに頭側を通過したのち，下顎縁に沿ってその尾側1〜2cmあたりまでを前方に走行する。咬筋前縁あたりで下顎縁枝は顔面動静脈と交叉するとともに頭側に向かい，主に口角下制筋とオトガイ筋に分布する。下顎角付近の広頸筋の牽引操作を行う際には損傷に注意する。

SMAS (superficial musculoaponeurotic system)

SMASは顔面における浅在性腱膜で，頭部においては側頭頭頂筋膜と連続し，頸部では広頸筋につながる。また，耳下腺筋膜上では厚く，その前方では薄くなり，鼻唇溝の皮下脂肪織付近で終わる。この層によって皮下組織と，深筋膜と表情筋，顔面神経を含む深部組織が分けられる。

SMASは，耳下腺上では耳下腺筋膜と強固に癒着し，鋭的な剥離が必要となるが，これを越えると菲薄化し，顔面神経や耳下腺管，浅層の表情筋と癒着はなく疎に接している。

支持靱帯 (retaining ligament) （図4，5）

顔面には，retaining ligamentやadhesion, septumと言われる支持組織が存在し，皮膚・軟部組織を母床である顔面骨に固定する役割を果たしている。これらの支持組織が加齢によって脆弱化して緩むことで，顔面の皮膚・軟部組織は本来の位置

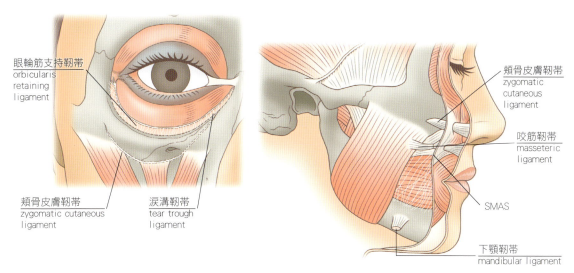

図4　眼窩周囲の支持靱帯　　　図5　頬部の支持靱帯

からずれて下垂する。このうち retaining ligament は最も固定力が強いため，その付近では下垂した組織が強固につなぎとめられることで，溝やくぼみといった症状が目立つようになる。Adhesion や septum は，皮膚とはゆるいつながりしか持たないため，加齢が進んだ場合でも ligament 周囲のような症状は顕在化しない場合が多い。

　以下に主な retaining ligament について述べる。顔面の支持組織や皮膚溝の名称は文献によりさまざまに記述されており，いまだ十分に統一されていないと言える。

■**眼窩周囲の retaining ligament**（図4）

　眼窩の内上方を除く周囲約3/4は支持組織に囲まれており，なかでも下眼瞼には複数の retaining ligament が存在し，皮膚および眼輪筋を眼窩縁の骨に強固に支持している。

　内側には，眼輪筋眼瞼部と眼窩部それぞれの起始部に挟まれる形で，内側眼瞼靱帯（medial palpebral ligament）より始まる涙溝靱帯（tear trough ligament）が存在し，tear trough 変形の原因となる。涙溝靱帯は眼窩縁に沿って外側に伸び，眼輪筋支持靱帯（orbicularis retaining ligament）に続く。

　眼窩脂肪の張り出しと眼輪筋の弛緩により，これら ligament 付近では，内側では鼻頬溝（nasojugal groove），外側に続く瞼頬溝（palpebromalar goove）が形成される。

下眼瞼の除皺を行うにあたっては，皮下組織および眼輪筋を retaining ligament より切離して牽引することで，除皺効果が高まる。

■**頬骨皮膚靱帯（zygomatic cutaneous ligament）**

　眼窩下縁内側より頬骨体部に向かって retaining ligament が形成されており，頬脂肪体（malar fad pad）を貫き皮膚に至る。これが脆弱化すると，中頬溝（midcheek groove）が生じるとともに，軟部組織全体の下垂によって鼻唇溝が深くなる。

　ミッドフェイスリフトを行う際は，この ligament を切離し頬脂肪体を十分に引き上げ固定することで，除皺効果が高まる。

■**咬筋靱帯（masseteric ligament）・下顎靱帯（mandibular ligament）**

　咬筋の前縁に沿って数カ所，咬筋の浅筋膜と深筋膜が癒合した咬筋靱帯が形成されており，頬部組織が大きく下垂することを防いでいる。この前下方の下顎縁上に強力な下顎靱帯が存在する。頬部が弛緩すると，下顎靱帯の周囲に下垂した頬部の軟部組織がつなぎとめられ，頬部は膨隆し jowl を形成する。

　頬部フェイスリフトを行う際には，咬筋口腔の剥離および咬筋靱帯を切離することで頬部皮下組織の良好な可動性が得られる。下顎靱帯付近には顔面神経下顎縁枝が走行することもあり，その切離は通常行われない。

第4章 フェイスリフト

2. SMAS法フェイスリフト

野平久仁彦・矢島和宜・新冨芳尚

◎顔面神経が走行する位置と層の理解が術後のトラブルを回避するうえで大変重要である
◎耳前部から頬の皮下剥離を厚くするとSMASが薄くなり，吊り上げる際に裂けることがある
◎逆に皮下剥離を薄くしすぎると皮膚の血流を阻害することがある。皮下剥離は2mm程度の厚さが適当である
◎SMAS法でも鼻唇溝を完全になくすことはできないので，脂肪注入やフィラーによる追加治療が必要になることが多い
◎日本人の顔面骨は扁平かつ幅広であり，皮膚も厚く，白人のように大きな効果は望めないので，患者には下顎から頸部にかけてリフレッシュした印象になることをイメージしてもらう方がよい

SMAS法とは

　Superficial musculoaponeurotic system（SMAS）は，耳下腺部から頬部にかけて皮下に存在する線維性の組織で，SMAS下を剥離してSMASを媒体としてその上に乗っている皮膚を引き上げることができる。また尾側に広頸筋を連続させることができるので，それを用いてオトガイ頸部角をシャープにすることができる。このような方法をSMAS-platysma法と呼ぶが，SMAS下の剥離を耳下腺前縁を越えて行うのをextended SMAS-platysma法という。
　SMAS-platysma法はSMAS頭側の切開を頬骨弓下縁で行うが，SMAS頭側の切開を頬骨弓上縁で行い，より強固な支持組織である深側頭筋膜に吊り上げる方法をhigh SMAS法と呼ぶ。またSMASそのものをplicationしたり，SMASectomyのようにSMASを鼻唇溝に平行に紡錘形に切除して縫合する方法もある。このようにSMASを処理する方法にはいろいろな手技があるが，各論ではextended SMAS-platysma法とhigh SMAS法について解説する。

適応

　下顎縁の皮膚のたるみによりブルドック様の顔貌を来たしたり，オトガイ頸部角が平坦化してきた50歳代後半以降の症例に対して適応がある。鼻唇溝が深い症例では脂肪注入やヒアルロン酸注入などの補助療法が必要になることが多い。

合併症と対策

　以下の合併症を術前に十分説明しておく。

■血腫
　剥離操作が主体となる手術なので，血圧が高い場合や抗凝固剤を服用している場合に，術後血腫を生じることがある。その場合には早期に開創して血腫除去を行う。早く処置をすれば，出血斑は高度になるものの，術後に形態的に問題になることは少ない（図1）。

■皮膚壊死
　特に喫煙者は血流不足により，耳前部や耳後部の皮膚に水疱形成や表皮の脱落，壊死が起こり得る。その場合には軟膏治療で上皮化を図る（図2）。

■顔面神経麻痺
　顔面神経の近くを剥離するため，損傷した場合には術後に麻痺を生ずることがある。特に側頭枝と下顎縁枝の麻痺はトラブルの元になるので顔面神経の局所解剖の理解が重要である。

■左右非対称
　術後の左右非対称や頬骨弓部からこめかみ部に軽い盛り上がりを生ずることがあるが，時間とともに改善する。

■出血斑
　術後に頬部や頸部に内出血斑が生じることが多いが，時間の経過で吸収される。

2. SMAS法フェイスリフト

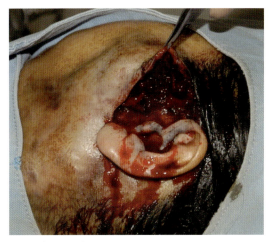

図1　術後血腫
皮下剥離した耳前部から耳後部にかけて大きな血腫ができている。できるだけ早期に開創，血腫除去，止血操作を行う

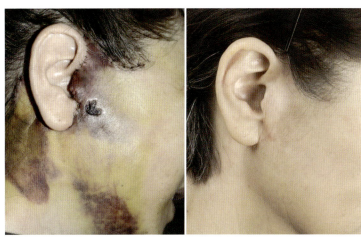

治療前　　　　　　　　　　治療後1年

図2　皮膚壊死（喫煙者）
耳前部に一部皮膚壊死が見られる。軟膏治療を行い上皮化した

■硬結
　小さな血腫でもそのままにしておくと硬結になって残ることがあるので，2週以降に血腫が溶解したころに穿刺吸引しておくとよい。

■皮膚知覚鈍麻
　耳前部や耳後部の皮下剥離した部分は，皮膚感覚が戻ってくるまで半年以上かかる場合がある。

■脱毛
　もみあげから側頭被髪部の剥離の際，毛根を傷つけると術後に脱毛を来たすことがある。多くは時間経過で発毛してくるが，薄くなることがあるので毛根を露出しない層で剥離するのがよい。

■唾液瘻
　耳下腺を傷つけると唾液瘻になることがある。傷つけた場合は耳下腺を十分に電気凝固してSMASでカバーしておく。

第4章 フェイスリフト

手技

KEY POINTS
- SMASとSMAS下の解剖をよく理解して剥離を行う
- SMASを引き上げる時にSMASの縫合には緊張をかけるが,皮膚の縫合には緊張をかけないようにする

❶ 皮膚切開のデザイン

皮膚切開線は耳輪脚の前縁から耳珠の辺縁を通り,耳垂の前縁に至る。

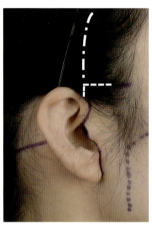

もみあげが低い場合は側頭部の切開はこめかみに向かった水平線(破線)とするか,こめかみリフトも行うのであれば側頭被髪部へ縦方向に伸ばす(1点鎖線)。

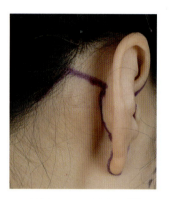

耳後部では耳介側頭溝に沿った後,耳後部皮膚を水平方向に後頭部の毛生え際に向かって引き,以下は後頭部の毛生え際に沿ったラインとする。

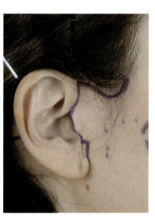

もみあげが高い場合は,皮膚を引き上げた時にもみあげがなくならないように,毛生え際切開を選択する。

❷ 麻酔

乳酸リンゲル液(ラクテック®)500ml中に1%リドカイン塩酸塩・アドレナリン注射液(キシロカイン®E)60ml,1%ロピバカイン(アナペイン®)20ml,7%炭酸水素ナトリウム(メイロン®)20mlを入れたtumescent溶液を作成し,点滴セットを付けたあと,チューブの先端に注入ハンドピース(Byron, Hun-Han社製)を装着し,その先端に側穴付き直径2mmのカニューレを付ける。

ミダゾラム(ドルミカム®)の静注により鎮静を得たら,手動式圧注入調節装置(メディクイックプラス®,テルモ社製)にバッグを入れ20kPaに加圧し,耳前部の切開線に15番メスで皮膚切開を入れ,そこからカニューレを挿入して頬部,頸部,こめかみ部,耳後部の皮下剥離範囲に片側約100ml注入する。これにより出血の少ない剥離が可能になる。

❸ 手術（extended SMAS-platysma 法）

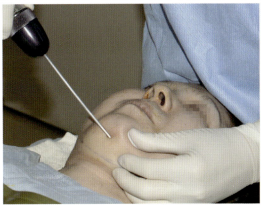

1. オトガイ下の脂肪が多い場合は，このようにシリンジ脂肪吸引をあらかじめ行っておく

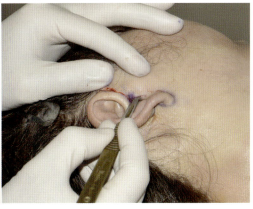

2. 15番メスで耳珠の辺縁を通る耳前部の切開を行う

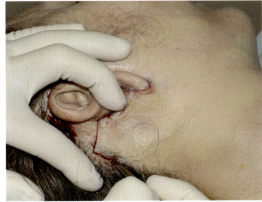

3. 耳介側頭溝から耳後部皮膚を切開し，後頭部の毛生え際まで切開する

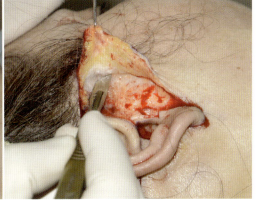

4. 10番メスで皮膚の厚さが2mmくらいの深さで剥離を行う。もみあげの部分は浅側頭筋膜直上で，毛根を出さないレベルで剥離を進める

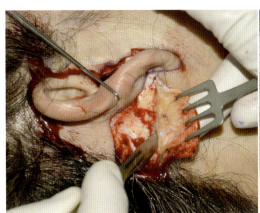

5. 耳後部皮膚はやはり2mm程度の厚さで剥離する。さらにフェイスリフト剪刀で頸部の剥離を進める

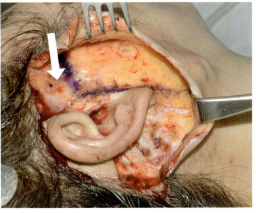

6. 頬骨体部外側まで皮下剥離を進める。耳前部は耳下腺の前縁あたりまで皮下剥離する。SMAS切開の上縁は頬骨弓下縁，後縁は耳珠から1cm，尾側は下顎角から1cm尾側である（⇨は頬骨弓）

第4章 フェイスリフト

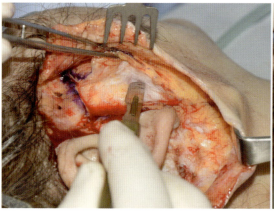

7. 10番メスを用いて耳下腺筋膜直上でSMAS下の剥離を行う。SMAS裏面に広頸筋を付けて挙上する

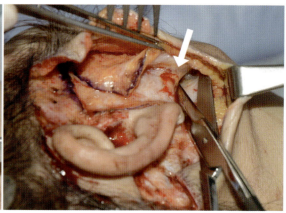

8. 広頸筋の外側縁（⇨）が見えたら剪刀でスペースを広げ剥離する

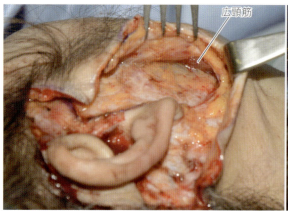

9. SMAS下の剥離を広頸筋直下で行った。SMAS直下を剥離する限り，その下を走行する顔面神経を傷つける心配はない

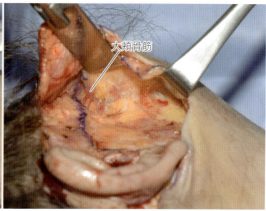

10. 頭側正中寄りの剥離は大頬骨筋までとする。Zygomatic ligamentは外してある

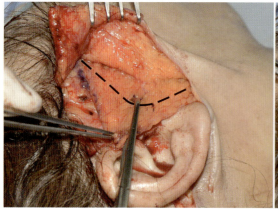

11. SMASを斜め上方へ引き，マーカーで最大切除幅の部分に印（点線）を付ける

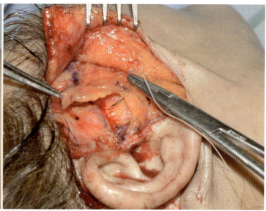

12. 印を付けた部分までSMASを切開し，3-0吸収糸を用いてSMASの外側上端の角を吊り上げ縫合固定する。余った上縁のSMASを切除する。頬骨弓下の陥凹がある症例ではSMASを折りたたんで厚みをつけることもできる

2. SMAS法フェイスリフト

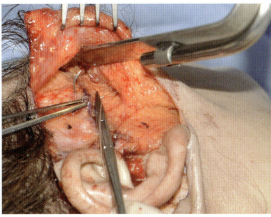

13. 上端のSMAS同士を縫合する

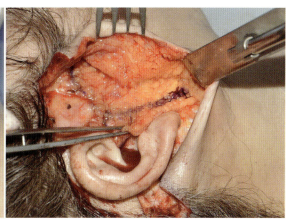

14. 外側縁のSMASを切除する部分に印を付ける

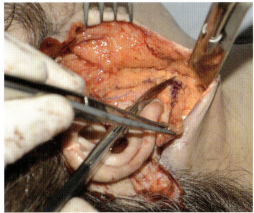

15. 外側のSMASを切開する。それをSMAS flapとして耳介後部に移動する

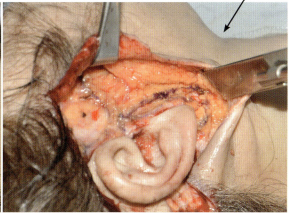

オトガイ頸部角

16. オトガイ頸部角（→）がシャープになるようにSMAS flapを耳介後部の腱膜に固定する

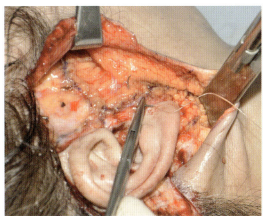

17. SMAS同士を縫合する。SMAS下の剥離は広いが，皮下剥離は狭いので術後の出血斑を少なくできる

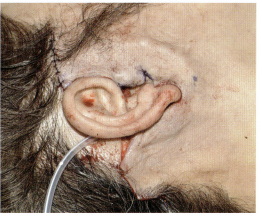

18. 余った皮膚を創縁の緊張が最小限になる程度に切除し，ポイントを仮固定する。耳前部から耳後部に回る吸引ドレーンを留置している

第4章 フェイスリフト

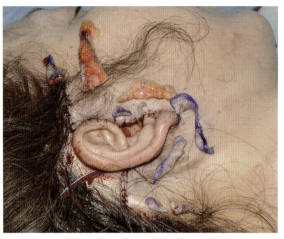

19. すべての縫合が終わり，切除した組織をその場所に相当する部分に置いたところ

耳輪脚部と耳垂部，耳後部に数カ所6-0吸収糸で真皮縫合を行い，全体を7-0または6-0ナイロン糸で皮膚縫合を行う。

Advice

・この手術の合併症として起こり得るのは術後血腫である。術中はtumescent液の影響で出血は少ないが，手術後半になるとアドレナリンの効果も落ちてくるので，術中に止まっていた小血管から出血が始まることがある。特に皮膚縫合時には収縮期血圧を120mmHg以下にしておくことが術後血腫を予防するうえで重要である。

❹ 手術（high SMAS法）

次に，SMAS切開の上端を頬骨弓上縁で行い，深側頭筋膜にSMASを吊り上げ固定する，high SMAS法について述べる。

この方法はSMASを，強固な支持組織である深側頭筋膜にほぼ縦方向に引き上げることができ，さらに中顔面にも張りをもたせることができる。

ただ顔面神経側頭枝の走行位置と深さを正確に理解しておく必要がある。頬骨弓上ではSMASの下を縦方向に走行するので，SMAS直下の疎な組織より深く入らないことが重要で，こめかみ部は皮下の浅い層の剥離に留める。

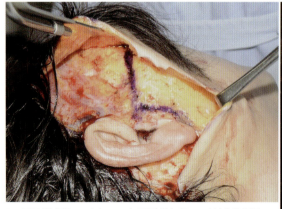

1. 耳下腺部とこめかみの皮下剥離を行い，被髪部は深側頭筋膜直上の深さで剥離する。頭側のSMAS切開は頬骨弓上縁である。浅側頭動静脈は結紮してある

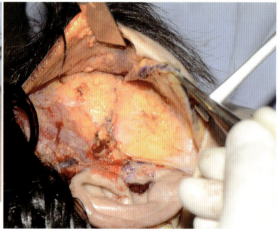

2. SMAS下の剥離は大頬骨筋まで行っている

2. SMAS法フェイスリフト

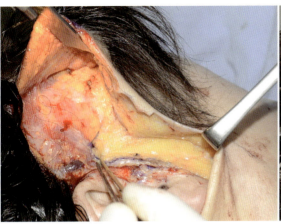

3. SMASを吊り上げ，深側頭筋膜に縫合固定する

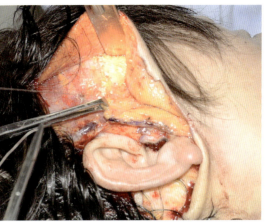

4. SMAS上端を深側頭筋膜に追加固定する。固定は被髪部内に留める。こめかみの皮下剥離の部分は，その下に顔面神経側頭枝が走るので糸をかけないようにする

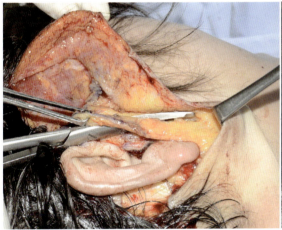

5. 外側のSMASを切開し，SMAS flapを作成する

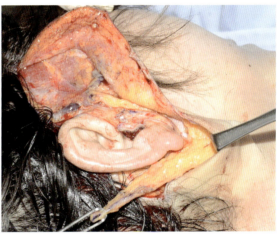

6. SMASを耳後部に移動し上後方に吊り上げることで，オトガイ頸部角をシャープにする

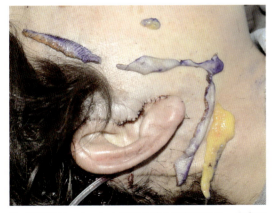

7. 創閉鎖はextended SMAS法と同様である。皮膚の縫合後，余剰皮膚とSMASを切除した部分に置いているところ

175

第4章 フェイスリフト

❺ 術後管理

術後は創部にガーゼを当て，ガーメント（Caromed®，chin-neck bandage）を2日間装着する。手術翌日に血腫があれば開創して血腫除去を行うが，なければ吸引ドレーンを抜去する。
術後2日にガーメントを取ったら入浴洗髪を許可する。
耳前部の抜糸は術後5日目に行い，毛生え際の抜糸は術後10日に行う。

著者からのひとこと
- 術後に軽度の左右差やこめかみ部の軽い盛り上がりを見ることがあるが，術後数カ月で目立たなくなることを伝えるとよい。
- タバコを吸う患者は皮膚の血流が悪くなり，薄く剥離した耳前部や耳後部の皮膚の変色や表皮の脱落を見ることがあるので，術前に確認して理解を得ておく。

症例1　59歳，女性，extended SMAS-platysma 法によるフェイスリフト

鼻唇溝，下顎ラインのたるみ，頸部のしわ，オトガイ頸部角のたるみを気にしていた。
術後，鼻唇溝の軽度の改善，下顎縁の張りとオトガイ頸部角の改善，頸部皮膚のしわの改善が見られた。

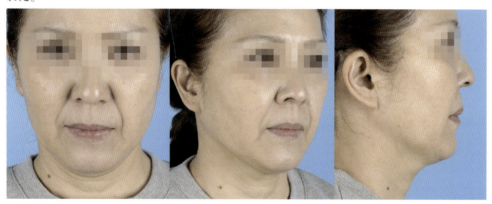

術前

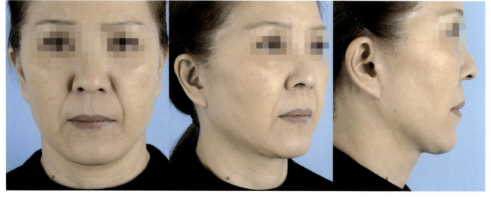

術後1年
瘢痕は目立たない

症例2 58歳，女性，high SMAS 法によるフェイスリフト

鼻唇溝，下顎ラインとオトガイ下のたるみ，頸部のしわを気にしていた．術後，鼻唇溝の軽度の改善と頬部の張りの改善，下顎縁のたるみが取れ，オトガイ頸部角もシャープになった．High SMAS 法は中顔面の改善が見られる．

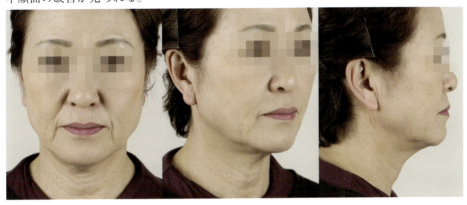

術前

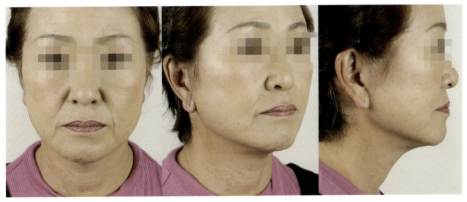

術後7カ月

History & Review

- SMAS の詳細な解剖について述べた最初の論文．
  Mitz V, Peyronie M: The superficial musculo-aponeurotic system (SMAS) in the parotid and cheek area. Plast Reconstr Surg 58: 80–88, 1976
- SMAS-platysma 法の最初の論文．
  Owsley JQ Jr: Platysma-fascial rhytidectomy: a preliminary report. Plast Reconstr Surg 60:843–850, 1977
- Facelift に必要な解剖，手技，合併症について網羅的に解説している．
  Derby BM, Codner MA: Evidence-based medicine: face lift. Plast Reconstr Surg 139: e151–e167, 2017
- さまざまな facelift の手技について効果と合併症の比較を述べている．
  Chang S, Pusic A, Rohrich RJ: A systematic review of comparison of efficacy and complication rates among face-lift techniques. Plast Reconstr Surg 127: 423–433, 2011
- いろいろな SMAS 法の手技による効果の差はなかったと述べている．
  Ivy EJ, Lorenc ZP, Aston SJ: Is there a difference? A prospective study comparing lateral and standard SMAS face lifts with extended SMAS and composite rhytidectomies. Plast Reconstr Surg 98: 1135–1143, 1996
- High SMAS 法と脂肪注入で非常にきれいな結果を出している．
  Marten TJ: High SMAS facelift: combined single flap lifting of the jawline, cheek, and midface. Clin Plast Surg 35: 569–603, 2008

第4章 フェイスリフト

3. MACS フェイスリフト

一瀬晃洋

Knack & Pitfalls

◎MACS-lift は，側頭筋膜を固定源として SMAS-platysma の巾着縫合による牽引を行う術式であり，short scar facelift の代表的術式である
◎弛緩した皮膚・軟部組織はほぼ垂直方向への吊り上げがなされる術式である
◎神経や筋，唾液腺管などの副損傷のリスクは少ない
◎低侵襲で比較的緩徐な除皺効果が得られるため，中年の患者や著しい除皺効果を望まない高齢者に良い適応となる
◎Extended MACS-lift は，頬骨部の組織の挙上が可能であるが，頬骨部の膨隆によってダウンタイムが遷延することがある

MACS 法とは

MACS (minimal access cranial suspension)-lift は，側頭筋膜を固定源として SMAS-platysma に巾着縫合をかけて牽引 (cranial suspension) する術式であり，short scar facelift の代表的術式である（図1）。従来の facelift と比較して皮下剥離の範囲が非常に少なく，低侵襲で自然な除皺が可能である。本術式は，手技が簡便で，顔面神経や大耳介神経などの副損傷の危険性が少なく，耳垂や耳珠の変形，もみあげの消失や側頭部の脱毛が少ないなど利点は多い。

通常は頸部，頬部2カ所の牽引を行う（simple

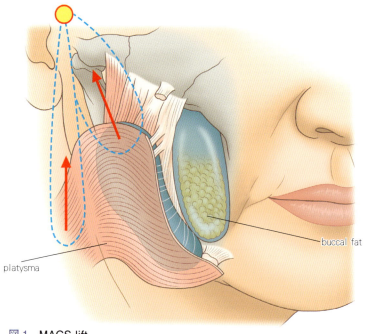

図1 MACS-lift
耳前部～もみあげの短い切開から，cranial suspension（側頭筋膜を固定源とする SMAS-platysma の巾着縫合）による牽引を行う

3. MACS フェイスリフト

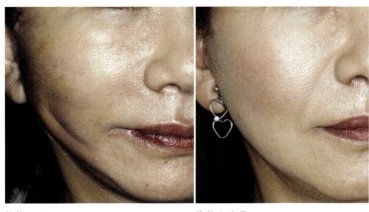

術後4日　　　　　　　　　術後1カ月

図2　MACS-lift 術後の頬部の凸凹，口角の引きつれ
スポンジでの圧迫を行い，数日で改善した。術後1カ月では形跡も認められない

MACS-lift）が，これに頬骨部の牽引を追加する場合もある（extended MACS-lift）。以下，simple MACS 法について述べる。

適応

■頬部・頸部弛緩

Simple MACS-lift の除皺効果が得られるのは，鼻唇溝下 1/3～口角外下方（jowl）～頸部である。本術式の効果は皮膚弛緩が比較的少ない中年の患者や，著しい除皺効果を望まない高齢者に良い適応となる。Jowl 変形に対する効果を高めるために，咬筋前腔の剥離が本術式に追加可能である。鼻唇溝上 1/3 は本術式では改善しないため，他の方法と組み合わせる必要がある。

合併症と対策

■血腫

皮弁下の血腫は，感染，創傷治癒遅延，皮弁の血行不良，目立つ瘢痕や皮膚の膨隆など，多くの合併症の原因になる。血管の断端は積極的に止血操作を行い，閉創前に再度完全に止血を確認する。もし血腫が認められたら，自然消退を待たずに積極的に治療を行って続発する合併症を防ぐ。

■皮弁壊死

皮膚の緊張がほとんどないように縫合する。剥離範囲が狭い short scar facelift では，血腫などの誘因なしで皮弁壊死が生じることはまれである。もし壊死が生じた場合でも一般に小範囲に留まる。

■唾液瘻

MACS-lift では頻度は少ないが，巾着縫合が深く入りすぎると，耳下腺および耳下腺管の損傷による唾液瘻が生じ得る。一般的な耳下腺損傷時の唾液瘻は，損傷後数日～1週間程度で頬部腫脹などにより明らかになる。治癒までには損傷の程度にもよるが数週間を要する。小さな唾液瘻であっても遷延しがちで感染を生じることがある。

■感染

Cranial suspension の縫合糸の感染は 5%（1/20例）程度生じる。感染を生じた場合，通常は感染源となっている縫合糸を抜糸するが，ゴアテックス®糸では抜糸せずとも洗浄処置で感染が消退することが少なくない。

■顔面神経麻痺

MACS-lift では，遷延する顔面神経麻痺の発症は少ない。麻痺が生じ翌日に改善しなければビタミン B12 などの投与を行って回復を待つ。Neurapraxia であれば数日～数週で回復する。

■非対称性，頬部の凸凹，口角の引きつれ

対策として，皮膚切除は，形状や部位の左右差がないように他方の切除片と比較しながら行う。SMAS の凹凸は吸収糸を用いて周囲組織と軽く縫合して平坦にする。閉創前に牽引による皮膚の引きつれが認められれば，皮下の鈍的な剥離を追加する。

術後の凸凹には，スポンジを用いた圧迫を数日続けると消退が速い（図2）。

第4章 フェイスリフト

■ **手術瘢痕**

耳介前の瘢痕は，なるべく耳介に沿った瘢痕とする方が目立たない．ただし，高齢者の頬部除皺術では，耳前部の短い瘢痕は目立たなくなるためシンプルな切開も選択できる．真皮の固定点を工夫して皮弁の減張を行い，皮膚切除は控えめとする．

■ **耳垂延長，耳珠変形**

耳垂の下方や後方の皮膚切除をしない short scar facelift などの術式を選択すれば，耳垂延長は生じない．耳珠変形の予防には，真皮の耳介軟骨への固定点を工夫して行い，耳垂の上方にまったく張力がかからないように縫合する．

Simple MACS-lift

KEY POINTS

- 原法の2本の cranial suspension と切開線の組み合わせは，歪みなく除皺するために計算されたものである
- 皮弁は顔の垂直方向へ吊り上げて，余剰皮膚の大部分はもみあげの下で切除して十分に真皮縫合を行う
- 顔面神経麻痺が術中もしくは術後に生じたとしても，通常数日で回復するため経過観察とする

❶ デザイン

耳前部に皮膚切開のマーキングを行う．皮膚切開は，耳前部から耳介の上部に至り，もみあげ部まで行う．皮膚切開の下端は耳垂下端付近である．耳珠付近は頂点または頂点よりわずかに外耳道側を切開する．

❷ 麻酔

表　MACS-Lift に用いる局所麻酔薬

2%キシロカイン®E	20ml
0.75%アナペイン®	30ml
生理的食塩水	40ml
メイロン®	6ml
ケナコルト®	0.3ml

この順番に混合する

局所麻酔に鎮痛剤を適宜組み合わせて除痛を行う．

静注用鎮静剤として，ドルミカム®とソセゴン®を用いる．術前にソセゴン®15mg，リンデロン 2mg を静注する．生理的食塩水 100ml にドルミカム® 1A を加え，酸素飽和度を観察しながら手術終了まで点滴静注する．執刀時にセフェム系抗生剤の点滴静注を開始する．

切開線付近に片側で 10～20ml の局所麻酔薬（表）を注入する．

Advice

・アナペイン®を追加することにより，心血管系への影響を少なくし，閉創まで長時間の除痛が可能である．

❸ 皮膚切開，皮下剥離

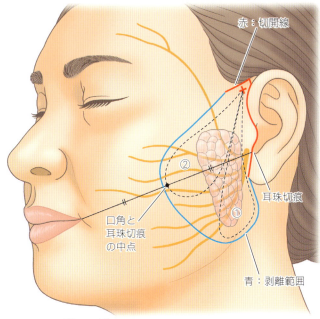

手術のデザイン
①巾着縫合1本目：頸部，下顎を牽引する
②巾着縫合2本目：頬部を牽引する

オトガイ下部・顎下部，jowl の皮下脂肪の吸引を行う場合は，耳垂基部およびオトガイ部前方の小切開からMACS-lift の前に行っておく。

皮膚切開を11番または15番のメスで行う。頭髪の生え際切開は，被髪部内を毛包斜切断法で行う。皮下剥離の前に皮下浅層に十分な量の0.5％キシロカイン®E を注射する。皮下剥離は20〜22番のメスまたはフェイスリフト用反剪刀を用いて，デザインで示した範囲で行う。

Advice
・皮弁は通常それほど薄くする必要はないが，咬筋前腔など SMAS 下の剥離操作を加える場合は薄くする。

❹ Cranial suspension

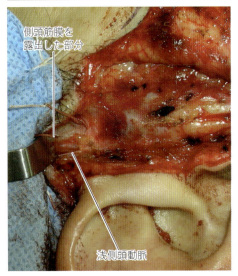

Cranial suspension の固定点
耳前部上方の皮下組織に穴をあけ, cranial suspension の牽引糸を固定する

1. 皮下剥離の終了後，耳輪脚の約1cm前方の深部組織に局所麻酔薬を注入し，剪刀で約8mmの穴を開けて側頭筋の固有筋膜を直視下に置く。

   Advice
   ・巾着縫合の固定が前方すぎると顔面神経側頭枝を損傷する。浅側頭動静脈を確認できた場合は鈍的に剥離して固定点付近からよける。

2. 側頭筋の固有筋膜に縫合糸を通して固定し，cranial suspension（SMAS の巾着縫合）を行う。1本目の巾着縫合の軸は下顎角の方向である。

第4章 フェイスリフト

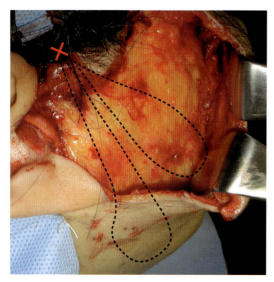

Cranial suspension の通糸
1本目の牽引をする前に，2本の巾着縫合のマーキングを行っておく

SMAS上にマーキングを行って，左右同じ部位に巾着縫合を行う。巾着縫合の1針の長さは約1〜1.5cmで，その深さは約5mmとする。耳前部の縫合糸の固定点から下顎角付近まで巾着縫合を行ったのち，上方に方向を変えて巾着縫合を行い耳前部の固定点付近で結紮し牽引する。

3. 次いで2本目の巾着縫合を頬部に行う。1本目の巾着縫合の糸を切断せずにそのまま2本目の巾着縫合を行ってもよい。巾着縫合の軸は口角のやや下方の方向で，耳珠切痕から口角へ至る線上の中点付近で折り返して1本目と同様に牽引を行う。1針の長さは約1cmで，その深さは約5mmである。

巾着縫合の牽引の強さは，縫合糸が切れない最大の張力であるが，2-0 ゴアテックス®は抗張力が強いため強く牽引を行うと術後開口制限が1週間程度生じる。

Advice
- Cranial suspension に用いる縫合糸は，Tonnardらは長期吸収糸である 0-PDS®Ⅱを推奨しているが，著者は牽引の効果を高める目的で 2-0 ゴアテックス®を用いている。
- 耳垂下方のドッグイヤー軽減法として，原法には記載されていないが，耳介下方の巾着縫合の際に後方に1針通して耳介後方の皮下組織を前方に引き寄せて，膨隆した部分を切除する。
- 2本目の牽引を頬部前下方に深く通糸して強く牽引すると，顔面神経頬骨枝や耳下腺を損傷する危険があると考えるため，やや弱めの牽引に留める。

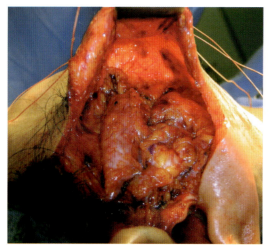

2本の cranial suspension が終了したところ
SMAS の凸凹が目立てば，SMAS の盛り上がりを上方の SMAS に軽く縫合固定してならしておく

4. 頭蓋への牽引が終了したら，筋膜に開けた穴は，3-0 バイクリル®で確実に閉じる。巾着縫合で SMAS の膨隆した部位を 4-0 PDS®Ⅱで上方に固定して平坦にする。

Advice
- 巾着縫合による皮膚の引きつれを生じている部分があれば，剪刀で牽引された部分の皮下剥離を追加する。

❺ 閉創

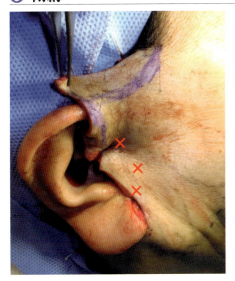

皮膚を上方に（垂直方向）に引き上げて，トリミングを行う。✖は固定位置を示す

　閉創の前に止血を丹念に行う。頬部皮弁を上方に引き上げて，余剰皮膚の大部分はもみあげ部で上下方向に切除する。切除量は少なめとし，緊張をかけずに縫合する。もみあげ部には 4-0 PDS®Ⅱで十分な真皮縫合を行う。

　皮弁真皮を耳介軟骨に 4-0 PDS®Ⅱで固定し減張を行う。その固定位置は3点（耳輪軟骨基部，耳珠軟骨の深部，耳珠切痕の軟骨）である。その際，耳珠の先端付近が引っぱられていないか確認する。創縁が合うようにわずかに皮膚をトリミングし，4-0 黒ナイロン糸で皮膚縫合を行う。生理的食塩水を創部から入れて圧迫して押し出すようにして洗浄する。ドレーンは必ずしも挿入しない。創部に抗生剤含有軟膏を塗布し，強すぎないように圧迫包帯を行う。

❻ 術後管理

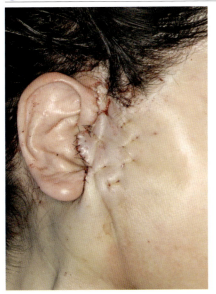

手術翌日に皮弁の母床へのアンカーを行ったところ

　ドルミカム®の拮抗薬のアネキセート®を静注して，覚醒させる。

　手術翌日に，皮弁下の血液などの貯留液を，縫合の隙間に細い鑷子の先端を差し込んで，皮弁をガーゼで圧迫して絞り出すように押し出して排出する。術後翌日なら皮弁の母床へのアンカーを行ってもよい。5-0 ナイロン糸を用いて，皮膚と SMAS を固定する数針の結節縫合もしくは連続キルティング縫合を行う。圧迫包帯を着脱可能なフェイスリフト用の圧迫帯に変更して，さらに1日軽く圧迫する。頬部に牽引による凸凹が生じた際は，スポンジによる圧迫を行えば早く消退する。

　抜糸は術後7～10日に行う。

- 手術当日の皮弁のアンカーは，皮弁の血行障害を来たす危険があるため一般的に行われない。しかし，手術翌日は皮弁の血流が増えているため，皮弁のアンカーを行っても血行障害の心配は少ない。血腫をわずかでも生じさせないことが，術後の合併症のリスクを減じると考えて行っている。

第4章 フェイスリフト

症例 70歳，女性，Simple Macs-lift ＋脂肪吸引

頬部，頸部の皮膚弛緩の改善を希望した．耳前部～もみあげ切開から SMAS 上を剥離し，側頭筋膜を固定源とした cranial suspension を2カ所行った．Jowl の皮下脂肪吸引を追加した．

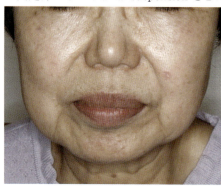
術前

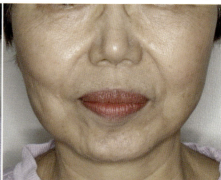
術後6カ月

History & Review

- MACS-lift 考案者が執筆した手術書．
  Tonnard PL, Verpaele A: The MACS-lift short scar rhytidectomy. Quality Medical Publishing, St Louis, 2004
- Jowl 変形の原因およびその改善方法についての解剖学的研究．
  Mendelson BC, Freeman ME, Wu W, et al: Surgical anatomy of the lower face: the premasseter space, the jowl, and the labiomandibular fold. Aesthetic Plast Surg 32: 185-195, 2008
- MACS-lift の日本人に対する応用．
  一瀬晃洋，江尻浩隆，杉本庸ほか：日本人の顔面除皺に対する MACS（minimal access cranial suspension）-lift の有用性．日美外報 30：179-186，2008
- 頬部フェイスリフトの合併症への対策．
  一瀬晃洋：頬部フェイスリフト方法の選択と合併症回避のコツ．形成外科 56：1049-1060，2013
- 顔面除皺術による SMAS の処理と牽引方法．
  Connell BF, Marten TJ: The trifurcated SMAS flap: three-part segmentation of the conventional flap for improved results in the midface, cheek, and neck. Aesthetic Plast Surg 19: 415-420, 1995
- 毛幹斜切断法の効果について．
  Camirand A, Doucet J: A comparison between parallel hairline incisions and perpendicular incisions when performing a face lift. Plast Reconstr Surg 99: 10-15, 1997

4. ミッドフェイスリフト

一瀬晃洋

◎経下眼瞼ミッドフェイスリフトは中顔面の形態を改善させる。鼻唇溝についてはごくわずかな挙上効果しかないため，フィラー注入などと組み合わせる必要がある
◎Retaining ligament, tear trough ligament, orbicularis retaining ligament, zygomatic cutaneous ligament の十分な切離が重要である
◎ミッドフェイスリフトにおいて効果を高め合併症を避けるためには，中顔面の表情筋，支持靭帯，神経および血管の解剖の知識が必要である
◎十分なインフォームドコンセントを行い，ミッドフェイスリフトで実際に改善可能な部位および程度と患者の要望を一致させることが重要である

ミッドフェイスリフトとは

中顔面は加齢により，皮膚の老化，軟部組織のボリュームの減少，骨組織のボリューム減少，軟部組織の下垂が生じる。ミッドフェイスリフトとは，外科的に中顔面（下眼瞼〜頰部内側）の除皺を行う術式である。アプローチや除皺範囲，剥離の層によって多くの術式が報告されている。

適応

下眼瞼の小じわの改善，たるみの改善，中顔面全体の皮膚下垂の改善，鼻頰溝の陥凹（tear trough deformity），皮膚溝のうち特にゴルゴ線と呼ばれる中頰溝の改善を望む患者が対象となる（図）。そのうちダウンタイムが長くなることがあるため，許容できる患者が適応となる。本術式は，鼻唇溝については長期的な効果は不十分であり，鼻唇溝外側の弛緩や小皺襞が少し改善されるのみである。鼻唇溝の治療には，フィラー注入などと組み合わせる必要がある。また，上顎の骨のボリューム減少が高度の症例に対しては，ミッドフェイスリフトでは効果が不十分であるため，脂肪注入などの骨のボリュームを増やす治療を加える必要がある。

合併症と対策

■眼の吊り上がり

眼輪筋弁の骨膜への固定部に外上方の皮膚が被さり，外眼角の乱れを伴ったつり眼様の変形が生じる。周囲の皮膚弛緩が多い症例では，特に術後数週間は顕著となりやすい。どうしても改善が遅い場合は，上眼瞼外側の皮膚切除や，こめかみ除皺術が効果的である。

■眼瞼浮腫

リンパの流れのうっ滞などにより，眼瞼および結膜が腫脹する。結膜浮腫に対して，ステロイドの点眼は選択されるが，あまり有効でなく自然消退を待たなければならないことが多い。もともと結膜弛緩の症例では結膜浮腫が高度になることがあるので，インフォームドコンセントを要する。

■顔面神経麻痺・表情筋損傷

頰骨枝は，頰骨下縁付近の深部を走行し，下部眼輪筋や口唇挙筋群や頰骨筋などを支配する。また，ミッドフェイスリフトで損傷する可能性のある表情筋は，眼輪筋，上唇挙筋，上唇鼻翼挙筋，頰骨筋である。顔面神経，表情筋を損傷すると，下眼瞼・中顔面の運動や口角の上方運動の低下が生じ，不自然な表情となる。予防するには十分な解剖の知識をもって正確に剥離を行う。著者は上唇挙筋の表層で剥離を行うことで，表情筋や顔面神経などの損傷のリスクを少なくしている。

■知覚神経損傷

ミッドフェイスリフトで損傷しやすい知覚神経

第4章 フェイスリフト

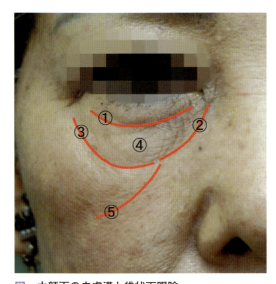

①下眼瞼溝（inferior palpebral fold）
②鼻頬溝（nasojugal groove）：
　tear trough ligament に一致する
③瞼頬溝（palpebromalar groove）：
　orbicularis retaining ligament に一致する
④袋状下眼瞼（baggy eyelid）
⑤中頬溝（midcheek groove）：
　zygomatic cutaneous ligament に一致する

図　中顔面の皮膚溝と袋状下眼瞼
このすべてがミッドフェイスリフト治療の対象になる

は，眼窩下神経と頬骨神経顔面枝である．特にミッドフェイスリフトの場合，皮弁の良好な可動性を得るために，知覚神経が骨より出てくる部分を十分に剥離する必要がある．知覚神経を直視下に確認して，可及的に保存しながら剥離を進める．

■瘢痕
　瞼縁に色素沈着を認める症例では，睫毛下縁の皮膚切除後に上下の皮弁の色の違いにより，瘢痕が非常に目立つことがある．なるべく睫毛に近い切開とした方が瘢痕は目立ちにくい．そのため，著者は睫毛縁の 1mm 下方を切開しているが，睫毛の毛根に近すぎると脱毛を生じることがある．

■兎眼，下眼瞼外反
　余剰皮膚の取りすぎが原因であり，下眼瞼リフトに比較して皮弁の可動域が大きいため切除幅は大きくてよいが，控えめの切除とする必要がある．閉創前に皮膚が余っているからといって過不足なく皮膚を切除してしまうと，術後の牽引の後戻りにより下眼瞼皮膚が不足して兎眼気味になることがある．著者は術前に切除量をほぼ決定するようにしている．

手技

- 中顔面に広く存在する retaining ligament を十分に切断し，中顔面の皮弁に十分に可動性を持たせる
- 牽引の方向に気をつけながら，左右差なく牽引する
- 術後の牽引の後戻りに備えて，余剰皮膚切除は控えめにする

❶ デザイン
　睫毛縁から 1mm 離して皮膚切開のマーキングを行う．剥離する範囲と固定点の目安のマーキングを行う．

4. ミッドフェイスリフト

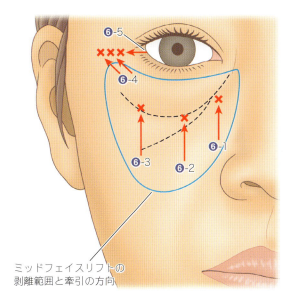

<剥離範囲>
内側：tear trough ligament を内眼角付近まで
下方：鼻唇溝付近まで（上唇鼻翼挙筋の筋体の大部分）
外側：頬骨神経顔面枝付近まで

<牽引方向>
中顔面内側，中央，外側の3部位：
上方（顔に対して垂直方向）
外眼角（眼輪筋弁）：外上方
外側眼瞼靭帯：顔に対して水平方向

✕は❻牽引・固定で行う牽引・固定点
❻-1 中顔面内側の牽引・固定
❻-2 中顔面中央の牽引・固定
❻-3 中顔面外側の牽引・固定
❻-4 外眼角（眼輪筋弁）の牽引・固定
❻-5 眼瞼外側靭帯（浅葉）の牽引・固定

ミッドフェイスリフトの剥離範囲と牽引の方向

皮膚切開のデザイン

Advice
- 著者は皮膚の取りすぎの予防のため，術前に切除量をほぼ決定するようにしている．臥位で中顔面，下眼瞼を軽く引っぱり上げて切除する余剰皮膚の量を決定する．
- 皮膚の余剰の程度によるが，通常の皮膚切除幅は，眼瞼の中央・外側で最大約3～4mm，外眼角から外側では5mm以上切除できる．

❷ 麻酔

局所麻酔に適宜鎮静剤の静注を組み合わせて除痛を行う．2％キシロカイン®E：0.75％アナペイン®：メイロン®を5：4：1の割合でこの順番で混合する．切開線付近に片側で片側5mlの局所麻酔薬を注入する．

Advice
- 下眼瞼の術後の腫脹の多くは局所麻酔の際の内出血により生じるために，局麻薬注入の際には十分な圧迫を行い，可能な限り内出血を回避する．
- 鎮静を行う場合には，ドルミカム®とソセゴン®を用いる．術前にソセゴン®15mgを静注する．生理的食塩水100mlにドルミカム®1Aを加え，酸素飽和度を観察しながら手術終了まで点滴静注する．

❸ 皮膚切開，眼窩下縁へのアプローチ

11番メスを用いて皮膚を切開する（尖刃刀は必要に応じて逆刃で使用することもでき，皮膚がたわみやすい下眼瞼でも正確な皮膚切開が可能であるため）．剪刀を用いて皮膚を切除する．瞼縁から7mm程度離して眼輪筋を切開し，さらに眼輪筋の切離を進めて眼窩脂肪の被膜上を剥離して眼窩下縁の骨膜に至る．眼窩下縁を広く剥離する．

Advice
- 眼窩縁にアプローチする時は，眼瞼の外側より剪刀で鈍的剥離をすると，眼窩脂肪の被膜を破ることなく迅速にアプローチできる．

第4章 フェイスリフト

❹ 剥離，retaining ligaments の切断

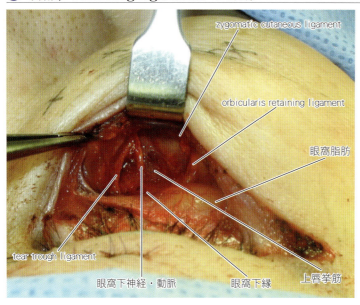

眼窩下神経・動静脈を剥離したところ
まず眼窩下神経・動静脈を固定し，これをなるべく損傷しないように，残る orbicularis retaining ligament, tear trough ligament, zygomatic cutaneous ligament を十分に切断する

上顎骨の骨膜に付着する薄い脂肪層上で剥離を進める。次いで，外側の orbicularis retaining ligament を切断する。

内側は，眼輪筋の付着部および tear trough ligament を骨膜より外すと，その下方に上唇挙筋が存在する。上唇挙筋の筋上で剥離を進めると，枝分かれした眼窩下神経が確認できる。眼窩下神経を剖出するように剥離して，可能な限り皮弁の可動性をもたせる。さらに尾側へ剥離を進め，zygomatic cutaneous ligament を切断する。

3つの ligament の切断は，この順で行う。

Advice

・眼窩縁の剥離の際，骨膜のみを薄く残すと牽引の糸の固定力に乏しくなる。眼窩隔膜の付着部や骨膜の前方の線維性組織は，なるべく残して中顔面組織の固定源にする。

❺ 眼窩脂肪のリリース

眼窩脂肪弁を用いて眼窩縁に生じる溝を減じる。

眼窩隔膜を眼窩下縁の少し上方で切断し，内側，中央，外側の眼窩脂肪隔膜を切断し脂肪を引き出して，眼窩脂肪弁とする（眼窩隔膜が弛緩している症例では，隔膜の切断は必ずしも必要ではない）。

❻ 牽引固定

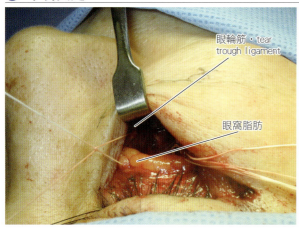

中顔面組織の固定法
中顔面組織を挙上し，眼窩脂肪弁とともに 3-0 ブレードナイロン糸で眼窩縁の骨膜に固定する

中顔面内側・中央・外側の3部位を上方牽引し，眼窩脂肪弁とともに眼窩縁の骨膜へ固定する。

1．中顔面内側

骨膜より外した tear trough ligament 付近の眼輪筋を上方に牽引して，眼窩脂肪内側脂肪織弁とともに 3-0 ブレードナイロン糸で眼窩縁の骨膜に固定する。

4. ミッドフェイスリフト

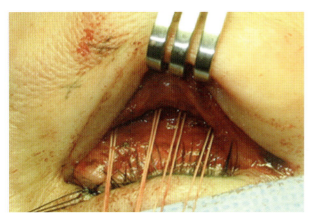

中顔面の牽引が終了したところ
中顔面が挙上して下眼瞼の皮膚余剰ができる

2. 中顔面中央
　　Malar fat pad を上方に牽引して，眼窩脂肪中央脂肪織とともに 3-0 ブレードナイロン糸で眼窩縁の骨膜に固定する。

3. 中顔面外側
　　Zygomatic cutaneous ligament 付近の眼輪筋，SOOF（suborbicularis oculus fat）を上方に牽引し，眼窩脂肪外側脂肪織とともに 3-0 ブレードナイロン糸で眼窩縁の骨膜に固定する。

4. 外眼角（眼輪筋弁）
　　眼輪筋弁を外上方に牽引し，外眼角の高さで眼窩外側の頬骨体の骨膜に固定する。4-0 白ナイロン糸で 2 カ所行う。

5. 眼瞼外側靭帯（浅葉）の固定
　　眼瞼外側靭帯（浅葉）を骨膜から外し，眼窩外側縁の骨膜，もともとの浅葉の付着部付近に固定する。牽引の方向はほぼ顔に対して水平方向である。4-0 白ナイロン糸を用いる。

Advice
・眼瞼外側靭帯の固定によりシャープな外眼角を作り，外眼角での水かき形成や瞼裂が丸くなるのを防ぐ。

　すべての牽引終了後，坐位にして，牽引した部位の凸凹や左右差がないか確認を行う。

❼ 閉創

　余剰皮膚は最初に切除しているが，皮膚の余剰が目立つ場合にはわずかに切除を行って整える。外眼角より外側では過不足なく切除してもよい。
　閉創の前に止血を丹念に行う。眼輪筋をわずかにオーバーラップさせて 6-0 PDS®Ⅱ吸収糸で縫合する。外眼角より外側は 6-0 PDS®Ⅱによる真皮縫合を行い，歪みがなるべくなくなるように縫合する。血腫が貯留するスペースはほとんどなくなるためドレーンは必要としない。

Advice
・連続縫合で行う際には数針の結節縫合をキーシーチャーとしておいて，創縁がずれないように縫合する。

❽ 術後管理

　ドルミカム®を用いた場合は，拮抗薬のアネキセート®を注射して覚醒させる。包帯などによる圧迫は行わない。抜糸は術後 7 日に行う。

第4章 フェイスリフト

症例　50歳，女性，ミッドフェイスリフト

中顔面の弛緩（下眼瞼のしわ，眼袋，いわゆるゴルゴ線）の改善を希望した。睫毛縁の皮膚を3〜5mm幅で切除し，orbicularis retaining ligament, tear trough ligament, zygomatic cutaneous ligament を骨膜の前で切断して中顔面全体の吊り上げを行い，さらに外眼角では眼輪筋の吊り上げと外側眼瞼靱帯の固定を行った。

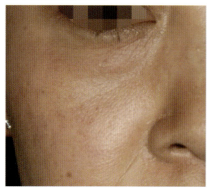
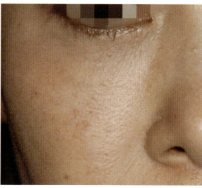

術前　　　　　　　　　　　　　術後1年

History & Review

- Tear trough ligament に関する解剖学的研究。
  Wong CH, Hsieh MK, Mendelson B: The tear trough ligament: anatomical basis for the tear trough deformity. Plast Reconstr Surg 129: 1392-1402 2012
- 中顔面周囲の詳細な解剖学的研究。
  Mendelson BC, Muzaffar AR, Adams WP Jr: Surgical anatomy of the midcheek and malar mounds. Plast Reconstr Surg 110: 885-896, 2002
- Retaining ligament に関する詳細な解剖学的研究。
  Furnas DW: The retaining ligaments of the cheek. Plast Reconstr Surg 83: 11-16, 1989
- ミッドフェイスリフトの基本的な考え。
  Ramirez OM: Three-dimensional endoscopic midface enhancement: a personal quest for the ideal cheek rejuvenation. Plast Reconstr Surg 109: 329-340, 2002
- Composite lift による中顔面の牽引処理について記載されている。
  Hamra ST: Composite rhytidectomy. Plast Reconstr Surg 90: 1-13, 1992

第4章 フェイスリフト

5. スレッドリフト

鈴木芳郎

Knack & Pitfalls

◎目的や部位によってどのようなタイプの糸を選択するかが重要である
◎近年はいろいろな種類の糸が出ているので、それぞれの特徴を利用して、各種糸のコンビネーションでの使用を積極的に行うべきである
◎最近の溶ける糸のみのリフトでは、まったく切開することなくダウンタイムの短縮が望めると同時に、糸が溶けることによる組織反応に伴う皮膚の引き締まりの効果も得られる
◎溶ける糸のみによるスレッドリフトの場合、少ない本数の糸で強く引っぱることは避け、多数の糸を使用し、1本の糸にかかる負担を軽くすることが、スレッドリフト成功のカギである

スレッドリフトとは

通常のフェイスリフトは侵襲が大きく、どうしても長期間のダウンタイムを必要とする。侵襲を少なくしてダウンタイムを短くする試みとして考え出されたのがスレッドリフトである。スレッドリフトの手技は基本的には「切開を必要としないか最小限に留め、糸がリフトアップの主役をなすものであり、原則的には余剰皮膚の切除は行わないもの」と定義される。2002年Sulamanidzeらは棘状の「返し」をもった特殊な糸（図）を考案し、これをanti-ptosisを意味する造語としてAPTOS®（PromoItalia社製、イタリア）と名付け、最初のスレッドリフトによる治療法を報告している。その後、引っ掛かりを棘ではなくコーンにしたタイプの糸など、いろいろなタイプのスレッドが開発され、さまざまな使用法も提案されてきている（表）。

スレッドリフトは、最初はたるみをとるための引き上げを主目的に行われていたが、最近はまったく切開を行わないで吸収糸の刺入のみによる施術が主体となりつつある。一方、組織の引き締めということにも注力されるようになってきた。そのため、引き上げと引き締めの両方の効果を期待して行われることが多くなってきた。したがって、主に行っているのは引き上げ力の強い糸とそれほどでもない糸、さらに引き上げ力はほとんどない糸の組み合わせによる治療である。これらの組み合わせにより、切開を行うことなく、より簡単に施行できるようになってきた。

適応

本術式の適応は30～40代の、用手的に引き上げてみても皮膚の余剰が気にならない程度のたるみの改善に限られる。年齢的にもあまり高齢で高度なたるみの患者には適応にならない。この場合でも、引き上げの効果は1年くらいで減衰してくるが、その間に引き締めの効果が出てきて、患者は少なくとも1年以上は効果を感じていられる。さらに患者側もこのような効果でも満足感を感じているようで、患者には1年に1回くらいの施術を繰り返していけば、一定の効果を継続していけると事前に説明している。

合併症と対策

感染、糸の触知・突出、耳下腺管の障害などの合併症の報告が散見される。

■感染

標準的な手術環境での清潔操作の徹底、および毛髪の混入の予防などにより防止できる。いったん感染を起こした場合には、抗生剤投与（内服、注射）、抗生剤入り軟膏の局所投与、それでも治癒しない場合には、糸の抜去が必要になる。

■糸の触知・突出や皮膚表面の陥凹

スレッドリフトの場合、糸が入っていることが表から感じられてしまうこと、皮膚表面の凹凸、特に刺入部に多く発生するディンプルによる表面

第4章 フェイスリフト

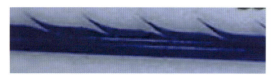

図　バーブタイプの糸
スレッドリフトによる治療として初めて報告された，APTOS®の棘が引っかかるタイプのスレッド

表　スレッドの分類（商品名）

	浮遊型	固定型
吸収性	Happy Lift™, G-cog, N-COG Lead Anchor thread Tess Lift, Vov Lift™, Mint Lift® Shopping thread Shape® Silhouette Soft® Short thread（Shopping thread）	
非吸収性	APTOS®, Spring thread®, Contour thread™	Cable suture
混合型		Silhouette Lift™

黒：バーブタイプ　赤：コーンタイプ
青：ループタイプ　紫：コグなし

の不整感などの訴えを聞くことがある。特にディンプルは，それぞれの糸にテンションをかけすぎた場合に発生しやすく，特に刺入点や刺出点に起こりやすい。糸全長にわたって均等に組織を引っかけることが重要である。

硬すぎない信頼のおける安全性の高い糸を使用し，それらを深すぎない皮膚直下の正確な層に挿入して，さらに引っぱりすぎないことでほとんどの場合，合併症を起こすことはない。

■側頭部の疼痛
しばらくのあいだ訴えるというケースもあるが，1週間以内に消失することが多い。

手技

KEY POINTS
- 各種のスレッドをうまく組み合わせることにより，有効な若返りをもたらす
- 1本の糸に過剰な引き上げを求めず，それぞれの糸に適度な緊張をもたす
- スレッド溶解後の皮膚のタイトニング効果を期待する場合には，シンプルスレッドも多用すべきである

❶ デザイン

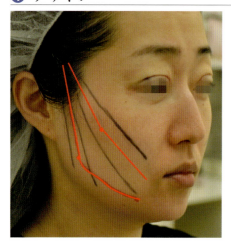

患者のたるみの状態や希望によって，また顔全体の輪郭を改善したいのか，あるいは鼻唇溝，マリオネットラインなどを目立たなくしたいのかによって使用する糸，糸を入れる位置などが変わってくる。引き上げたい場所と方向，引き上げる力を考慮しながら各人に応じたデザインで行う。

左の症例のように顔の輪郭のたるみを気にする場合は，コーンタイプの糸（Silhouette Soft®：赤線）を顎のラインに沿ってL字型に挿入し，頭側に引き上げ，その両サイドをコグスレッド（黒線）でサポートするようにしている。

この引き上げの糸とクロスするようにシンプルスレッドなどを用いてネット構造を形成し，面としての引き上げをもたらそうとする場合もある。

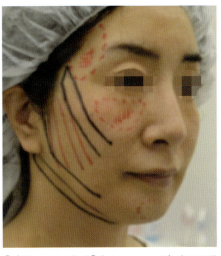 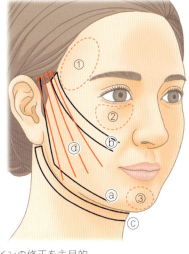

①②③は
ヒアルロン酸注入予定部

ⓐ（Silhouette Soft® を L-pattern で）あごのラインの修正を主目的
ⓑ（Silhouette Soft® を U-pattern で）鼻唇溝の改善を主目的
ⓒ（Silhouette Soft® を U-pattern で）首のたるみの改善目的
ⓓ（コグタイプ糸を尾側から頭側に向かって）輪郭の改善を目的，さらにコーン糸の補助

❷ 術前準備

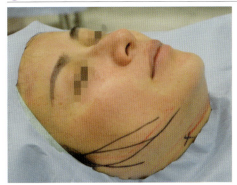

　手術室において，通常の手術に準じた清潔環境で行うことが必須である。糸を入れるだけということで，これが徹底されなくなる傾向があるが，この点は十分に注意をして清潔操作を守る必要がある。特に頭髪内に糸が出るような使用方法をとる場合には，毛髪の消毒，混入などにも十分注意する必要がある。術前に機械などは準備をしておく。

❸ 麻酔

　前処置として 9.6% リドカイン入りのクリームを施術部に塗布し，ラップでカバーして 30 分置く。その後のスレッドリフト刺入予定部に細いショートスレッドを挿入し，その針を抜く際に局所麻酔を入れてくる。それだけでは麻酔範囲が不十分なのでこの針を利用して浸潤範囲も広げる。麻酔は 10 万倍エピネフリン含有 1% キシロカイン® を使用する。

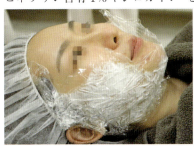 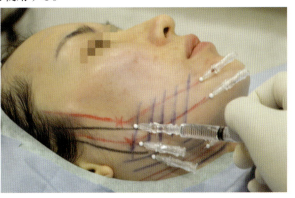

第4章 フェイスリフト

❹ 糸の挿入

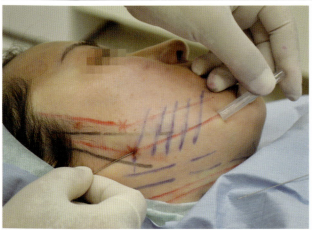

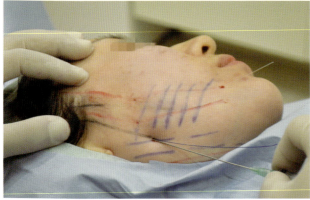

デザインに合わせて順番に糸を挿入していく。

赤線はコーンタイプスレッド（Silhouette Soft®）の挿入予定線，黒線はバーブタイプスレッド挿入予定線，紫線はショートスレッド挿入予定線である。

この時点で基本的には局所麻酔の際に使用されたショートスレッドは挿入されていることになる。コーンタイプ，バーブタイプ，ショートスレッドの順で入れていく場合が多い。糸の種類により挿入方法に違いがあり，頭側から尾側方向に挿入するもの，反対に尾側から頭側に挿入するもの，中央に挿入点を置き頭側と尾側の両方に挿入するものなどさまざま存在し，場所と引き上げ程度により使い分ける。さらに糸の素材の違いにより溶解期間にも違いがあるため，効果の持続時間もそれに影響される。糸の素材としては数年前までは PDO 製（ポリジオキサノン）が主体であったが，最近は PCL 製（ポリカプロラクトン）の糸が使われることが多くなってきている。

Advice
・基本的にスレッドは皮下を沿わせるように入れていくが，コーンタイプはやや深めで，確実に皮下脂肪層の中に入れる。その他のタイプは皮膚直下に入れる。

❺ 引き上げの調整と糸の切除

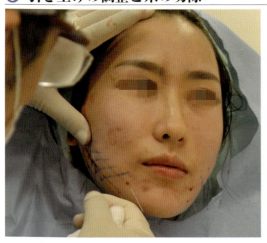

左右の両側の刺入が終わった時点で，患者には一度起き上がってもらい，十分に引き上がりがなされているかを確認する。不足している場合には糸の引き上げを追加したり，引き上がりすぎている場合には用手的に引っ掛かりを緩めて調節する。同時に左右差の調整も行う。この際，追加の糸を挿入する場合もある。最後に皮膚から出ている糸部分の切除を行う。若干皮膚を押さえつけながら糸の先端が皮膚から 5mm 程度は奥になるように切除する。

Advice
・切り忘れがないように気をつける。

❻ 術後管理

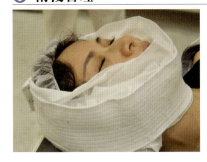

包帯で 30 分圧迫後，デザインを消し，刺入部にステリストリップテープを貼付して終了とする．糸という異物を挿入しているので，術後 3 日間抗生剤を予防的に飲んでもらう．当日は洗顔を禁止し，翌日から洗顔を許可する．化粧も手術翌日より許可している．

Advice
・手術直後，若干の皮膚表面の凹みなどが出現することがあるが，軽度なものは数日で自然に平坦化するので，そのまま様子を見る．

 ● この施術の効果は術後 1 年〜1 年 6 カ月くらいである．したがって繰り返し行っていかなければ効果の持続はない．

症例 38 歳，女性，溶けるスレッドの挿入のみによるフェイスリフト

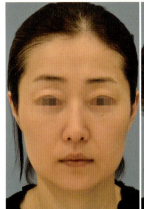 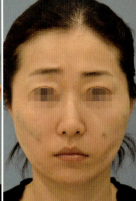 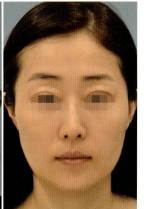

輪郭が四角いことが気になり，少し引き上がると卵型の輪郭に近くなりそうということで，溶けるスレッドのみによるリフトを施行した．使用した糸は Silhouette Soft®，Shopping thread SHAPE®，および Shopping thread NEO である．同時に埋没式重瞼術も行っている．

術前　　　　術直後　　　　術後 3 カ月

History & Review

● 最初のスレッドリフトの報告と言われている文献．
Sulamanidze MA, Fournier PF, Paikidze TG, et al: Removal of facial soft tissue ptosis with special threads. Dermatol Surg 28: 367-371, 2002

● FDA に最初に認可された棘付き糸を使った中顔面の若返りの文献．
Lee S, Isse N: Barbed polypropylene sutures for midface elevation: early results. Arch Facial Plast Surg 7: 55-61, 2005

● 棘の欠点を補う目的で開発されたコーンによる引き上げを採用した Silhouette suture を用いた顔面若返りの文献．
Isse N: Silhouette sutures for treatment of facial aging: facial rejuvenation, remodeling, and facial tissue support. Clin Plast Surg 35: 481-486, 2008

● ループ式の引き上げ形式を用いた Cable-suture による頬部形成の文献．
Sasaki GH, Cohen AT: Meloplication of the malar fat pads by percutaneous cable-suture technique for midface rejuvenation: outcome study (392 cases, 6 years' experience). Plast Reconstr Surg 110: 635-654, 2002

● Cable-suture を日本人に用いた結果を示した文献．
鈴木芳郎，白壁征夫：Percutaneous cable-suture elevation of malar fat pads (cable-suture technique) による中顔面の若返り法．日美外報 26：1-12，2004

● スレッドリフトの合併症について詳しく書かれた文献．
Helling ER, Okpaku A, Wang PT, et al: Complications of facial suspension sutures. Aesthet Surg J 27: 155-161, 2007

形成外科治療手技全書 VII
美容医療

第5章 顔面輪郭形成術

第5章 顔面輪郭形成術

1. 前額形成術

百澤 明

Knack & Pitfalls
- 女性に対しては，平坦な前額形態を立体的あるいは丸みを持った前額に形成する目的で行われる
- 男性に対しては，西洋人のような彫りの深い形態にする効果がある
- 性同一性障害者においては，外科治療の一環として，男性型の前額を女性らしい形にする目的でも行われる
- 中年以降の女性に対し，前額部の若返りを目的として行われることもある
- 充填物の特性や術式の利点と欠点をよく理解して，手術適応を判断することが重要である

適応

前額部（前頭部）は，女性では前頭洞部の隆起（前頭隆起）が少なく，全体に丸みを持った形が理想的な形態と考えられる。一方，男性は女性に比べて前頭隆起が大きく，全体に平坦で広い。

前額部に対する輪郭形成は，女性に対しては，生来の平坦でやや男性的な前額あるいは加齢によって平坦化した前額に対して丸みを持たせる目的で，男性に対しては，西洋人のような彫りの深い顔立ちにしたいという目的で行われる。なお，性同一性障害（male to female：MTF）に対しては，男性的な顔面形態を女性的な顔面形態に形成する顔面女性化手術（facial feminization surgery：FFS）の一環として行われる。

手術法の選択

前額に対する顔面輪郭形成術には，組織の増大（augmentation），削骨，骨切り術があり，これらを単独あるいは併用して行われることが多い。

組織のaugmentationには，固形物としてシリコンインプラント，注入物として自家脂肪注入やヒアルロン酸注入，成形したのちに固形化する材料としてハイドロキシアパタイトやメタクリル酸メチルなどがある。削骨は，前頭隆起や頬骨前頭縫合部の突出を軽減（reduction）したい場合に行われるが，前頭隆起部の削骨は，同部の前頭骨外板の厚み3mm程度が限度であるので，これ以上の前頭隆起部のreductionには，前頭隆起部の骨切りと後方移動（set back）が必要である。削骨やset backの場合には，ハイドロキシアパタイトもしくはメタクリル酸メチルを用いた成形が併用されることが多い。

ヒアルロン酸や自家脂肪の注入の場合には経皮的に注入するが，その他の場合には前額生え際切開もしくは冠状切開によるアプローチが必要となる。

合併症と対策

以下の合併症を術前に十分説明しておく。

■ **頭皮の知覚異常**
冠状切開を行う場合には必発である。神経学的には，頭頂部よりも後方に皮膚切開を回り込ませる方が知覚異常が生じにくくなるが，手術操作が悪くなる。

■ **切開部の禿髪**
冠状切開を行う場合，切開部分は止血時に毛根を焼かないように注意を払う。真皮縫合はなるべく避けることは当然であるが，長時間の頭皮クリップの使用も皮膚切開部分の無毛部分が生じやすくなる原因となるので注意が必要である。

表1 再建材料の比較

	ペースト状ハイドロキシアパタイト	メタクリル酸メチル	ヒアルロン酸注入	自家脂肪注入
概要	ペースト状のリン酸カルシウム製剤である	有機化合物の一種で，代表的なアクリル樹脂である	生体内に広く分布するグリコサミノグリカン（ムコ多糖）の一種である	自家組織移植の代表例である
長所	人工物としては生体親和性が高い 成形しやすい	安価で大量に使用する際に有利である 成形しやすい	生体親和性が高く，異物反応は少ない	自家組織なので生体親和性は高く，生着すれば長期間にわたり保たれる
短所	高価なため15ml以上は使用しにくい	プラスチックのため，異物反応や感染の可能性は否定できない	製品によるが，代謝され吸収される 高価なので，大量使用には向かない	熟練しないと，凹凸になる可能性があり，生着率も安定しない 脂肪吸引による採取が必要である
術野の展開	経皮的に注入することも可能であるが，大きく展開することが望ましい	広い展開が必須である	経皮的注入で使用する	経皮的に注入する

再建材料により長所と短所があるので，十分に理解して選択する必要がある

表2 術式の比較

	augmentationのみ	削骨＋augmentation	set back＋augmentation
概要	自家組織や人工充填剤を用いて成形する	前頭隆起部を削骨したうえで，主に人工充填剤を用いて成形する	前頭隆起部を骨切りして，set backしたうえで，主に人工充填剤を用いて成形する
長所	経皮的に注入することも可能で，侵襲が少ない	前頭隆起部を削骨するので，丸みのある前額形態にする効果が高い set backに比べれば，簡便で侵襲が少ない	前頭隆起部を大きく後退されることが可能であるので，顔面女性化手術としての効果が大きい
短所	組織のaugmentationしかできないので，顔面女性化手術には不向き	冠状切開による広い術野の展開が必要である	骨切りとプレート固定を必要とするので，手術侵襲が大きいうえに，コストもかかる
術野の展開	経皮的に注入することも可能であるが，大きく展開することが望ましい	広い展開が必須である	広い展開が必須である

術式にも長所と短所があるので，手術適応に注意する

第5章 顔面輪郭形成術

I 人工物と削骨を使用した前額形成術

KEY POINTS
- 削骨による前頭隆起の平坦化には限度がある
- Augmentation しすぎないように注意する

❶ デザイン

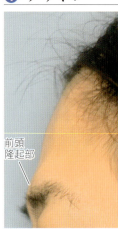
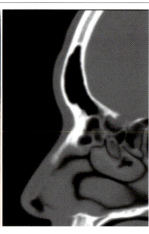

前頭隆起部

軽度の前頭隆起部を平坦化して、全体に丸みを持たせたいときには削骨＋augmentation、単に丸みを持たせることだけが目的の場合には augmentation の適応となる。

Advice
・ハイドロキシアパタイトはコストを考慮すると10〜15ml 程度が限界なので、それ以上のボリュームが必要な場合は、メタクリル酸メチルを用いるとよい。

❷ アプローチ

ヒアルロン酸や自家脂肪の注入は経皮的に操作が可能であるが、ハイドロキシアパタイトやメタクリル酸メチルなどを用いて成形を行う場合には、冠状切開から前頭部を広く展開することが推奨される。

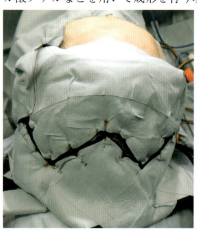

Advice
・剃毛を行わずに冠状切開を行うためには、覆布テープとスキンステープラーを用いてパッキングすると手術しやすくなる。

▶麻酔

全身麻酔に加えて、1%リドカインエピネフリン入り局所麻酔液の4倍希釈液あるいは40万倍程度のエピネフリン液を局所注射に用いる。

❸ 剥離

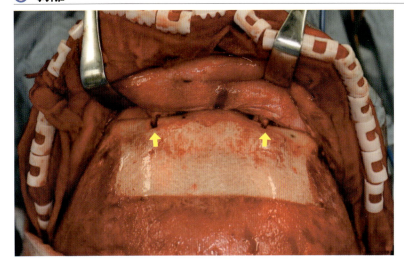

骨膜上で剥離を進めたのち，前頭部の生え際付近で骨膜下に剥離層を変更する。削骨を行う場合には，眼窩上神経（⇨）は平ノミを用いて外しておく。

❹ 削骨

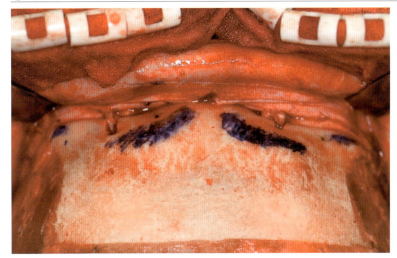

前頭隆起部や頬骨前頭縫合部の突出を軽減したい場合には，削骨を行う。

Advice
・直径5mm程度のバレル型のバーを使用すると削りやすい。

ピオクタニンマーキング部が削骨部位

❺ 人工骨による成形

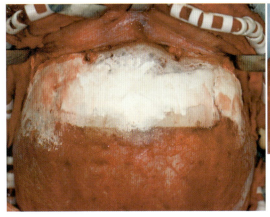 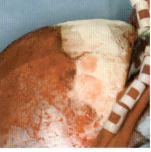

求める丸みが得られるように人工骨ペーストを用いて形を整える。

Advice
・前頭隆起部などの削骨部分は避けて，全体に丸みを付けるようにする。

❻ 閉創

人工骨ペーストが十分硬化したのち、生理的食塩液で洗浄してから、直径3mm程度の吸引ドレーンを挿入して閉創する。

❼ 術後管理

吸引ドレーンは3日程度で抜去し、ドレーン抜去後は洗髪を許可する。スキンステープラーは10～14日程度で抜鉤する。

症例　25歳, 女性, 前頭形成希望

やや平坦な前頭部の形態を、丸みを持った前頭部にしたいという希望で来院した。前頭隆起部の軽度な突出を認めたため、同部の削骨と人工骨ペースト（ハイドロキシアパタイト）による成形を行った。

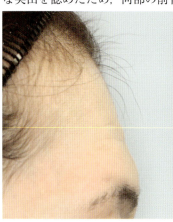
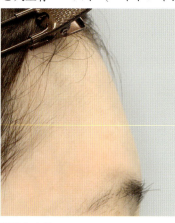

術前　　　　　　　　　　　術後6カ月

II 骨切りによる前額形成術

KEY POINTS
- CT画像から前頭洞の大きさを正確に評価して骨切りの範囲を決定する
- 骨片はチタンあるいは吸収性のプレートでしっかりと固定する

❶ デザイン

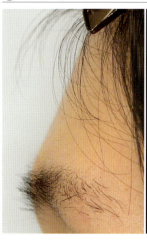
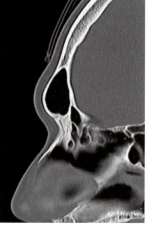

顔面女性化手術など、前頭隆起部の目立つ症例に対して、十分な前頭隆起部の平坦化を行い、なおかつ全体に丸みを持たせたい場合には、骨切りによるset back + augmentationが必要となる。

Advice
- ハイドロキシアパタイトはコストを考慮すると10～15ml程度が限界なので、それ以上のボリュームが必要な場合は、メタクリル酸メチルを用いるとよい。

❷ アプローチ

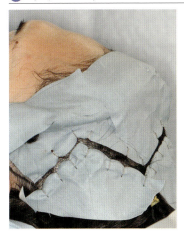

本術式は，全身麻酔下に冠状切開を置き，広く術野を展開することが必須である。

Advice
・消毒前に皮膚切開線をマーキングし，最小限に毛髪を切ったうえで，覆布テープとスキンステープラーを用いてパッキングすると手術しやすくなり，便利である。

▶麻酔

全身麻酔に加えて，1％リドカインエピネフリン入り局所麻酔液の4倍希釈液あるいは40万倍程度のエピネフリン液を局所注射に用いる。

❸ 剥離

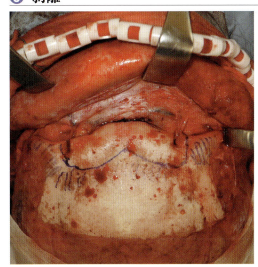

生え際付近で骨膜上から骨膜下へ剥離層を変更する。眼窩上神経血管側は外しておく。

前頭洞の前壁部分全体がset backする範囲である。

Advice
・CT画像をもとに，前頭洞部分をマーキングする。

❹ 骨切除

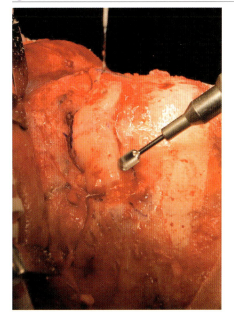

1. まず，前頭洞周囲部分をラウンドバーで削骨し，一部で前頭洞に貫通させる。

第5章 顔面輪郭形成術

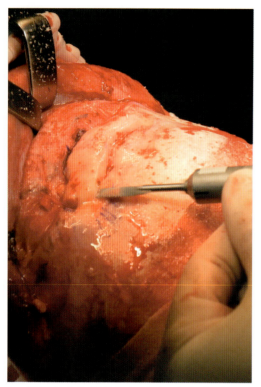

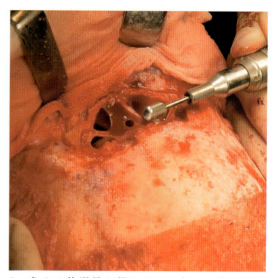

3. 求める後退量が得られるように，前頭洞隔壁と外した前頭洞前壁の骨片をトリミングして，チタンプレートあるいは吸収性プレートで固定する。

2. 貫通させた部位からブジーなどを挿入し，前頭洞部分のマーキングに間違いがないか確認したのち，レシプロソーに持ちかえて前頭洞前壁を外す。

❺ 閉創

人工骨ペーストが十分硬化したのち，生理的食塩水で洗浄してから，直径3mm程度の吸引ドレーンを挿入して閉創する。

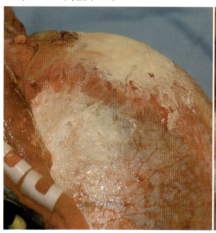
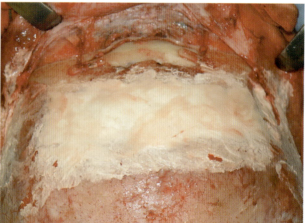

骨片のプレート固定と人工骨ペーストによる成形が終了した状態

❻ 術後管理

吸引ドレーンは3日程度で抜去し，ドレーン抜去後は洗髪を許可する．スキンステープラーは10～14日程度で抜鈎する．

症例　33歳，MTF女性，顔面女性化手術

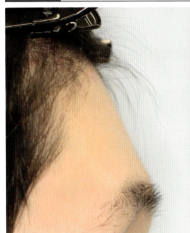
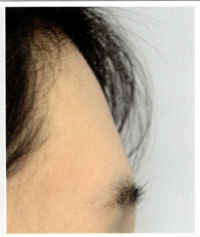

術前　　　　　　　　　　術後3カ月

性同一性障害（MTF）のため，顔面女性化手術を希望．前頭隆起が比較的大きく突出しているため，set backと人工骨ペーストによる前額形成術を施行した．

History & Review

- メタクリル酸メチルを用いた前額形成術の論文．
  Ousterhout DK, Zlotolow IM: Aesthetic improvement of the forehead utilizing methylmethacrylate onlay implants. Aesthetic Plast Surg 14: 281-285, 1990
- 3Dプリンターを利用してメタクリル酸メチルを用いた前額と側頭部形成の論文．
  Hirohi T, Nagai K, Ng D, et al: Integrated forehead and temporal augmentation using 3D printing-assisted methyl methacrylate implants. Aesthet Surg J 38: 1157-1168, 2018
- 自家脂肪移植を用いた前額部から鼻根部の形成術についての論文．
  Kornstein AN, Nikfarjam JS: Fat grafting to the forehead/glabella/radix complex and pyriform aperture: aesthetic and anti-aging implications. Plast Reconstr Surg Glob Open 3: e500, 2015
- 眼窩上縁から前額の美容外科手術についての論文．
  Whitaker LA, Morales L Jr, Farkas LG: Aesthetic surgery of the supraorbital ridge and forehead structures. Plast Reconstr Surg 78: 23-32, 1986
- 顔面女性化手術全般についての総説．
  Morrison SD, Vyas KS, Motakef S, et al: Facial feminization: systematic review of the literature. Plast Reconstr Surg 137: 1759-1770, 2016

第5章 顔面輪郭形成術

2. 頬骨形成術

倉片　優

Knack & Pitfalls
- 顔面中1/3の横幅と頬骨隆起（malar prominence）の改善が目的となる
- 削骨や骨切り術などの方法がある
- 骨切り術では，頬骨体部の確実な固定が重要となる
- 骨片の下方転位に注意する
- 口唇の保護に留意する

適応

正面顔貌における顔面中1/3の横幅，および斜位でのmalar prominenceの突出が目立つ症例が適応となる。

手術法の選択

頬骨に対する手術には，さまざまな方法が提唱されているが，基本となるの頬骨体部から頬骨弓にかけての削骨と頬骨体部および頬骨弓後方での骨切りによる骨移動術である。突出の程度などを考慮して術式の選択を行うが，著者は原則として骨切り術を主体とした頬骨形成術を行っている（図1〜3）。

合併症と対策

■三叉神経第2枝領域の麻痺

剥離操作や麻痺が生じることがあるが，術野展開の際の牽引により一時的なものである。

■皮膚のたるみ

骨の体積が減少しているので当然皮膚のたるみが生じる可能性があるが，頬骨全体を剥離して行う削骨による方法に比べ，頬骨骨切りでは頬骨弓部の骨膜を剥離していないため，多少なりともたるみが少ないのではないかと考えている。

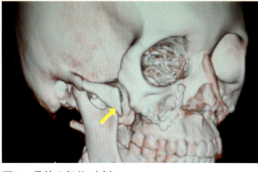

図1　骨片の転位（⇨）
（他院術後のCT）

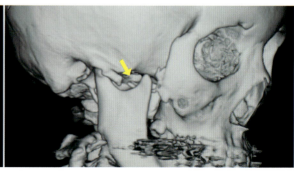

図2　頬骨弓の吸収（⇨）
（他院術後のCT）

■骨片の転位，骨吸収など

不適切な骨切りや不十分な骨固定により骨片の転位や吸収が生じるので，確実な骨固定が重要となる。

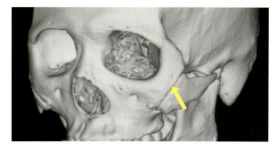

図3　確実な骨固定（➡）
（著者の方法）

手技

KEY POINTS
- 骨片（頬骨弓）の下方転位に注意する
- 口唇の保護に留意する

❶ 術前準備

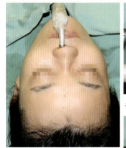

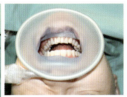
ラッププロテクター®

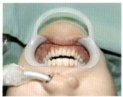
アングルワイダー®

▶**麻酔**

手術は経鼻挿管による全身麻酔下に行う。挿管チューブはスパイラルチューブを用い，鼻中隔に糸で固定する。

頭髪をイソジンで洗髪し，顔面，頭部全体を清潔術野とする。

Advice
・口腔内よりアプローチする骨切り術は，電動ソーの熱や電気メスなどで口唇の損傷を引き起こさないように，常に注意を払う必要がある。内視鏡手術用のラッププロテクター®やアングルワイダー®は，装着も容易で強度も十分にあり，口唇の保護目的に非常に有用である。

❷ アプローチ

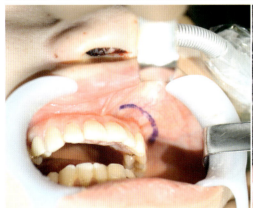

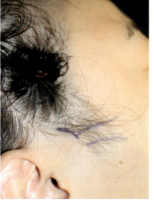

上口腔前庭を約3cm切開し，骨膜下に剥離を行い頬骨体部にアプローチする。次いで，耳前部のもみあげ後方で約1.0cmの切開をし，頬骨弓部にアプローチする。

Advice
・口腔内切開は，先端が針状になった単極電気メスを用いると出血が少ない。

❸ 骨切りのデザイン

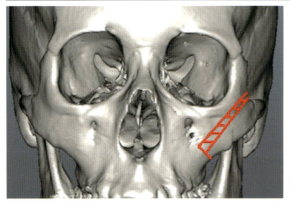

　頬骨体部で，頭側から尾側にかけてやや末広がりになるように，症例に応じて3～5mm程度の幅で骨切り線をデザインする。
　尾側ではbuttressに向けて骨切り線を延ばすが，この方向は頬骨隆起をどの位置に移動させたいかによって変化する。

頬骨体部と頬骨弓部の
骨切りデザイン

❹ 骨切り

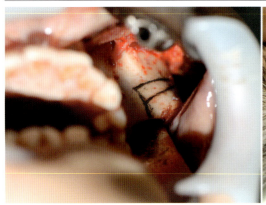

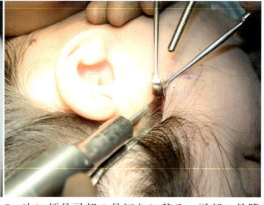

1. 骨切りはまず頬骨体部より行う。レシプロケーティングソーで頬骨体部の頭側から尾側に向け，やや末広がりに骨切除を行う。下方ではノッチ状に骨を一部残すようにする。骨切りは上顎洞内に入り込むことになる。

2. 次に頬骨弓部の骨切りに移る。弓部の骨膜は，前面は切開して骨切り部を露出させるが，後面は剥離のみとする。後面の骨膜を保護しつつ，レシプロケーティングソーで後方から前方に向け斜めに骨切りを行う。そして骨切りした部分を上下入れ替える。頭側から見てZ形成術を行うかのように骨を入れ替える。こうすることによって骨切り部の段差を少なくすることが可能である。

Advice
・頬骨弓部の内側移動により開口障害などが懸念されるが，頬骨体部での骨切除幅を5mm程度に抑えておけば，まず生じることはない。
・頬骨弓部の剥離を最小限にしているため，顔面神経側頭枝損傷のリスクは少ない。

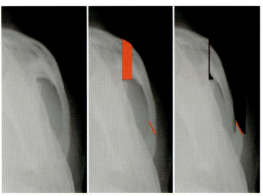

頬骨弓軸位による骨移動のイメージ

❺ 骨固定

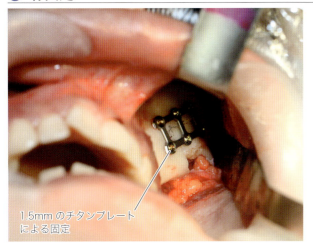

1.5mm のチタンプレート
による固定

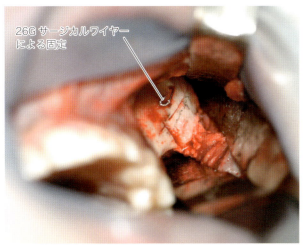

26G サージカルワイヤー
による固定

頬骨体部で1.5mm のチタンプレートまたは26G サージカルワイヤーを用いて，骨片を引き寄せるように固定する。骨片は，完全骨切りされた後は咬筋により下方に牽引されるため，buttress 部に残した骨が骨片の位置決めのメルクマールとなると同時に，術後に骨片が咬筋によって下方転位することの予防になる。

頬骨弓部では剥離を最小限にし，後面の骨膜を温存することにより，ここがpivot point となり，頬骨体部の固定だけで十分な固定力が得られる。

❻ 閉創

生理的食塩水で十分に創洗浄後，口腔内は5-0 バイクリル®で，耳前部は6-0 PDS®Ⅱ，7-0 黒ナイロン糸で創閉鎖を行う。

❼ 術後管理

圧迫包帯固定を24時間行う。術後約8週間はsoft diet とし，強く噛みしめるような運動は避けるように指導する。

第5章 顔面輪郭形成術

症例　26歳，女性，頬骨骨切り術（malar reduction）

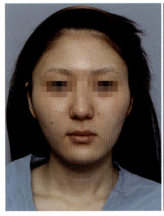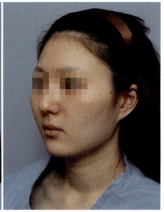

術前

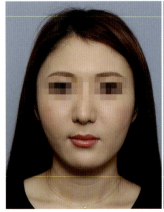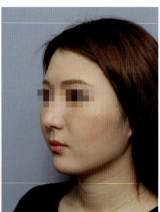

術後6カ月

顔の横幅の広さと斜位での頬骨体部の突出を主訴に来院した。頬骨体部で約4mmの骨切除を行った。

術後6カ月の状態で，顔の横幅が狭くなり，斜位での頬骨隆起の突出も改善している。

History & Review

- 削骨による方法。
  Onizuka T, Watanabe K, Takasu K, et al: Reduction malar plasty. Aesthetic Plast Surg 7: 121–125, 1983
- 骨移動の研究。
  Wang T, Gui L, Tang X, et al: Reduction malarplasty with a new L-shaped osteotomy through an intraoral approach: retrospective study of 418 cases. Plast Reconstr Surg 124: 1245–1253, 2009
- 頬骨体部を含めた骨移動。
  Kim YH, Seul JH: Reduction malarplasty through an intraoral incision: a new method. Plast Reconstr Surg 106: 1514–1519, 2000
- 移動の方向に着目。
  中西雄二，福田慶三，陳健穎ほか：骨切り術による頬部縮小術：ブーメラン型骨切除術．日美外報 33：101-111, 2011

3. 下顎角（下顎骨）形成術

倉片　優

Knack & Pitfalls

◎顔面下1/3の横幅と側面顔貌の改善を目的とする
◎下顎角はなくすのではなく，目立たなくするのが目的である
◎正面顔貌・側面顔貌の改善には，下顎体部から下顎枝の外板切除と，オトガイから下顎角部下縁の骨切除の，2つの方法が必要となる
◎三叉神経第3枝の保護に努める
◎口唇の保護に留意する

適応

正面顔貌における顔面下1/3の横幅，および側面顔貌の改善を求める症例が適応となる．

手術法の選択

下顎角に対する手術にはさまざまな方法が提唱されているが，下顎角いわゆるエラを消失させるような術式が散見される．下顎角が消失したことにより不自然な形態になったり，オトガイまで骨切除が及ばず，オトガイの大きさが逆に目立ってしまったりすることがあるので，注意しなければならない．下顎角は消失させるのではなく目立たなくさせ，オトガイまでの連続した形態を作るのがこの手術の要点となる．

著者は，このように下顎角からオトガイ部まで含めた下顎骨全体の輪郭（contour）を重視する必要があると考え，あえて下顎骨形成術と呼んでいる．また，正・側面顔貌の改善には，下顎体部から下顎枝の外板切除とオトガイから下顎角部下縁の骨切除の2つの術式が必要となる．

合併症と対策

以下の合併症を術前に十分説明しておく．
■三叉神経第3枝領域の麻痺
下顎骨の展開，骨切りの際に牽引により麻痺を生じる可能性があるので，神経は愛護的に扱い，過度の牽引を避けるようにする．
それでも一過性には生じる可能性が高いので，

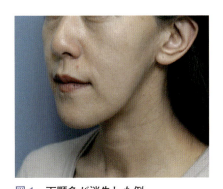

図1　下顎角が消失した例
他院術後で，下顎角が消失しているため不自然な形態となっている

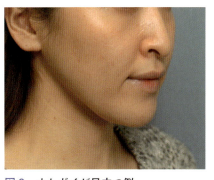

図2　オトガイが目立つ例
他院術後で，オトガイまで骨切りが行われていないため，オトガイが大きく目立っている

3〜6カ月くらいは麻痺が出ることがある旨を，術前に説明しておくことが重要である．

■口唇熱傷

骨切りの際にハンドピースで口唇の熱傷を起こす可能性があるので注意する．アングルワイダー®やラッププロテクター®を用いて口唇の保護に努めるようにするとよい．

■皮膚のたるみ

骨の体積が減り，皮膚の量は変わらないので，多少なりとも皮膚のたるみが出るはずであるが，症例ごとの皮膚軟部組織の状態により，たるみの出現には違いがある．中高年ではたるみのリスクは高まり，その改善手術としてフェイスリフト手術が必要になることがある．

ボツリヌストキシン製剤による輪郭形成

咬筋肥大に対してはA型ボツリヌストキシンの注射が有効である．咬筋の下1/2に3〜5カ所，1カ所あたり5単位程度筋肉内注射することにより4〜6カ月の効果持続が認められる．

Angle osteotomy

KEY POINTS
- 下顎角を消失させるのではなく，目立たなくさせる
- オトガイ神経の保護に努める
- 正面顔貌と側面顔貌の改善には2つの術式が必要となる

❶ 術前準備

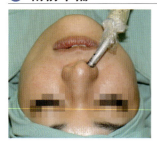

▶麻酔

手術は経鼻挿管による全身麻酔下に行う．挿管チューブはスパイラルチューブを用い，鼻中隔に糸で固定する．

頭髪をイソジンで洗髪し，顔面，頭部全体を清潔術野とする．

Advice
・口唇の保護にラッププロテクター®またはアングルワイダー®などを用いるのが非常に有用である．

❷ アプローチ

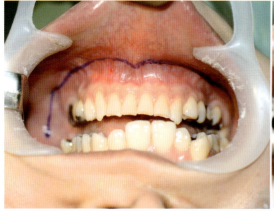

切開線のデザイン

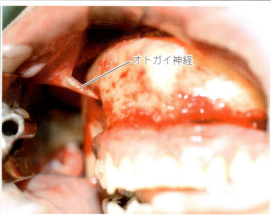

下顎骨全体の展開
神経孔より出ているオトガイ神経は必ず温存する

両側下顎枝前縁切開から下口腔前庭につながる切開を加え，下顎骨を degloving する．

Advice
・口腔内切開は，先端が針状の単極電気メスを用いるのが有用である．

❸ 骨切りのデザイン

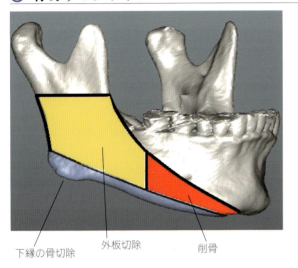

下顎骨形成術を行うにあたって注意するのは，下顎角部の骨切除だけではなく，オトガイまで連続した骨切りを行い，下顎骨全体のcontourを整えることである。下顎角は目立たなくさせるのであって，なくすのではない。

また，正面顔貌を整えるためには外板の切除あるいは削骨が必要となる。

Advice
・下縁の骨切除量はセファロ分析でSN-MPが35°，gonial angleが120°前後を目安にする。

下縁の骨切除　外板切除　削骨

❹ 骨切り

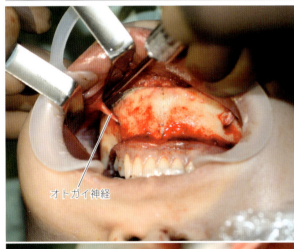

オトガイ神経

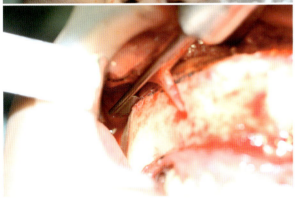

1. 骨切りは下顎骨下縁の骨切除より始める。オトガイ神経を損傷しないよう細心の注意を払い，ストッパー付きのレシプロケーティングソーで，まず下縁の骨切除ラインに沿って溝を掘る。

Advice
下記のように刃を入れるとよい。
・尾側骨切りは，オトガイ神経の下から（上図）
・体部から角部にかけての骨切りは，オトガイ神経の上から（下図）

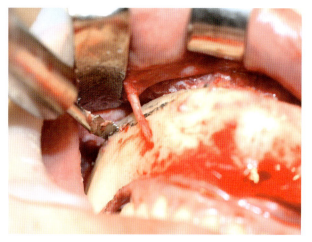

2. その位置で骨切り位置が予定どおりか確認後,レシプロケーティングソーで下縁の骨を全層切除する。はじめにストッパー付きのレシプロケーティングソーで溝を掘るのは,骨切り線の確認と刃の背部分が丸くなっているため神経を切断する危険性を回避できるからである。溝を掘った後は通常のレシプロケーティングソーに変え,後方からオトガイに向けて全層で骨切りを行う。

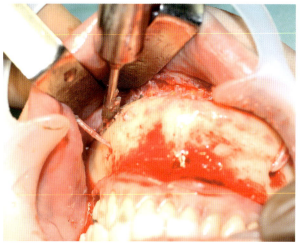

3. オトガイ神経の尾側では,ある程度刃が深く入るので,神経の下から骨切りを行っても注意深く行えば神経切断のリスクを減じることができる。

Advice
・下縁の骨切除に先立って,下顎骨体部の隆起が大きい症例では,はじめにサージカルバーで骨隆起を削ってから下縁の骨切除を行うようにすると,良好な視野のもとに骨切りを行うことができる。

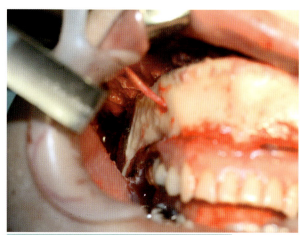

4. 次いで外板切除に移る。サジタルスプリットオステオトミーに準じた方法で,下顎枝上方で内板を骨切りするところを,外板の骨切りに変えて外板のみを切除する。体部前縁の骨切り線からオトガイ神経孔付近までは,ラウンドバーを用いて皮質骨を削骨する。

Advice
・必要に応じ,同時にオトガイ形成術を併用することも可能である。

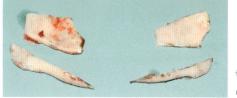

切除された下縁の骨片と外板

❺ 閉創

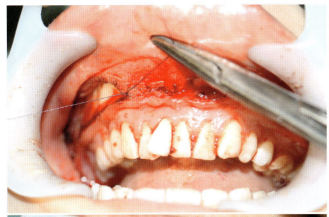

生理的食塩水で十分に洗浄したのち，骨膜を 5-0 バイクリル®で縫合，さらに粘膜を 5-0 バイクリル®で縫合する。ドレーンは原則として留置しない。

Advice
・骨膜縫合の際には，切断したオトガイ筋を確実に縫合することが重要である。

オトガイ筋の縫合

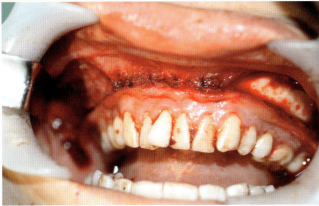

骨膜の縫合

❻ 術後管理

圧迫包帯固定を 24 時間行い，その後はサポーター固定を 2 週間ほど行う。

・下顎骨形成術を行うにあたって注意するのは，目立たない下顎角を作ることである。そのためには，下顎角部の骨切除（angle osteotomy）だけではなく，オトガイまで連続した骨切りを行い，下顎骨全体の contour を整えることが必要となる。Angle asteotomy だけでは，角部の骨切除のみが行われたことにより下顎角が 2 つでき，不自然な形態を引き起こしたり，オトガイ部がかえって大きく見えてしまったりといったことが生じることがある。確かに下顎骨の前方部分に触れなければ，オトガイ神経の麻痺といったトラブルは避けることができるが，より良い形態を追求するためには，下口腔前庭切開を含めた下顎骨全体へのアプローチが必要になる。下顎骨全体の形態を整えるためには，どうしてもオトガイ神経の尾側の骨切除が必要になるため，オトガイ神経の保護には細心の注意を払う必要がある。

第5章 顔面輪郭形成術

症例　21歳，女性，下顎骨形成術

両下顎角の大きさと正面顔貌での横幅を主訴に来院した．左右差を認め，左の下顎の方が大きかった．左右差を考慮して下顎下縁の骨切除および外板の切除を行った．

正面顔貌でほっそりとした形態になり，斜位でも下顎角の良好な形態が得られている．

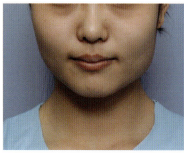
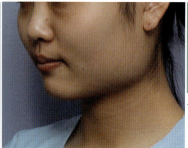
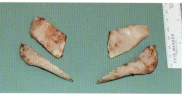

切除した骨片

術前

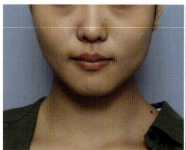
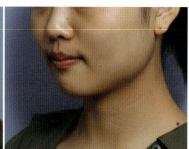

術後7カ月

History & Review

● 下顎角手術の代表的な論文．
　Baek SM, Kim SS, Bindiger A: The prominent mandibular angle: preoperative management, operative technique, and results in 42 patients. Plast Reconstr Surg 83: 272-280, 1989

● 曲線的な骨切りラインの形成．
　Yang DB, Park CG: Mandibular contouring surgery for purely aesthetic reasons. Aesthetic Plast Surg 15: 53-60, 1991

● 正面顔貌の改善に着目．
　Deguchi M, Iio Y, Kobayashi K, et al: Angle-splitting osteotomy for reducing the width of the lower face. Plast Reconstr Surg 99: 1831-1839, 1997

● 著者と同様のコンセプト．
　広比利次：下顎エラ切り術の標準的方法．形成外科 50：S289-S300，2007

● 術式の変遷．
　倉片優：下顎角形成術．美容外科基本手技—適応と術式，酒井成身編，pp120-123，南江堂，東京，2008

第5章 顔面輪郭形成術

4. オトガイ形成術

広比利次

Knack & Pitfalls

◎オトガイの位置，大きさ，形状などの形態的不調和はかなり目立つことも多く，オトガイ形態改善は，顔面輪郭形成術では最も頻度が高い手術である
◎オトガイ形態改善手術は，増大（augmentation）手術と減少（reduction）手術に大別される．augmentation 手術の基本は，オトガイ部の骨を水平骨切りして，その骨片を移動させることにより位置や形態を修正することである．reduction 手術では，水平骨切り術に加えて，骨切除による縮小，後退，骨移動による形態改善が行われる
◎下歯槽神経，オトガイ神経の損傷は，下口唇，オトガイ部の知覚異常が生涯にわたり後遺症として残る．三次元実体模型上に下歯槽管を描出することにより，神経の走行位置が認識できて安全に骨切りできる

適応

オトガイの形態にはかなり個体差があり，オトガイの位置，大きさ，形状の異常は，単独あるいは他の顔面部位と相互に関連している．オトガイは顔貌の調和に極めて大きな影響を与えており，その形態的な不調和は，患者にとって大きな心理的負担となることもある．そのためオトガイの形態異常は，ほぼすべてが手術適応となる．

オトガイ形成術を行う際，術前評価として以下の判断基準が役に立つ．

■正面顔貌
●オトガイの長さ

オトガイの長さは，下唇下端からオトガイ先端（ゴニオン）までの距離で，日本人男性の標準値38mm，女性で36mm 前後である．また，顔面の標準的な垂直的位置関係は，鼻下点とオトガイ下端の距離が頭蓋顔面長の1/3と言われている．また，鼻下点から口裂間と口裂からオトガイ下端間の距離が1：2，鼻下点から下唇下端間と下唇下端からオトガイ下端の距離の比が1：1と言われている（図1左）．

●オトガイの左右対称性

オトガイ正中は頭蓋顔面の正中線，歯列正中と一致しており，左右対称であることが望ましい．

●オトガイの幅径

オトガイ部の底辺は，左右の鼻翼間幅径〜虹彩内側縁間幅径の間に位置していることが望ましい（図1右）．

■側面顔貌
●オトガイの突出（前後的位置）

側面顔貌における1つの基準として，顔面平面は眉間点とオトガイ最突出点（ポゴニオン）を結ぶ線であり，理想的にはフランクフルト平面と80°〜95°に位置している．鼻オトガイ角は，鼻尖とポゴニオンを結ぶ線で120°〜132°である．オトガイ頸部角は，顔面平面とオトガイ下領域と頸部を結ぶ間の最深点の頸点とmenton を結ぶ線のなす角であり，80°〜95°とされる（図2）．

Ricketts のエステティックライン（E-line）では，鼻尖とオトガイの最突出点を結ぶ線に対して，口唇がやや内側に位置していることが望ましいとされる（図3）．

しかし実際には，日本人は西洋人と比較すると，鼻が低く，口元が出ていることも多く，この基準はあくまで参考程度と考えるべきである．

臨床的に手術適応となるオトガイの形態，位置の異常は，オトガイが，1）長い，2）前突している，3）後退している，4）幅径が広い，5）短い，6）左右非対称，などがあり，これらの症状は併存していることも多い．オトガイの左右非対称は，上下顎全体に複雑に関係していることが多く，顎矯正手術の適応になることも多い．

手術法の選択

オトガイの形態改善手術は，augmentation 手術とreduction 手術に大別される．

Augmentation 手術は，オトガイが後退（前後

第5章 顔面輪郭形成術

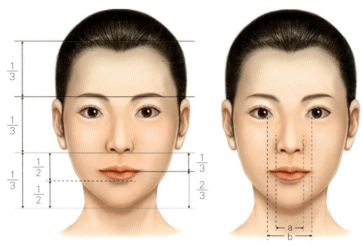

図1 顔面の標準的垂直関係

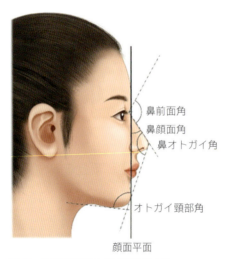

図2 側面顔貌における審美三角

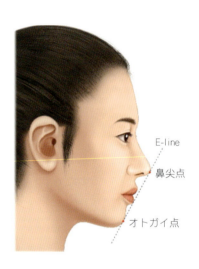

図3 Ricketts の E-line

的過小），オトガイが短い（垂直的過小）症例に適応となる。一方，reduction 手術は，オトガイが前突（前後的過大），オトガイが長い（垂直的過大），オトガイ幅径が広い（水平的過大）症例に適応となる。

基本的には，オトガイ部の形態異常に対しては，ほぼすべて骨切り術で対応可能である。

■augmentation 手術

基本は，オトガイ部の骨を水平骨切りして，その骨片を移動させることにより位置や形態を修正することである[1]。

●オトガイが後退している症例

オトガイ部水平骨切り術で，遠位骨片を前方移動させプレート固定を行う。注意点として，遠位骨片を前進させると正面顔貌における見かけ上のオトガイ高は増加するので，オトガイを長くしたくない症例では短縮手術（中間骨片を切除）も併用する。

●オトガイが短い症例

そのほとんどが後退も合併している。水平骨切り術を応用して骨切り線を前方から後方に斜めに切り上げることにより，遠位骨片を前下方移動させることができる。

■reduction 手術

水平骨切り術に加えて，骨切除による縮小，後退，骨移動による形態改善などが行われる。

●オトガイが長い症例

2本の水平骨切り線を設定し，その中間骨片を切除し，遠位骨片を頭側に移動させてプレートで固定する。オトガイ高を短縮すると下顎下部に皮膚のたるみを生じるが，遠位骨片を前進させることでたるみを予防することはできる。オトガイ先端部をソーで骨切りして先端部を切除する術式は存在するが，手術後に下顎下部（頸部）のたるみ，二重あごが出やすく，また皮膚筋肉が後方に引かれるため，口唇閉鎖不全の原因となりやすい[2]。

●オトガイが前突している症例

治療方針を決定するうえで，咬合状態，上下顎骨の位置関係を評価する。上下顎の位置をセファロ分析して，オトガイ単独手術で改善するのか，顎矯正手術が必要になるかを検討する。実際にはオトガイ部に限定して突出していることはまれで，下顎全体が突出していることが多い。その場合には，下顎枝矢状分割術のような下顎後退術を選択する。

上下顎の前後的な位置に問題なく，オトガイ部に限定した前突症例であれば，オトガイ隆起を中心に前額断骨切り術の適応となる。オトガイ部の皮質骨をバーなどで削る手術が広く行われているが，皮質骨の厚み分だけの減少（reduction）となり，効果は限定的である。

●オトガイ幅径が広い症例

主にT字型骨切り術が行われる。T字型骨切り術は，オトガイ幅径を狭めるための骨切り法である[3]。中央部での切除骨片の幅は通常10mm前後である。オトガイ幅径が広い症例の中には，下顎骨体部を含めた下顎骨全体で幅径が広いことも多く，その場合，骨切り範囲は下顎角まで及ぶ（Vライン形成術）。

一方，手術を希望する患者の中にはリスクが少なく，ダウンタイムの短い低侵襲手術を希望する患者も少なくはない。オトガイが短いまたは後退している症例に対しては，augmentation手術として，シリコンインプラント挿入が良い適応となる[4,5]。さらに近年フィラー注入によるオトガイ形成もさかんに行われている。その適応は限られるが，手軽に患者好みのオトガイ形態が得られる点では便利な方法である。

合併症と対策

■下歯槽神経，オトガイ神経損傷

下歯槽神経，オトガイ神経の損傷は，生涯にわたる下口唇，オトガイ部の知覚異常が後遺症として残ることになる。

オトガイ神経下唇枝は，粘膜切開の際に損傷しやすいので注意を要する。また，下歯槽神経は下顎骨内を走行しているため，術者はその位置を把握することができない。下歯槽神経の最低点はオトガイ孔より外側に位置し，その部位での骨切りの際に下歯槽管を損傷しやすい。下歯槽管を描出した三次元実体模型を準備することにより走行位置が確認でき，下歯槽神経を避けて安全に骨切りできる。

■出血（口腔底部からの出血）

オトガイ部での骨切りに際して骨断端から出血が多く，髄質からの出血に対してはボーンワックスを使用する。

また全層に骨切りした際に，ソーの先端で裏側の口腔底部の血管を損傷することがある。裏側の筋肉からの出血点を確認しながら丁寧に止血し，骨切り後の空隙にはガーゼを充填し，骨片固定を行う前に骨切り断端両側の段差の処理を行う。

充填したガーゼを抜いた直後は完全止血したように思えても，その後もじわじわと異常出血が続くことがある。手術を進めていくうちに舌下部に腫脹が観察された場合，骨片固定を一度はずして，再度止血を確認する。放置すると，口腔底血腫として気道狭窄もしくは閉塞を来たして生命の危険がある。

抜管時に舌下部の腫脹が認められる場合には，緊急の事態に備えて気管切開の準備をしておく。腫脹が顕著な場合には，CT，MRIなどで口腔底出血の状態を確認したうえで抜管可能かどうかの判断をすべきである。

■インプラント位置異常

シリコンインプラント（以後インプラント）挿入後は，さまざまな要因により，オトガイが曲がって見えることが少なくない。インプラント挿入に際して，左右対称で適切な位置に留置することは容易ではない。

手術前に理想的なオトガイの正中点を皮膚表面にマーキングして，下顎前歯の位置と対応させて術中の指標にする。下顎骨のオトガイ隆起の頂点は，必ずしも顔貌の正中ではないことを念頭に置

くべきである。

上下的に適切な位置に固定することもまた難しいが，通常はインプラント下端と下顎底を一致させる。欧米では，下顎下部の皮膚切開からインプラントを挿入することが多いが，ポケット作成の際に頭側を剥離しないため，インプラントの頭側移動を防止できるメリットがある。しかし日本人では，瘢痕を考慮すると下顎下部で切開しにくい。口腔内切開の場合，切開創から直近では剥離範囲を狭くする工夫が必要であるが，確実な固定法としてスクリューにより骨に固定するのが安心である。

■ インプラントによる骨吸収

下顎骨は，歯槽部に近い部位では皮質骨が薄いため，挿入したインプラントの持続的な圧力により骨吸収を起こしやすい[6]。口腔前庭アプローチから挿入したインプラントは頭側に移動しやすく，患者も自覚症状がないことが多く，気づかぬうちに骨吸収が起こっている症例は少なくない。

対策としては，皮質骨の厚いオトガイ底にインプラントの高さを合わせることにより，皮質骨の厚く硬いオトガイ隆起部，オトガイ結節部で圧力を受けるため，骨吸収はかなり回避できる。スクリューにより固定することで頭側移動を予防でき，骨吸収の予防に有用である。

■ 感染

人工材料であるインプラント挿入では感染のリスクを伴う。感染兆候はほとんどが2週間以内に見られる。オトガイ部に挿入されたインプラントが手技的な問題で予定より頭側に位置することがあるが，その場合に縫合創に圧力がかかり，創の哆開を来たすことになり，感染を誘発する。

オトガイ部に発赤，腫脹が見られ，口腔内の創部から膿排出が見られた場合には，いったんインプラントを摘出し，抗菌剤投与，排膿，洗浄を行う。その後インプラントは，3カ月以降に再挿入を計画する。

粘膜切開の際の注意点は，閉創の際の縫いしろを考慮し，歯肉唇移行部からやや余裕をもって口唇寄りとする。閉創に際しては，筋層同士を3～5針吸収糸で寄せて，粘膜は創縁が外反するよう連続マットレスで縫合する。

I オトガイ部水平骨切り術（短縮，前進）

- オトガイ部骨切りで，垂直方向に短縮すると，二重あごとしてオトガイ下部に顕著に余剰皮膚が目立つことがあるため，遠位骨片は少しでも前方移動すべきである
- オトガイ部の骨切りで生じる両端の段差の処理では，できる限り外側まで下顎下縁のラインを可及的になだらかにする必要がある

❶ デザイン

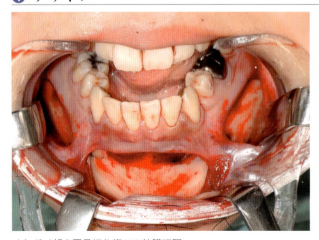

口腔前庭部で下唇小帯を避けて，歯肉唇移行部からやや歯肉寄りの粘膜切開を，オトガイ孔の直上は1cmほど粘膜を温存して，両端は左右ともに第一大臼歯まで行う。

オトガイ部での骨切りに際して，切開線をオトガイ孔を越えて外側まで延長させる理由は，オトガイ部骨切り後に両側断端にできる下顎下縁の段差を下顎角方向に向かい解消するためである。

オトガイ部水平骨切り術での粘膜切開

❷ アプローチ

▶麻酔

手術は経鼻挿管により全身麻酔下に行う。エピネフリン添加0.5％キシロカイン®を術野全体に30ml注射する。

オトガイ神経の下唇枝は切開線の直下で浅層に位置するため，粘膜切開の際に誤って損傷しやすい。はじめは浅くメスで切開を加え，犬歯の下方あたりで下唇枝を確認後，神経は剥離して安全に骨膜まで切開を進める。骨膜下剥離に際しては，オトガイ筋，下唇下制筋，口角下制筋の起始部があるので，これらを傷つけないようゆっくりと愛護的に剥離する。左右のオトガイ神経を確認し，オトガイ下縁（下顎底）まで骨膜を剥離した後は，オトガイ結節より外側の剥離を続ける。さらに，オトガイ孔を越えた両側の粘膜切開創からスプーン型リトラクターで，視野を十分に確保しながら下顎枝前縁あたりまで下顎下縁を剥離する。

Advice
・オトガイ孔周囲を鉛筆でマーキングしておくと，その後の操作の際の注意喚起となる。

❸ 骨切りデザイン

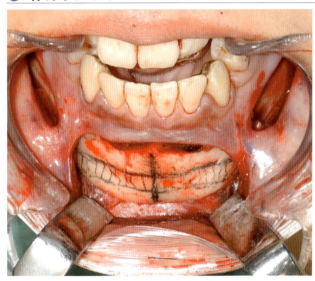

骨切りデザイン

はじめに上方の水平骨切り線を決定する。著者は，CTデータより作製した三次元実体模型で，オトガイ孔より下歯槽神経の走行の最低点の距離を計測したうえで，安全に骨切り線を設定している。骨上のデザインは鉛筆で行う。下方の骨切り線は，予定している中抜き切除骨片の厚みに応じて決定するが，通常は4〜6mmのことが多い。なお遠位骨片の厚みは5mm以上確保する。

Advice
・骨切り線は，オトガイ孔より6mm下方に離せば神経損傷の可能性は非常に少ないと言われているが，経験的には8mmが安全圏と言える距離である。ただし自験例で，10mm離れて下歯槽神経が走行していた患者もおり，やはり個々に三次元実体模型を作って確認すべきである。

❹ 骨切り

はじめに下方の骨切りデザインに沿ってサジタルソー，あるいはオシレーティングソーを用いて骨切りを行う。口唇側の皮質骨と中間の海綿骨は一気に骨切りし，舌側の皮質骨に当たったら注意深く骨切りを進める。

続いて上方の骨切りを行う。その際，オトガイ神経は細めの筋鈎で保護しながら視野を確保して，オトガイ孔より外側まで骨切りを行う。外側骨切り断端部は，両側粘膜切開部よりスプーン型リトラクターで周囲軟部組織を保護することにより，顔面動静脈，顔面神経下顎縁枝の損傷は回避できる。中抜き骨片の裏側に付着する筋肉は丁寧に剥離して，骨片を取り出す。

口底部軟組織からの出血は，丁寧にバイポーラで止血する。骨面からの出血には，適宜ボーンワックスを使用する。

第5章 顔面輪郭形成術

Advice
- 水平骨切りに際して，不用意にソーの先端が舌側皮質骨を越えると，舌下動脈やオトガイ下動脈の分枝を損傷し口腔底での危険な血腫形成を招く可能性があるので，細心の注意が必要である。
- オトガイ孔より外側の骨切りの際に下歯槽神経の損傷が起こりやすい。オトガイ孔を越えた外側では，水平方向の骨切りというより，やや尾側に向けて，下歯槽管の損傷を避けることが肝要である。

❺ 骨切り断端の段差変形の予防

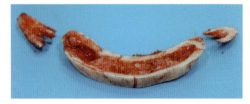

オトガイ部水平骨切り術における切除骨片

骨片固定前に両端の骨切り断端にできる段差を修正する。遠位骨片を計画どおりの固定位置に誘導し，両端にできる段差の位置と大きさを確認する。段差処理の骨切り線は，オトガイ孔を越えて外側までデザインする。1mmのラウンドバーでこのデザインに沿って溝を付けけ，その後この溝に沿ってオシレーティングソーなどで骨切りを行う。

Advice
- オトガイ形成術において，水平骨切り後の段差は皮膚表面からも認識されることがあるため，可及的になだらかにしておく必要がある。通常のストレートネックのオシレーティングソーでは，この部位の骨切は難しい。グースネックタイプのオシレーティングソーが便利である。

❻ 骨固定

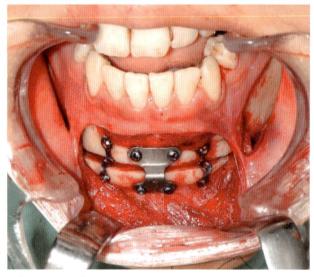

骨片プレート固定

遠位骨片は，症例に応じて2〜8mm程度前方移動させてチタンプレートで固定する。

オトガイ部を5mm以上前進させる場合には，術後に骨片裏側の付着筋群により後方に引き戻されるため，強固な固定が必要になる。

Advice
- 固定に際しては，オトガイ部専用の屈曲プレートがあり，使い勝手がよく，強度の面で安心である。

❼ 閉創

骨膜，筋膜は4-0吸収糸で3針縫合する。粘膜は5-0ナイロン糸で連続マットレス縫合を行う。正中部の切開創より2本，両側の切開創から1本ずつ，合計4本のペンローズドレーンを挿入する。

❽ 術後管理

血腫の予防と腫脹を最小限とするため，オトガイ先端から下顎角にかけて圧迫包帯で圧迫する．口腔前庭部には，ペンローズからの排液があるため，小さいガーゼをパッキングする．

術後は自宅でフェイスバンテージを 2 週間装着するよう指導する．

術後 2 週間で口腔内の縫合糸を抜糸し，その後の経過観察は 1, 3, 6 カ月とする．

Advice
・手術当日は入院管理が望ましい．帰室直後は，術後出血による口底部の腫脹の有無を 1 時間おきにチェックする．ペンローズドレーンは翌日に抜去して退院とする．

症例　26 歳，女性，オトガイ部水平骨切り術（短縮，前進）

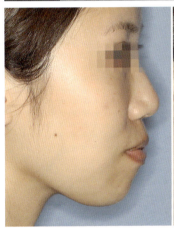
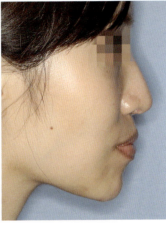

術前　　　　　術後 8 カ月

上下顎突出とオトガイ部後退を主訴に来院した．咬合に関しては，手術ではなく歯科矯正を行いたいとの意向であった．外科的治療方針は，オトガイ部の水平骨切り術により垂直的短縮（5mm）と前進（6mm）を行った．

術後 8 カ月，側面顔貌でオトガイ部から頸部にかけてすっきりした印象である．オトガイを前進させることにより，口元の突出は相対的に緩和されている．

II　オトガイ部前額断骨切り術

KEY POINTS
- 前額断骨切り術は，オトガイ隆起を中心に前突した骨を切除する方法である．シリコンインプラントの形態と同じ骨片を切除する
- オトガイ部に限定した突出では，皮質骨削りが広く行われているが効果が小さいため，前額断骨切りを適応する

❶ デザイン

口腔前庭部で，左右ともに第一小臼歯まで粘膜切開を行う．

❷ アプローチ

▶麻酔

手術は経鼻挿管により全身麻酔下に行う．エピネフリン添加 0.5％キシロカイン®をオトガイ部に 15ml 注射する．

第5章 顔面輪郭形成術

通常どおり切開部よりオトガイ下端まで骨膜下剥離を行う。下顎底部での剥離では骨切りラインまで最小限の剥離とする。

Advice
・オトガイ裏側に回り込むように剥離範囲を広げると、手術後にオトガイ下部に二重あご変形が出やすいので要注意である。
・術前より頸部のたるみが予測されるような症例では頸部の脂肪吸引を併用すべきである。

❸ 骨切りデザイン

前額断骨切りは、オトガイ隆起を中心として前突している部位の骨を切除する方法であり、シリコンインプラントの形態と同様な骨片を切除することになる。

オトガイ突出部位の辺縁、輪郭をマーキングする。上方は歯根から5mm以上離し、下方は下顎底部での厚みを計測し（通常6～10mm程度）、オトガイ裏側までは回り込まない範囲とする。

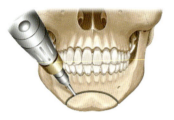
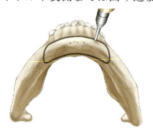

骨切りデザイン

❹ 骨切り

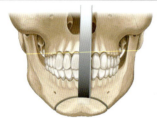

オステオトームによる骨切り

はじめに2mmラウンドバーを用いて、デザインに沿い全周に皮質骨を貫通するように溝を付ける。次に頭側から尾側に向かい、サジタルソーで骨切りを開始する。半分くらいのところでソーの角度が限定され、それ以降の骨切りは難しくなるため、オステオトームに持ち替えて骨切りを行うが、下顎底には骨切り終了予定部に溝が掘ってあるので、容易にそのデザインに沿った骨切りが完了する。

骨片摘出後は、周囲との段差をラウンドバーで、できる限りなだらかにならす。

症例　33歳，女性，オトガイ部前額断骨切り術

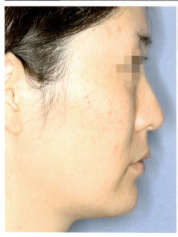
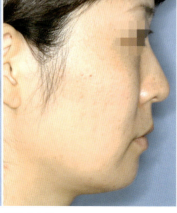

術前　　　　　　　術後6カ月

オトガイ部の前突の改善を希望し、来院した。上下顎の位置はセファロ分析で問題なく、咬合も正常であった。全身麻酔下に、口腔前庭切開から前額断骨切り術を施行した。下顎底部での切除骨片の厚みは8mmに設定した。

術後6カ月、側面顔貌でオトガイ部の突出は改善されているが、頸部にわずかなたるみが生じた。

Ⅲ オトガイ部 T 字型骨切り術

KEY POINTS
- T 字型骨切り術は，オトガイ幅径を狭小化する方法である
- 中央部の切除骨片は最大でも 12mm とする
- 骨切り後に両端でできる段差を解消するために，下顎下縁の骨切りはしばしば下顎角に至る

❶，❷はオトガイ部水平骨切り術に準ずる。

❸ 骨切りデザイン

骨上に骨切り線をマーキングする。切除骨片の最大幅は 8〜12mm で，2 本の縦方向の骨切り線を設定する。水平骨切りは，下歯槽神経損傷を避けるため，オトガイ孔から 6〜8mm 離した部位を通過させる。

Advice
- 骨切除幅が 12mm 以上の間隔であると，骨切り後に左右の遊離骨片は付着筋肉の作用により中央部まで移動しない可能性が高い。

❹ 骨切り

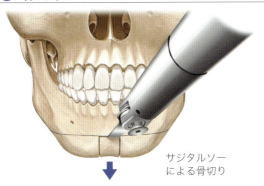

サジタルソーによる骨切り

骨切りはすべてサジタルソーで行う。はじめに垂直方向の骨切りを行い，次いで水平方向の骨切りを行う。

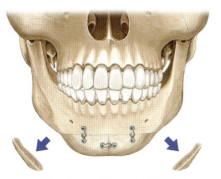

骨切り断端の段差解消と骨片固定

骨切り後は中央骨片を切除する。左右の骨片を中央に寄せて，両端にできる段差をマーキングする。左右の骨片に関しては術後の血行を考慮し，できる限り筋肉は剥離しない。骨固定の前に左右の骨切り断端の段差を解消するために，オシレーティングソーで余剰骨片を切除する。骨片の固定にはチタンプレートを使用する。

Advice
- 左右の骨片を中央に移動させる際に，可動性を良くしようと筋肉の付着を剥がしすぎると，術後に血流障害が起こり，骨片が壊死して吸収される可能性があるので，筋肉は最小限の剥離とする。

第5章 顔面輪郭形成術

症例　38歳，男性，オトガイ部T字型骨切り術

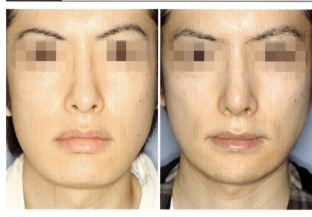

術前　　　　　　　術後11カ月

正面顔貌でオトガイ幅径の大きさを主訴に来院した．オトガイの前後的な位置は正常であり，全身麻酔下にT字型骨切り術を施行した．切除骨片の幅は10mmに設定した．

術後11カ月，正面顔貌でオトガイ部の幅径は狭くなり，下顎全体が細くなった印象である．

IV インプラントによるオトガイ形成術

KEY POINTS
- 下顎後退の形状に合わせて，レギュラータイプ，ロングタイプを適正に使い分ける
- 術後の骨吸収がしばしば問題とされるが，皮質骨の厚い下端に固定することでほぼ予防できる
- 挿入されたインプラントをスクリュー固定することで，術後のさまざまな合併症を減らすことができる

① デザイン

オトガイ部のシリコンインプラントには，レギュラータイプとロングタイプがある．

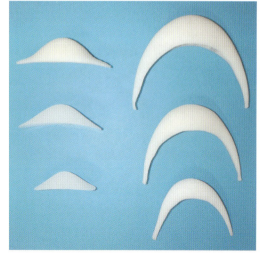

シリコンインプラントの種類
各種インプラントは患者の下顎形態に応じて選択されるが，厚み，左右差などの調整が必要となる

レギュラータイプは両側のオトガイ孔間に収まる横幅であり，オトガイ部に限定したaugmentationである．口腔前庭部では下唇小帯を避けて，歯肉唇移行部からやや口唇寄りの両側第一小臼歯間の粘膜切開とする．

ロングタイプのインプラントは，その両端がオトガイ神経を越えて外側まで伸びる．粘膜切開は，レギュラータイプと同様で挿入可能である．

Advice
・下顎全体が後退している症例にレギュラータイプを挿入すると，不自然な形態となることが多い．下顎体部が後退し，オトガイだけが突出している状態であり，インプラント両端で下顎骨との滑らかな連続性は期待できない．小顎症では，下顎骨の弯曲に広範にフィットしやすいロングタイプを使用すべきである．

❷ アプローチ

▶麻酔

通常は静脈麻酔（プロポフォールを使用）下に手術を行う。オトガイ部に15～20mlのエピネフリン添加1%キシロカイン®を注射する。

口腔前庭部では，下唇小帯を避けて，歯肉唇移行部からやや口唇寄りを切開し，両端は左右ともに第一小臼歯に至る。粘膜切開後，骨面に直角にメスを当てて骨膜切開する。骨膜下に剥離し，左右のオトガイ神経を確認後，下顎下縁まで十分に骨膜を剥離する。

ロングタイプのインプラントを挿入する場合には，オトガイ神経を直視下に確認しながら下顎下縁に沿って剥離を外側に延ばす。オトガイ神経は過牽引しないように愛護的に剥離を行う。

❸ インプラントの細工

レギュラータイプのインプラントでは，底面（骨側）は平坦に作製されている。しかし，実際にインプラントを挿入する部位の下顎骨はオトガイ隆起があり，皮質骨面も弯曲しているため，インプラントの底面は皮質骨面に適合しないことが多い。一方，ロングタイプは裏面が弯曲しているため，皮質骨面に適合する可能性が高い。

通常は既製のインプラントをそのままの形で使用することはなく，患者のオトガイ形態（左右差，患者の好む形態）を詳細に観察し，術者自身がオトガイの左右対称性に注意しながらインプラントを細工する。

Advice
- 手術中にインプラントの裏面を削って適合させることは難しいが，三次元実体模型を使用すると，インプラント裏面は細工しやすい。

❹ 固定

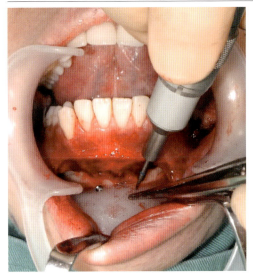

シリコンインプラントのスクリュー固定

剥離のポケットは実際のインプラントのサイズより大きいため，インプラントは固定しないと適正な位置に留まるとは限らない。

下顎下縁にインプラント下縁を合わせて，正中部は予定した位置に合わせた状態で，ドリルはインプラント表面から骨に貫通させる。同部位から6～8mmのチタンスクリューを入れることにより固定性が得られる。通常レギュラータイプで4カ所，ロングタイプで6カ所固定する。

Advice
- ロングタイプのインプラントでは，インプラントがオトガイ神経に接触していないことを確認する。皮膚上から指で触診し，インプラントの辺縁がすべて下顎骨上に位置していることを確認する。

❺ 閉創

骨膜，筋膜は4-0吸収糸で3針縫合する。粘膜は5-0ナイロン糸で連続マットレス縫合を行う。切開創より2本のペンローズドレーンを挿入する。

❻ 術後管理

ほとんどが外来手術で行われるため，ペンローズドレーンは帰宅時までの術後2～3時間だけ留置する。院内に滞在中の間は弾性包帯による圧迫固定を行う。血腫予防，腫脹を最小限に抑えるため，弾性絆創膏で3日間圧迫する。

術後2週間で口腔内の抜糸を行う。術後検診は1，3カ月とする。

第5章 顔面輪郭形成術

著者からのひとこと
- 3Dプリンターの普及により，シリコンインプラントを個々の患者に合わせてカスタムメイドで注文できるようになっている．3D実体模型上でインプラントを設計できるので，適合はほぼ完璧であり，左右差などもかなり改善できる．

症例　29歳，女性，オトガイ部シリコンインプラント挿入術

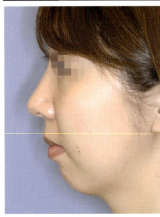
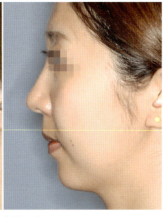

術前　　　　　　　術後1年6カ月

小顎症に対して，シリコンインプラントによるaugmentationを希望し，来院した．大きな変化を望まなかったので，シリコンインプラントはレギュラータイプで厚みは8mmに細工して，チタンスクリューで4カ所固定した．

術後1年6カ月，側面顔貌では自然なオトガイ形態となった．

History & Review

- オトガイ水平骨切り術による10年間，474例の臨床的評価．
  Hoenig JF: Sliding osteotomy genioplasty for facial aesthetic balance: 10 years of experience. Aesthetic Plast Surg 31: 384–391, 2007
- オトガイ幅径を狭め，下顎骨全体に細くする方法を紹介．
  Lee TS, Kim HY, Kim TH, et al: Contouring of the lower face by a novel method of narrowing and lengthening genioplasty. Plast Reconstr Surg 133: e274–e282, 2014
- オトガイ形成術後の軟・硬組織の相関関係に関して，22論文のデータから体系的に調査．
  San Miguel Moragas J, Oth O, Büttner M, et al: A systematic review on soft-to-hard tissue ratios in orthognathic surgery part II: chin procedures. J Craniomaxillofac Surg 43: 1530–1540, 2015
- オトガイ水平骨切り術とシリコンインプラント挿入術との術後評価を比較．
  Jones BM, Vesely MJ: Osseous genioplasty in facial aesthetic surgery-a personal perspective reviewing 54 patients. J Plast Reconstr Aesthet Surg 59: 1177–1187, 2006
- 34例の水平骨切り術と42例のシリコンインプラント挿入術の臨床的評価の比較．
  Guyuron B, Raszewski RL: A critical comparison of osteoplastic and alloplastic augmentation genioplasty. Aesthetic Plast Surg 14: 199–206, 1990
- シリコンインプラント挿入による進行性骨吸収の問題に関する記述．
  Matarasso A, Elias AC, Elias RL: Labial incompetence: a marker for progressive bone resorption in silastic chin augmentation. Plast Reconstr Surg 98: 1007–1014, 1996

形成外科治療手技全書 VII
美容医療

第6章 毛の治療

第6章 毛の治療

1. 男性型脱毛症と女性型脱毛症の治療

今川賢一郎

Knack & Pitfalls
- ◎男性型および女性型脱毛症は進行するため，原則として薬物療法が優先され，改善が見られない場合は外科治療を考慮する
- ◎男性型脱毛症では，フィナステリドとミノキシジル外用の併用が第1選択だが，改善が見られない場合はデュタステリドを考慮する
- ◎女性型脱毛症では，ミノキシジル外用が第1選択だが，改善が見られない場合はスピロノラクトンなど抗男性ホルモン剤も考慮する
- ◎薬物の効果は使用を中止すると失われるため，継続使用の必要がある
- ◎副作用について十分に説明し，使用はリスクと効果を秤にかけて考慮する

男性型脱毛症と女性型脱毛症

男性型脱毛症（male pattern hair loss：MPHL）は思春期以降に徐々に進行する前頭部，頭頂部および後頭部など限局した範囲の脱毛を特徴とし，遺伝的素因と男性ホルモンが関与する。一方，女性型脱毛症（female pattern hair loss：FPHL）は女性のAGA（female AGA：FAGA）と休止期脱毛を治療目的で包括した名称である。

■男性型脱毛症

血中テストステロンが毛乳頭細胞の5α還元酵素によって活性型のジヒドロテストステロンに代謝され，それが男性ホルモン受容体と結合して毛母細胞に抑制的に作用するのが機序とされ，androgenic alopecia（AGA）とも称される。

Hamilton-Norwood分類により7段階の形態に分類される（図1）。

■女性型脱毛症

FAGAも遺伝的要因とホルモンが関係し，その機序は不明だが，MPHLとは異なるとされる。生え際の脱毛が特徴のHamilton型，前頭部正中部の脱毛が特徴のクリスマスツリー型またはOlsen型，頭頂部のびまん性脱毛が特徴のLudwig型に分類される（図2）。

休止期脱毛症は経過や原因によって，急性休止期脱毛（ストレス，過激なダイエット，鉄欠乏性貧血，出産などにより数カ月以内に起こる），慢性びまん性休止期脱毛（緩やかな進行が特徴で，種々の内臓疾患が原因で起こる），慢性休止期脱毛（緩やかな進行が特徴で，原因や機序が不明なもの）の3タイプに分類される。

■診断のポイント

MPHLは脱毛の経過，家族歴および局所所見で比較的容易に診断され，通常血液検査や病理検査は必要ない。一方，FPHLでは病態が多様であり，多発型や全頭型の初期の円形脱毛，抜毛症および瘢痕性脱毛症などとの鑑別が必要である。診断のためにトリコスコピーによる形態検査，各種ホルモンの血清濃度の測定および病理検査などが行われる。

外用薬

■ミノキシジル

もともと経口降圧剤だが，毛髪に対する作用が注目され1988年に初めて製品化された。米国FDAは1996年に男女性用に2％，1997年に男性用に5％，わが国では男性用に1999年に1％と5％が認証されている。作用機序はカリウムチャンネルの開口による血管拡張作用，抗アンドロゲン作用，毛母細胞への直接作用などと説明されているが，完全には解明されていない。日本皮膚科学会ガイドライン（2017）では，女性は1％を，男性は5％を1日2回使用するように勧めているが，海外では女性は2％を1日2回あるいは5％を1日1回となっている。10％以上の高濃度の製品もヘアライン用に登場しているが，5％よりも効果が高いという科学的根拠はない。主な副作用

は基剤のアルコールによる接触皮膚炎だが，そのような患者用に2006年に低刺激性の5％泡状タイプが登場した。

なお，頭髪治療を目的とするミノキシジルの服用は，適応外として承認されていないが，現実には医師の裁量により処方され，患者本人も個人輸入で入手している実態がある。副作用は多毛，動悸，呼吸困難，浮腫など主に循環器系の症状で，日本皮膚科学会ガイドライン（2017）でもその使用には批判的である。外用で改善が見られない，あるいは接触皮膚炎のために外用が不可能といった場合，医師の注意深い管理下での使用については検討の余地があると考える。

■アデノシン

日本皮膚科学会ガイドライン（2017）によると男性には有効，女性に対する科学的根拠は不十分とされているが，米国FDAは有効性を認証していない。

■カルプロニウム塩化物，tフラバノン，サイトプリン，ペンタデカン，ケトコナゾール

日本皮膚科学会ガイドライン（2017）では男女ともに科学的根拠は不十分とされている。

内用薬

■フィナステリド

プロペシア®（フィナステリド1mg錠）は1997年に米国FDAが初めて認証したAGA治療薬で，前立腺肥大の治療薬プロスカー®（フィナステリド5mg）を低用量にした製品である。現在60ヵ国以上で承認され，ジェネリック製品も含め世界で最も多く処方されている。わが国では2005年に0.2mgと1mg錠が認証された。作用期序は，テストステロンをMPHLの原因物質であるジヒドロテストステロン（DHT）に変換する5αリダクターゼII型の作用を阻害し，血清DHTの値を低下させることによる。副作用は服用をやめると速やかに回復するとされていたが，最近使用を中止しても性機能障害やうつ状態が解消しない，ポストフィナステリド症候群と呼ばれる後遺症が話題になっている。ただ，わが国ではこの報告はない。

従来FPHLへは効果も期待できず，胎児への生殖器発育異常のリスクのために使用すべきではないとされるが，最近閉経後の女性も2.5～5.0mg/日の服用で改善が見られたとする報告もある[2]。

■デュタステリド

デュタステリドは，5αリダクターゼのI型とII型の両方に対する阻害剤で，わが国ではAGA治療薬として2015年にザガーロ®（デュタステリド0.1mgと0.5mg）が認証された。現在認可されている国は韓国，日本，台湾3カ国である。もともと前立腺肥大の治療薬で，AGAに対する効果は理論的にはフィナステリドよりも高いはずだが，その差は大してないようである。

■抗男性ホルモン剤

ミノキシジルの使用で効果の得られないFPHLに考慮される。代表的なスピロノラクトンは利尿剤であるが，テストステロンの産生を阻害することによる抗男性ホルモン作用によって以前から面皰や多毛症の治療に用いられてきた。適量は100～200mg/日とされるが，使用時には定期的な血清カリウムなど電解質の検査が必須である。副作用は脱水症状，乳房痛，月経困難症および情緒不安定などである。

治療方針

■MPHL

フィナステリドとミノキシジル外用との併用が基本だが，改善が見られない場合にはデュタステリドを考慮する。フィナステリドの効果の発現は6カ月以降とされており，6～8カ月以降に判定を行う（図3）。

■FPHLの治療方針

現在確立された治療法はなく，主体はミノキシジルの外用療法だが，改善が見られない場合には抗男性ホルモン剤などを考慮する（図4）。ミノキシジルの効果の発現は4カ月以降とされており，4～6カ月以降に判定を行う。

■インフォームドコンセント

なお処方の際には，副作用の詳細な説明と以下の点について同意を得ることが肝要である。

1. 薬物の効果は患者ごとに異なり，また前頭部への効果は頭頂部・後頭部より低い。
2. 薬物の効果は使用を中断すると失われてしまうため，継続する必要がある。

第6章 毛の治療

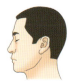

クラスⅠ：ヘアラインの後退がないか，あってもごくわずかなタイプ

クラスⅡ：ヘアラインの後退が2cm程度まで認められるタイプ

クラスⅢ：ヘアラインの後退が2cm以上認められ頭頂部の密度の低下も併存するタイプ

クラスⅢ：vertex：頭頂部のみに密度の低下が認められるタイプ

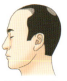 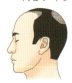

クラスⅣ：前頭部，頭頂部両方の密度の低下を認めるが左右側頭部をつなぐブリッジが残っており，前頭部，頭頂部の薄毛部分がそれぞれ独立しているタイプ

クラスⅤ：前頭部，頭頂部の薄毛が独立し，ブリッジになって分けられているが，ブリッジ部自体も密度が下がっているタイプ

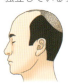

クラスⅥ：ブリッジが消失し前頭部と頭頂部の薄毛部分が一体化しているタイプ

クラスⅦ：男性型の最終段階で側頭部と後頭部にしか毛髪が残っていないタイプ

図1 Hamilton-Norwood 分類

(Norwood OT: Classification and incidence of male pattern baldness. Hair transplant surgery (2nd ed), edited by Norwood OT et al, pp3-14, Charles C Thomas, Springfield, 1984 より引用改変)

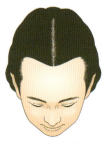 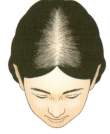 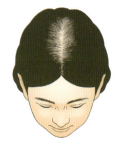

Hamilton 型　　Olsen（クリスマスツリー）型　　Ludwig 型

図2 女性のAGA（FAGA）

1. 男性型脱毛症と女性型脱毛症の治療

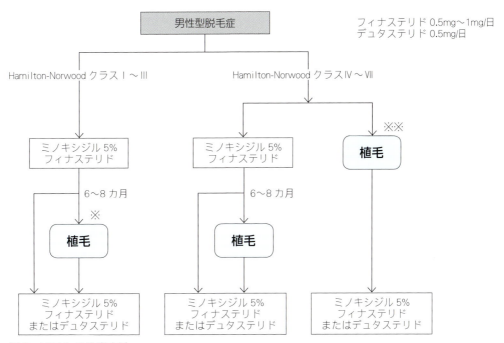

図3　MPHLの治療方針
※　クラスⅠ〜Ⅲにおいて薬物療法で効果がない場合には，植毛を検討する
※※　クラスⅣ〜Ⅶにおいて，脱毛の範囲や症状の経過，患者の希望を考慮して，薬物療法を行うか植毛を行うかを決定する

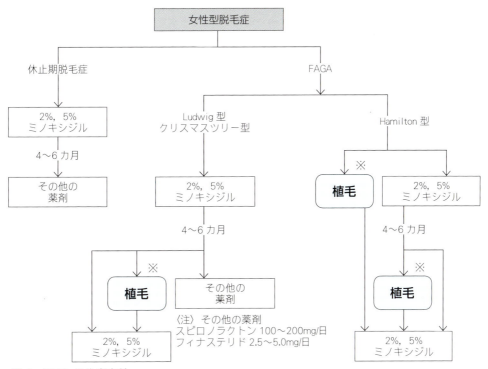

図4　FPHLの治療方針
※　植毛は患者の希望により検討する

第6章 毛の治療

症例 51歳，男性，頭頂部・後頭部の脱毛，薬物療法

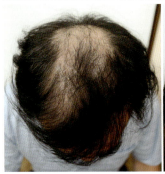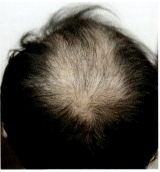

薬物療法開始時の状態

フィナステリド1mgとミノキシジル5mgの内服を行った。

薬物療法開始後4カ月で著明な改善が認められた。現在，経過観察中である。

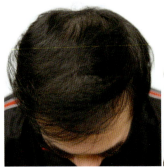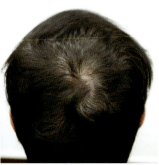

薬物療法開始後4カ月

引用文献

1) Pathomvanich D: Is there a place for oral Minoxidil ? An overview. Hair restoration surgery in Asians, edited by Pathomvanich D, et al, pp73-77, Springer, Tokyo, 2010)
2) Yeon JH, Jung JY, Choi JW, et al: 5mg/day finasteride treatment for normoandrogenic Asian women with female pattern hair loss. J Eur Acad Dermatol Venereol 25: 211-214, 2011

History & Review

●男性型および女性型脱毛症に対してわが国で初めて提示された科学的根拠に基づいた標準的治療指針。
男性型および女性型脱毛症診療ガイドライン作成委員会：男性型および女性型脱毛症診療ガイドライン2017年版．日皮会誌 127：2763-2777, 2017
●男性型および女性型脱毛症の最新の薬物療法の総説。
Huh CH: Current and future medical treatment of androgenetic alopecia. Practical aspects of hair transplantation in Asians, edited by Pathomvanich D, et al, pp643-651, Springer, Tokyo, 2018
●女性型脱毛症の患者の管理についての総説。
Trüeb RM: Female androgenetic alopecia. Female alopecia: guide to successful management, pp69-82, Springer, Berlin, 2013

第6章 毛の治療

2. 男性型脱毛症の外科的治療

今川賢一郎

Knack & Pitfalls
- ◎前頭部ヘアラインのデザインは日本人の顔面の解剖学的特徴を反映させて白人よりもフラット型気味で低めに設定する
- ◎若年患者には控えめな治療方針を立てる
- ◎FUTとFUEには各々特長と適応があり，症例によって使い分ける
- ◎FUTを受ける患者の懸念の多くは，術後の疼痛と採毛部の線状瘢痕の目立ち具合である

適応

施術に支障を来たす全身所見，頭皮の炎症や瘢痕など局所所見を検査するが，醜形恐怖症や強迫神経症などとの鑑別は一般美容外科手術のそれと同様である。採毛部と比較して移植部の頭髪の軟毛化と密度の低下が認められる場合には適応となる。患者の期待度と実際に得られるであろう結果の間にギャップが存在すると予想される以下の場合には，適否を慎重に検討すべきである。

● 未成年患者
将来の脱毛に対する不安が大きく，情緒不安定に陥りやすい。脱毛がどの段階まで進行するのか正確な予測が不可能である以上，23～25歳まで経過観察すべきである。

● 極端に採毛部の頭髪が細い，頭髪密度が低い，あるいは頭皮度の伸展が低い患者
増毛効果が得られにくく，採取可能な移植毛が少ないことを説明する。

● Hamilton-NorwoodⅥ～Ⅶで脱毛範囲全体を濃くしたい，あるいは20歳代はじめの低いヘアラインを希望する患者
採取可能な株数と移植部の面積の割合からいって非現実的な期待であることを説明する。

タイプ別植毛法

■ Hamilton-Norwood クラスⅠ～Ⅲ
思春期に見られる小児型から成人型ヘアラインへの移行との鑑別が必要である。20代前半の患者では，ヘアラインを希望より高く設定したり，つむじ部分への施術は避けるなど，控えめな治療方針にするよう心掛ける。

また，白人と比較して，ヘアラインが直線的で"剃り"の角度も大きい日本人の特徴をデザインに反映させる。日本人のヘアラインの高さは眉間から6～9cmと，白人の7～11cmと比べ低めであり，形状はアップスロープ型，フラット型，ダウンスロープ型に分類される（図1）。必要な株数はデザインによって異なるが，クラスⅡの場合1,000±250株，クラスⅢでは1,500～2,000株が目安となる。

■ Hamilton-Norwood クラスⅢ vertex
円形あるいは楕円形の脱毛部位は，幾何学的に長径／2×短径／2×円周率＝面積（cm^2）を測定し，必要な総株数を算定する。渦巻き状の毛流の中心を真上から見るため，どうしても薄く見えやすいなどの理由で，患者の満足度は概して前頭部より低い。

■ Hamilton-Norwood クラスⅣ～Ⅵ
脱毛部位全体の改善を希望する場合には，2,500株以上と定義されている多量植毛法で対応するが，採取可能な株数と脱毛面積にギャップがある場合には，1回の施術で全範囲を濃くできないことを説明し，改善したい部位の優先順位を尋ねておく。すべての範囲へのまばらな植えつけは避ける。

■ Hamilton-Norwood クラスⅦ
採取可能な株数と広範な脱毛面積のギャップが

第6章 毛の治療

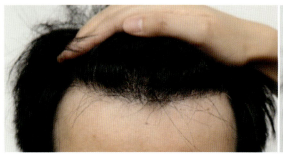

アップスロープ型

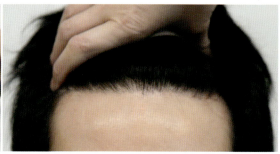

フラット型

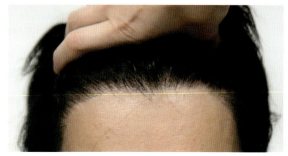

ダウンスロープ型（小児型）

図1　植毛術後のヘアラインの形状

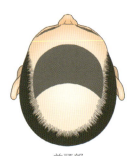

前頭部

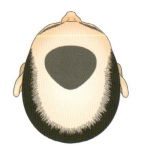

Frontal forelock

図2　ヘアラインの形成

大きいため，施術を繰り返してもすべての範囲を濃くできないことを説明する．多量植毛法で前頭部ヘアラインを形成してⅢ vertex タイプにするか，より少ない株数で前頭部正中付近の島状のヘアの塊（frontal forelock）を形成し，正面顔貌の改善を図る（図2）．

手術法の選択

以前は人工繊維を外科的に植え込む人工毛植毛も行われたが，現在は自毛植毛が主流である．採毛部の頭皮を1cm程度の幅で帯状に切除し，採取した頭皮を顕微鏡下で毛包単位ごとに株分けする follicular unit transplantation（FUT）が標準術式だが，パンチで採毛部から直接毛包単位をくり抜く follicular unit extraction あるいは follicular unit excision（FUE）が低侵襲で線状瘢痕を残さない長所のために普及しており，両術式は適応と患者の希望により使い分けられている．（表1〜3）

（FUT と FUE の比較については第Ⅱ巻 p68 参照）

表1 FUTとFUEの比較

	FUT	FUE
瘢痕の形状	線状	小さな点状
瘢痕を隠せる毛髪の長さ	1.5cm以上	短くても可
術後のダウンタイム	長い	短い
術後の疼痛	±〜+	−〜±
施術時間	短い	長い
必要なスタッフの人数	多い	少ない
最大採取株数／回	3,000〜3,500	2,000〜2,500
採取総株数	5,000〜7,000	4,000〜4,500

表2 FUTの適応症例

刈り上げなど短い髪型を希望しない男性
白髪の高齢男性
女性
すでにFUTを受けた症例
頭髪密度が低い症例
Hamilton-Norwood クラスV〜Ⅶ
FUEが困難な症例

表3 FUEの適応症例

短い髪型を希望する男性
採毛部の伸展度が低い症例
肥厚性瘢痕あるいはケロイドのリスクが高い症例
大きな株を用いて行われた過去の結果の修正を希望する症例
以前施術した株の除去を希望する症例
体毛を株として使用する症例
眉毛や生え際に産毛を使用する症例
FUTの線状瘢痕の修正を希望する
理由の如何にかかわらず切開を希望しない症例

表4 植毛の合併症と美容的不満

術後早期	血腫 感染 毛嚢炎，嚢腫 顔面の浮腫 瘙痒症
術後1年以降	不自然な生え際の形成 不自然な移植毛の毛向および毛流 Tentingおよびpitting まばらな仕上がり 低発毛

表5 FUT特有の合併症・美容的不満とその対策

持続性疼痛および神経腫	創の離開と壊死
・局所麻酔によるブロック ・ボツリヌストキシン局所注射 ・高周波治療 ・神経腫の場合には切除	・創傷清拭と再縫合 ・抗生物質
知覚過敏・知覚鈍麻	休止期脱毛
・自然寛解（2年以内）	・術後1〜9週に起こり 　100日程度で改善
肥厚性瘢痕ならびにケロイド	広がった線状瘢痕
・ステロイド局所注射による経過観察	・再縫合 ・FUEによるカモフラージュ ・スカルプマイクロピグメンテーション（SMP）

合併症と対策

植毛は比較的安全な施術とされ，医学的合併症の頻度もまれで，自然寛解するものも多い。ただ，美容的不満によるクレームは多い。

患者がFUTに対して抱く最大の懸念は，疼痛と目立つ瘢痕で，FUEが人気を博す理由もそこにある。実際にはFUTの多量植毛施術を受けても，3日以上鎮痛剤を服用しなければならない例はまれであり，初回の施術で3mm幅以上の線状瘢痕を生じる頻度も5％程度とされる。FUTを行う際は，採取する位置が低すぎる場合と，伸展が非常に良い若年患者に瘢痕幅が広がる傾向が大きいので注意する（表4，5）。

FUT（follicular unit transplantation）

- 植え付ける範囲を剃ると高密度植毛が容易になる

❶ デザインと麻酔

採毛部の毛包密度を測定し，予定の株数を得るのに必要な頭皮の面積を計算のうえ，幅と長さをデザインする。

ヘアラインは直線的な刺入を避け，富士額やその両側の大きなピークや無数の小さなピークを作って不規則にする。

施術は局所麻酔下で行うが，ジアゼパムの経口投与またはミダゾラムの静注投与を併用する。バイブレーターやアイスキューブによる患部の冷却が疼痛の緩和に有効である。局所麻酔剤は1/10万のエピネフリン添加リドカインとtumescent溶液を併用する。ヘアラインでは眼窩上神経ブロックも考慮する。

❷ 移植

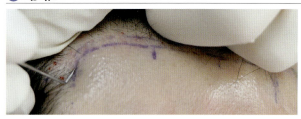

折り曲げた注射針による小さな毛皮角での刺入（側頭部）

患者の承諾を得て移植部を剃ると，植え付け作業が容易となる。

プライヤーで注射針を切断してホルダーに装着するか，テフロン製の鞘を被せて，針先を毛包の深さに合わせ刺入深度を調節する。

前頭部は35〜50株/cm^2，刺入角度は前頭部では毛流に沿って45°，側頭部は15°を目安とする。しだいに濃くなる生え際を再現するために，前列0.5〜1cmの範囲は1本毛を用い，後方に行くにつれて2本毛を，frontal forelockには3本毛を集中するなど，株の配置に注意する。

頭頂部・後頭部は，30〜35株/cm^2，刺入角度は30°を目安とし，刺入方向は渦巻き状の毛流に合わせるが，つむじの中心は1本毛，まわりに行くに従って2，3本毛を配置する。

挿入には2本の鑷子を用いる。まず利き手の鑷子で株の毛根部周辺を愛護的に把持し，もう片方の鑷子でスリットを軽くこじあけて，そこに挿入する。植え付け作業終了後に株が正しい深さで挿入され，折れ曲がってないかなどを確認する。

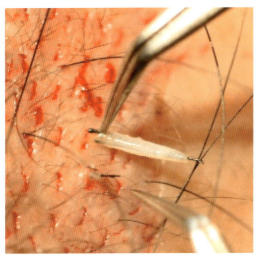

2本の鑷子を使った植え付け作業

Advice
・株の採取と処理および植え付けについては，第Ⅱ巻 p70, 71 を参照。

❸ ドレッシングおよび洗髪

施術当日のみ採毛部にヘッドバンドを装着するが，移植部へのドレッシングはまったく行わない。

翌日に患部を濡らすこと，また翌々日から低刺激のシャンプーによる洗髪を開始する。1週間以降は軽く指の腹で頭皮をこすることも許可し，12日以降は通常の洗髪に戻す。抜糸は術後6〜14日目に行う。

❹ 術後管理

完全な株の定着は術後9〜12日，その後多くは術後2カ月以内に100日ほどの休止期に入る。増毛効果は1年6カ月続くが，施術結果の評価は10カ月以降に行う。

症例1　28歳，Hamilton-Norwood クラスⅡ，FUT

前頭部に 1,694 株を移植した。

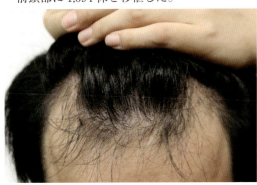
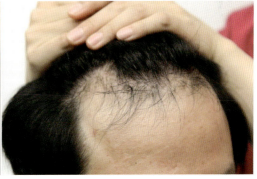

術前

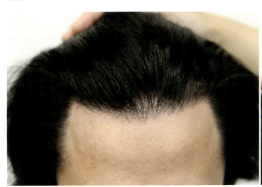
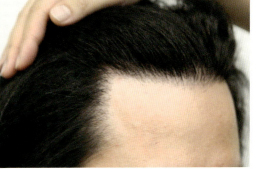

術後7年

第6章 毛の治療

症例2 30歳，Hamilton-Norwood クラスⅢ vertex，FUT

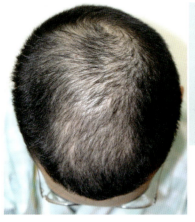
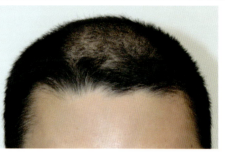

頭頂部から後頭部にかけて2,335株を移植した。

術前

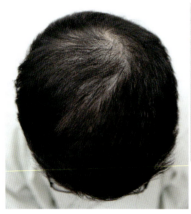
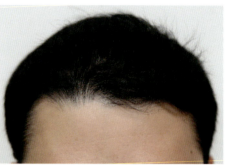

術後2年6カ月

History & Review

- 男性型脱毛症のクラス分類を紹介した論文。
  Norwood OT: Classification and incidence of male pattern baldness. Hair transplant surgery (2nd ed), edited by Norwood OT, et al, pp3-14, Charles C Thomas, Springfield, 1984
- アジア人のヘアラインについて記述した論文。
  Pathomvanich D, Tan TY: Naturally occurring hairline in non-balding Oriental men of East and Southeast Asian origin. Practical aspects of hair transplantation in Asians, edited by Pathomvanich D, et al, pp137-143, Springer, Tokyo, 2018
- 多くの植毛医を交えてFUTとFUEを討論した論文。
  Pathomvanich D: FUT fights back. Hair Transplant Forum International 25: 177, 183-184, 2015

第6章 毛の治療

3. 脱毛

大城貴史・大城俊夫

Knack & Pitfalls

◎レーザー脱毛が実用化された1996年以降は，脱毛といえばレーザー脱毛が主流となっている
◎レーザー脱毛の原理は，メラニンをターゲットとし，レーザーのエネルギーで毛幹を加熱させることで，毛乳頭や毛隆起部に存在する毛包幹細胞を損傷することである
◎レーザー照射に際し，適切な波長，照射時間，スポットサイズ，出力の設定が重要であり，副作用予防のため皮膚表面の冷却は必須である
◎毛周期を考慮し，一定の治療間隔で複数回レーザー照射をすることで，長期的な減毛が得られる
◎近年，低出力・高頻度照射による複数回照射でレーザー脱毛を行う，痛みの少ない蓄熱式脱毛が実用化されている

機器の特徴

　レーザーや光を照射すると，メラニンを比較的多く含有する毛は，光エネルギーを吸収して熱を発生する。その毛幹から発生する熱により，毛乳頭や毛隆起部に存在する毛包幹細胞を選択的に損傷させて毛を生えにくくさせるのが，レーザーや光による脱毛の原理である。

　レーザーが毛包に優先的に吸収され，毛包周囲組織に不可逆的な損傷が及ばなくするためには，700〜1,000 nmの波長で，数ミリ〜100ミリ秒程度の照射時間が必要である。アレキサンドライトレーザー（755 nm），ダイオードレーザー（810 nm），Nd:YAGレーザー（1,064 nm）が主として使用されている。

　副作用（表皮損傷や疼痛など）軽減のため，皮膚冷却装置を搭載した機器が主流である。最近では，毛幹の温度を一気に上昇させ，毛幹とともに毛包幹細胞を損傷させる従来のパルス照射ではなく，低出力照射を高頻度に繰り返すことで毛幹の急激な温度上昇を抑えつつ，緩やかに毛隆起部を温度上昇させ損傷させるという蓄熱式脱毛が開発されている。

適応

■脱毛と減毛の違い

　レーザー脱毛は減毛を目的としたものであり，レーザーの複数回の照射により，再生する毛の量を毛周期より長い期間に渡って安定して減少させる治療である。複数回のレーザー照射により照射部の毛の量は徐々に減少し，細く短くなっていくが，必ずしも照射部位のすべての毛がなくなる（毛が除去される）治療ではない。

　レーザー脱毛の効果効用に関しては，アメリカ食品医薬品局（Food and Drug Administration：FDA）の定義がわかりやすい。FDAでは，永久脱毛（permanent hair removal：毛が長期間にわたり除去される）と永久減毛（permanent hair reduction：毛が毛周期より長い期間にわたり減量される）を明確に区別しており，電気脱毛では永久脱毛が，レーザー脱毛では永久減毛がなされるとしている。

■適応と禁忌

　レーザー脱毛の適応はメラニンを有した毛である。メラニンを有しない毛やメラニン含有量の少ない毛は適応にならない。

　レーザー脱毛の禁忌として，光線過敏症の患者，妊婦，悪性を疑う皮膚病変がある部位，炎症や外傷，感染を認める部位，母斑や刺青がある部位，単純ヘルペスを認める部位などが挙げられる。

合併症と対策

　治療に際しては，以下の合併症を術前に十分説明しておく。

■毛孔一致性の膨疹，紅斑

　照射直後から見られる毛孔一致性の膨疹や紅斑

第6章 毛の治療

は、通常数日で消失する。ステロイド含有軟膏塗布および患部の冷却が有効である。

■ 毛嚢炎

　レーザーで焼灼された毛が毛包内に残ったり、毛包内の炎症が遷延化して毛嚢炎を来たすことがある。毛嚢炎が発症した場合、抗生物質含有軟膏とステロイド含有軟膏を塗布する。

■ 水疱形成、痂皮形成

　色調の濃い皮膚に対するレーザー照射、過度なレーザー照射（重ね打ちなど）や不十分な表皮冷却などで熱傷を来たし、水疱や痂皮を形成することがある。Ⅱ度熱傷に準じて治療する。

■ 色素沈着、色素脱失

　水疱形成や痂疲形成を来たした場合、色素沈着や色素脱失を生じる可能性が高くなる。上皮化完了後より十分な遮光指導を行う。

■ 硬毛化

　背部、上腕外側、頬、下顎、うなじなどで、治療後に毛が太くなる現象が起こることがある。その場合、照射条件を変更したり、レーザーの種類を深達度の深いレーザーへ変更し対応する。

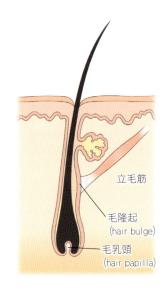

図　レーザー脱毛のターゲット

レーザー脱毛では、メラニン含有量の多い毛幹部からの輻射伝導熱を利用し、毛乳頭部、毛隆起部を損傷させる

I 蓄熱式脱毛レーザー

KEY POINTS
- 低出力、高頻度照射を行うことで、照射時の疼痛を軽減した治療が可能である
- 照射ムラができないように、ハンドピースを動かし均一にレーザー照射を行う必要がある

❶ 方法

　接触式皮膚冷却装置を備えたハンドピースを用いて、ダイオードレーザー（808nmと940nmの同時照射）を低出力、高頻度（5～9Hz程度）で複数回照射する。

　表皮や毛幹の加熱を抑え、毛隆起部をターゲットに蓄熱させ、毛包幹細胞に損傷を与える脱毛方式である。

　照射部位を剃毛、マーキングのうえ、照射部に超音波ゲルを塗布する。治療部位に応じて選択したハンドピースを、スムーズ（直線移動ないし円状移動）に動かしながら照射を行う。治療のエンドポイントは、照射後に毛孔に一致した浮腫ができる程度とする。

　疼痛が軽減した治療であるため、ひげ

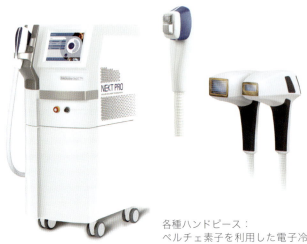

医療用焼灼器
メディオスターネクストプロ

各種ハンドピース：
ペルチェ素子を利用した電子冷却方式のため、ハンドピース先端を皮膚に接触させて照射を行う

3. 脱毛

などの特殊部位を除いて，照射前の表面麻酔は必要としない。

Advice
- レーザー照射時にハンドピースを動かすスピードを一定にし，全照射部位に均一にレーザーを照射する手技が要求される。

❷ 術後管理

照射後，アイスパックや冷タオルで皮膚冷却を行い，ステロイド含有軟膏を塗布する。

II ロングパルスアレキサンドライトレーザー

KEY POINTS
- 皮膚冷却装置を用いて，大きなスポットサイズで皮膚に垂直にレーザーを照射する
- 20〜30％のオーバーラップ照射をすることで，ムラのない照射が可能である

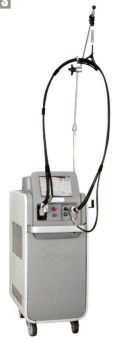

医療用焼灼器
ロングパルスアレキサンドライトレーザー　GentleLase Pro

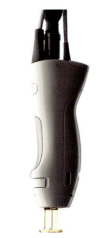

ハンドピース：
先端部に冷却ガスの噴き出し口が組み込まれており，レーザー照射前冷却が可能になっている

❶ 方法

照射前冷却ガス吹付方式の皮膚冷却装置を備えたハンドピースを用いて，755nmのアレキサンドライトレーザーの照射を行う。

照射部位を剃毛の後，必要に応じて表面麻酔剤（リドカインクリームやエムラ®クリーム）で麻酔を行う。表面麻酔を行った場合は，麻酔剤を十分に拭き取った後で，照射部位をマーキングのうえ，レーザー照射を行う。

通常，レーザー照射の20msec前に30msec間冷却ガスが噴霧されるように設定し，大きなスポット径を用い，3msecの照射時間で照射する。照射のエンドポイントは，照射後に毛孔に一致した浮腫ができる程度とする。

Advice
- レーザー光が皮膚に垂直に照射されないと皮膚冷却が不十分になり，また出力にばらつきが出るため，治療効果にムラが出る。ハンドピースの使用には注意する。

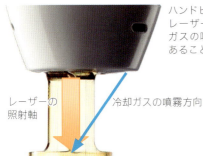

ハンドピース先端部：
レーザーの照射軸と冷却ガスの噴霧方向に角度があることに注意する

レーザーの照射軸　　冷却ガスの噴霧方向

❷ 術後管理

照射後，アイスパックや冷タオルで皮膚冷却を行い，ステロイド含有軟膏を塗布する。

第6章 毛の治療

症例　46歳，男性（著者）の前腕に対しての治療

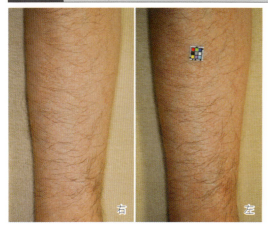

施術前

右前腕には蓄熱式脱毛レーザー（ダイオードレーザー）を，左前腕にはロングパルスアレキサンドライトレーザーを照射し，1回の照射における治療効果を比較した。ほぼ同様の減毛率および減毛期間が示された。

実臨床では，治療部位の毛周期を考慮し，一定の治療間隔（おおむね2カ月）で，6回前後照射を行うことで有効な脱毛（長期的な減毛効果）を得ることが可能である。

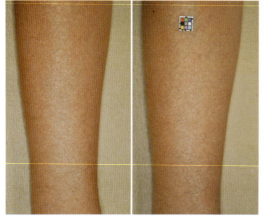

施術後5カ月

History & Review

- レーザー脱毛実用化への方向性をつけた初めての報告。
  Grossman MC, Dierickx C, Farinelli W, et al: Damage to hair follicles by normal-mode ruby laser pulses. J Am Acad Dermatol 35: 889–894, 1996
- 各種レーザー，IPL を用いた脱毛の有効性や安全性をまとめた review。
  Haedersdal M, Wulf HC: Evidence-based review of hair removal using lasers and light sources. J Eur Acad Dermatol Venereol 20: 9–20, 2006
- 蓄熱式脱毛における有効性と疼痛緩和効果について報告。
  Koo B, Ball K, Tremaine AM, et al: A comparison of two 810 diode lasers for hair removal: low fluence, multiple pass versus a high fluence, single pass technique. Lasers Surg Med 46: 270–274, 2014

形成外科治療手技全書 VII
美容医療

第7章 乳房の手術

第7章 乳房の手術

1. 乳房の解剖

冨田興一

乳房の形成手術を行うにあたっては，乳房の解剖を熟知しておく必要がある．ここでは，特に豊胸術や乳房縮小固定術において重要となる乳房の血管，神経および筋膜構造について述べる．

血管

乳房実質を栄養する主な動脈は，第2～5肋間における内胸動脈穿通枝，前内側肋間動脈穿通枝，外側胸動脈および前外側肋間動脈穿通枝である．乳房皮膚の血流も，これら由来の穿通枝および皮下血管網に依存している．乳房内では，これらの血管同士が密なネットワークを形成している．そのため，主要動脈の一部を確実に温存することで，比較的大きな組織の授動が可能である．浅層の静脈系は皮下の直下に位置し，頭内側へ向かって走行するものが多く，動脈と併走することは少ない．深層の静脈系は同名の動脈やその分枝と伴走する（図1）．

神経

乳房の中心部と乳輪乳頭は，主に第3～5肋間神経前内側・外側皮枝に神経支配されており，乳房形成術の際は，これらをなるべく多く残すことが重要である．乳輪乳頭の知覚は，これらの神経支配がオーバーラップしているが，最も重要なのは第4肋間神経前外側皮枝とされる．同神経は浅層を走行するものと深層（大胸筋上）を走行するものがあるが，後者は多くの術式で温存が可能である．そのほか，鎖骨下から出て乳房頭側の知覚を支配する頸神経叢由来のものもある（図2）．

筋膜

乳房実質は2層の浅筋膜に包まれている．浅層浅筋膜は真皮下に位置するが，痩せている人ではほとんど脂肪が介在せず，真皮とほぼ一体化していることがある．一方で，脂肪が多く介在する場合もある．乳房皮膚の血行に重要な真皮下血管網は浅層浅筋膜近くに位置し，これを温存することが重要である．深層浅筋膜は乳房実質の裏面に存在し，比較的同定しやすい．大胸筋・腹直筋・前鋸筋・外腹斜筋を包む浅層深筋膜と深層浅筋膜との間には疎な組織が介在する．クーパー靱帯は乳房全体において深筋膜から浅筋膜を結合する靱帯組織で，乳房形態を支持している．深部において，クーパー靱帯の緊張は強くはなく，乳房の可動性が維持される．妊娠，加齢，体重増加によりクーパー靱帯は延長し，その弾性低下は乳房下垂に寄与し得る（図3）．

リンパ流路

乳房におけるリンパ管は，乳房実質全体に分布し，浅層および深層における個々の小葉と乳管からのリンパ流を排出する．深層においては，リンパ管の集団は深筋膜を貫いて大胸筋を始めとする筋肉へ到達し，さらに深部へとつながっていく．乳腺所属リンパ節の主なものは，胸筋リンパ節群，外側腋窩リンパ節群，中心腋窩リンパ節群，鎖骨下リンパ節群である．ほとんどの乳房のリンパ流は，これらのリンパ節群を通り，鎖骨下リンパ本幹に注ぐ．

1. 乳房の解剖

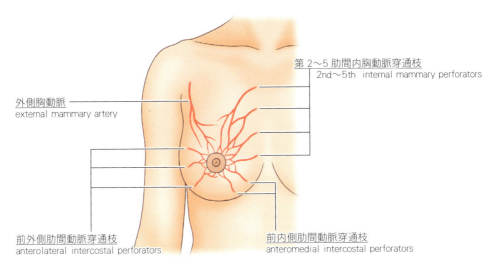

図1 血管

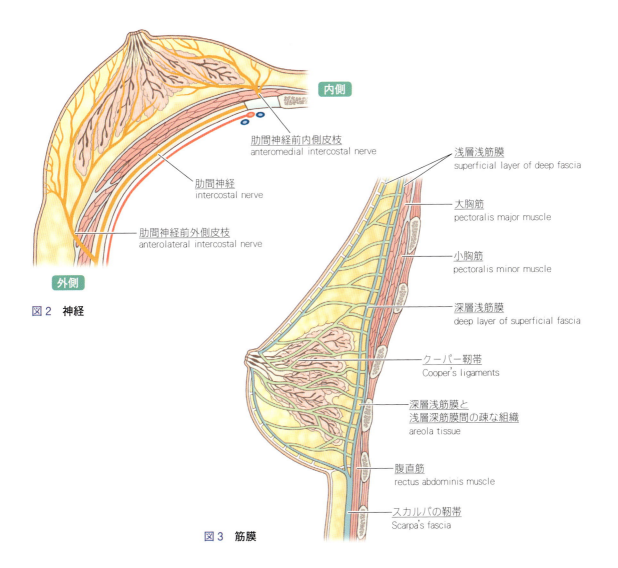

図2 神経

図3 筋膜

第7章 乳房の手術

2. 豊胸術

1) インプラントによる豊胸術

高柳 進／李 政秀

Knack & Pitfalls

- 豊胸術としては，乳房インプラント（以下，インプラント）を使用する方法，脂肪注入による方法，脂肪注入とインプラントを併用する方法がある
- 異物の注入は行うべきでない
- インプラントの挿入部としては，乳房下溝と腋窩が使用されている．乳輪周囲切開は感染やカプセル拘縮などのリスクがあり，多用されていない
- カプセル拘縮の予防のためには，感染対策と確実な止血が大切である
- 乳房の下垂傾向がある場合は，乳房固定術と豊胸術を併用する
- インプラントの挿入のための剥離は，かなり正確に行わないと乳房の変形が目立つことになる

適応

乳房の増大を希望する症例で，今後，成長とともに増大が期待できない年齢の患者を適応とする．少なくとも20歳未満の患者の手術は行わない．また，手術前に乳房の検査を行い，乳がんがないことを確認しておく．乳頭の位置が乳房下溝より上にある症例を適応とし，乳頭が乳房下溝より下にある症例は乳房固定術や，乳房固定術と豊胸術を併用するようにする．

乳房インプラントの種類

乳房インプラントには多くの種類がある．まず形状としては2種類あり，左右上下の形が均一なラウンドタイプと，乳房頭側では厚みが薄く，乳房尾側でボリュームの大きいアナトミカルタイプがある．アナトミカルタイプは形状記憶型なので，ラウンドタイプよりもやや硬い傾向がある．

次に表面の形状としては，テクスチャードタイプとスムースタイプの2種類がある．スムースタイプを使用する場合は，術後に乳房のマッサージを行う必要があるが，テクスチャードタイプでは術後の乳房マッサージは必要ない．

インプラントの内容物別にみると，シリコン，コヒーシブシリコン，生理的食塩水などがある．現在は，インプラントの破損があっても内容物が周囲に流れ出ないコヒーシブシリコンタイプが主流になっている．

手術法の選択

■インプラントの挿入部位

豊胸術としては，乳腺下豊胸術と大胸筋下豊胸術が広く行われている．皮下脂肪と皮膚の厚みが2cm以上で，皮膚の伸展性が大きくない例では乳腺下豊胸術とし，それ以外は大胸筋下豊胸術を行う．判断に迷う時は，大胸筋下豊胸術の方が乳房の形状は安定した結果が得られる．

乳腺下豊胸術の場合は，術後の痛みが軽度であり，大胸筋の収縮とともにインプラントが動くようなことがないという利点がある．しかし，乳腺量が少ない症例や皮下脂肪に厚みがない症例では，インプラントの形が乳房の頭側や外側で体表に浮き出てしまうことがあるという欠点がある．

一方，大胸筋下豊胸術では，インプラントの形が乳房の頭側で浮き出る可能性はかなり低くなるが，術後の痛みが強く長引く傾向があり，大胸筋の収縮に伴って，インプラントが不自然に動いて問題になることもある．

症例によっては，乳房の一部の皮下に脂肪注入を併用した方がよいこともある．

■アプローチ

インプラントを挿入するためには切開が必要である．このためのアプローチとしては乳房下溝切開と腋窩切開が広く使用されている．乳輪周囲切開も行われているが，微量の感染のリスクがあること，さらにこれによるカプセル拘縮の発生が高くなることから現在は多用されなくなっている．

合併症と対策

以下の合併症を術前に十分説明しておく。

■出血
対策としては，手術中に確実な止血を行うことである．インプラントを挿入する際に組織がこすれたりすることで再び出血を生じることもあり得るので，止血は十分に行っておく必要がある．

■感染
インプラントを使用するので感染対策をしっかり行っておく必要がある．消毒を確実に行い，乳頭乳輪にはシートを貼って分泌物が術野に出てこないようにする．剥離終了後は内部を生理的食塩水で十分に洗浄し，抗生物質を注入しておく．

■左右非対称
インプラントの挿入位置が左右で異なってしまうと，乳房の変形や非対称として目立つことになる．手術前のマーキングを正確に行うこと，不安がある時は手術中に患者の上半身を起こして確認する．乳頭乳輪の位置や乳房そのものの位置に左右差がある時は，どちらか，または両方の乳頭乳輪の位置をずらして左右をそろえるようにする．乳房全体の形の左右差は，インプラントの設置部位や，インプラントのサイズを左右で調整することで，左右の形と大きさ，位置を合わすことができる．

■カプセル拘縮
カプセル拘縮を防止するには出血と感染の対策が重要である．スムースタイプのインプラントを使用する場合は，術後の乳房のマッサージを続けることが大切である．テクスチャードタイプを使用する場合は，術後3カ月はマッサージは禁止しておく．

I 大胸筋下豊胸術（乳房下溝アプローチ）

KEY POINTS
- 適応：乳房頭側で皮膚と皮下脂肪の厚みが2.0cm以下の症例
- 大胸筋の剥離や切断は，かなりの出血を起こすことがあるので，十分に止血を行う
- 乳房だけでなく，全身のバランスを考えてインプラントを選択する

▶準備
術前に，乳房の幅，突出度，鎖骨-乳頭の距離，乳頭-乳房下溝の距離，鎖骨-乳房下溝の距離，皮膚の伸展性，皮膚と皮下脂肪の厚みの測定を行っておく．

❶ デザイン
使用するインプラントのサイズを決定した後，インプラントの挿入範囲をマークする．その際，ラウンドタイプであれば直径の中心，アナトミカルタイプであれば横幅と縦幅の交差する点よりやや下側の点が乳頭に重なるように，それぞれマークする．

インプラントのサイズが200ml程度までなら，その正中側，外側にさらに1cm程度，頭側に2cm程度広く剥離範囲をマークする．それ以上のサイズのインプラントでは，正中側と外側へそれぞれ1.5cm程度，

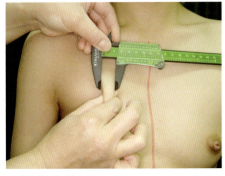

皮膚と皮下脂肪の厚み
測定値の1/2の値が皮膚と皮下組織の厚みとなる

第7章 乳房の手術

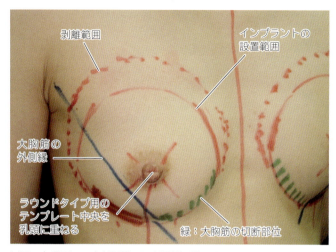

以下，左乳房で，上が頭側，下が尾側で説明する

頭側へ3cm程度広くマークをしておく。また患者の手で腰を押すように指示して，大胸筋外側縁の位置をマークしておく。

❷ アプローチ

▶麻酔
全身麻酔下に0.5％エピネフリン添加キシロカイン®による局所麻酔を併用する。

▶切開部位
術中に分泌物が術野に出ないように乳頭乳輪にシールを貼っておく。

❸ 大胸筋外側縁の確認

大胸筋の外側縁を，乳房下溝切開よりやや腋窩方向へ筋膜上で剥離した部位で確認する。この部分を持ち上げて大胸筋下に剥離を進める。

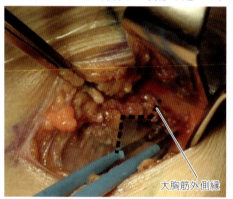

大胸筋外側縁の挙上

❹ 大胸筋下の鈍的剥離

大胸筋下の乳房の中央付近はほとんど出血しないので，指で鈍的に剥離をすることができる。

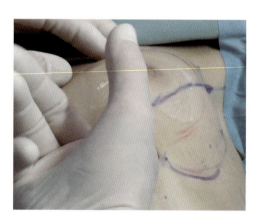

❺ 大胸筋の乳房下溝付近の切断

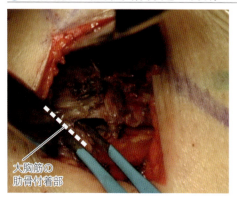

大胸筋の乳房下溝直下では，大胸筋の肋骨への付着部を切断しておく。この際，出血があるので，バイポーラで止血をしながら少しずつ切断していく。

❻ インプラントの挿入と閉創

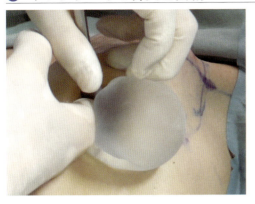

インプラントを切開部より押し込んで挿入する。ポケット内に入ってからもインプラントの向きが正しいこと，インプラント表面にねじれや襞ができていないことを確認しておく。

閉創は皮下深層，真皮，表面の3層で縫合し，表面は7-0ナイロン糸で縫合する。また細い幅のペンローズを創から挿入しておき，抜糸は1週間後とする。

❼ 術後管理

術後10日間は腕は水平挙上までとし，数日は重いものを持たないように指示しておく。3週間程度は運動を禁止する。スムースタイプを使用した場合は，術後4～6日より乳房のマッサージを開始する。テクスチャードタイプを使った場合は，3カ月は乳房のマッサージを禁止する。

- 大胸筋下豊胸術は術後の痛みが強く長引く傾向がある。あらかじめ患者に伝えておいた方がよい。また形状の点では安全な方法であるが，腕の動きに応じてインプラントが動くこともある。

症例　38歳，女性，大胸筋下豊胸術（乳房下溝アプローチ）

乳房頭側にわずかではあるが肋骨の形が浮き出ている。大胸筋下に突出度の少ないインプラントを使用した。腹部や太腿などに十分な皮下脂肪があれば脂肪注入を併用した方がよいが，十分な皮下脂肪がないので併用は断念している。

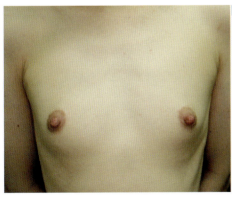
術前

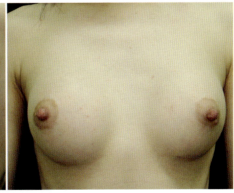
術後4カ月

第7章 乳房の手術

II 乳腺下豊胸術（乳房下溝アプローチ）

KEY POINTS
- 適応：皮膚の伸展性がない症例，乳房頭側で皮膚と皮下脂肪の厚みが2cm程度以上
- インプラントの挿入部位が少しでもずれると，乳房の変形が目立つ

❶ デザイン

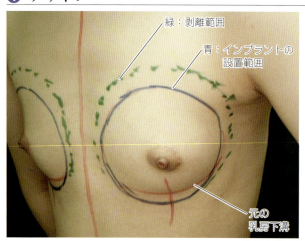

緑：剥離範囲
青：インプラントの設置範囲
元の乳房下溝

インプラントの挿入部位のマーキングは同じ直径のテンプレートを使用すると簡単である。ラウンドタイプではテンプレートの中央と乳頭を重ねてマークする。しばしば切開部位はもとの乳房下溝より尾側になる。この位置で切開を入れる。

❷ アプローチ

▶麻酔

静脈麻酔と局所麻酔を併用するようにする。術野が広いので，局所麻酔は一度に全量を使用せず，左右で時間をあけて2回に分けて行うのが安全である。

▶切開部位

乳房下溝に3.5〜4.0cm程度の切開を加える。

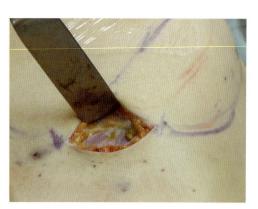

切開部より大胸筋筋膜直上までを剥離する

❸ 大胸筋筋膜上での剥離

まず切開部位より大胸筋筋膜を最初に確認する。筋膜が確認できれば，筋膜を損傷しないように，筋膜直上でマーキングの範囲を正確に剥離する。

❹ インプラントの挿入と閉創

大胸筋下豊胸術と同様である。

❺ 術後管理

大胸筋下豊胸術と同様である。

著者からのひとこと
- 乳腺下豊胸術の場合は，大胸筋下豊胸術に比べて術後の痛みは軽い傾向にある。
- インプラントの形状が体表に浮き出てしまうことがあるので，インプラントのサイズの選択や大胸筋下豊胸術にするかどうかなどを慎重に判断をする必要がある。時には脂肪注入の併用なども頭に入れておいた方がよい。選択するインプラントは突出度が少なく直径が大きいものの方が，インプラントのエッジが浮き出る可能性が少ない。

2. 豊胸術―1）インプラントによる豊胸術

症例 31歳，女性，乳腺下豊胸術（乳房下溝アプローチ）

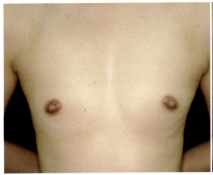
術前

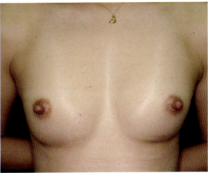
術後4カ月

体全体が痩せていて，乳房を自然にしたいとの希望であった。全身のバランスを考え，サイズの小さいインプラント140mlを使用した。

III 乳腺下および筋膜下豊胸術（腋窩アプローチ）

李　政秀

KEY POINTS
- 腋窩アプローチはブラインド操作が多いため，より慎重な剥離操作が必要となる
- 正しいレイヤーを剥離することで，不用意な出血や組織の損傷は避けられる

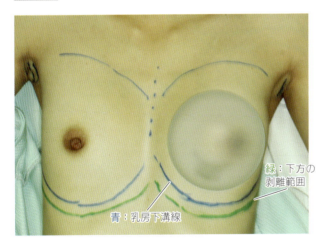
青：乳房下溝線
緑：下方の剥離範囲

❶ デザイン

剥離範囲は，使用するインプラントのサイズより1～3横指程度広くデザインする。

元の乳房サイズが小さく皮膚の伸展性の悪い症例では，より大きな剥離が必要となる。

Advice
・特に乳房下方は皮膚の伸展性が乏しい場合，剥離した位置より上方にインプラントが留まるため，やや広めのデザインを心がける。

❷ アプローチ

▶麻酔

全身麻酔下に行う。さらに出血予防の目的で，剥離する層全体に0.25％のエピネフリン添加キシロカイン®を23Gカテラン針を用い散布する。

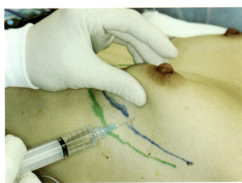
剥離層への局所麻酔

第7章 乳房の手術

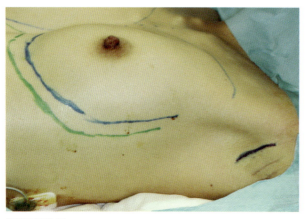

腋窩切開位置

▶切開部位

腋窩中央で腋窩皺に沿って切開する。300ml程度のサイズのインプラントまでであれば，約4cmあれば十分である。

Advice
- 腋窩アプローチを希望する患者は，創部が見えないことを重視するため，前後に腕を振っても見えないラインが望ましい。
- 長時間の強度な上肢の挙上により，一過性の腕神経叢麻痺が起こることがあるため，90°以上の挙上は極力避ける。

❸ 大胸筋外側縁の確認

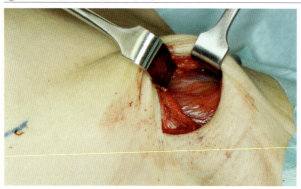

大胸筋外側縁から大胸筋筋膜前面へ到達する

剥離剪刀で皮下を剥離し大胸筋外側縁に到達する。大胸筋下法の場合は，このまま大胸筋の裏面に入り，用手的に大胸筋と小胸筋の間を剥離する。

乳腺下法および筋膜下法では，大胸筋前面に向かって剥離を進め，大胸筋筋膜を確認する。

❹ 乳腺下の鈍的剥離

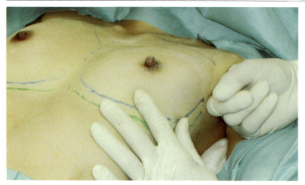

示指での鈍的剥離

乳腺後面に存在する浅胸筋膜深葉と大胸筋筋膜の間に存在する乳腺後間隙（retromammary space）を，その上下の筋膜を温存するよう慎重に剥離する。

剥離剪刀で乳腺後間隙に達したのち，示指で鈍的剥離を行う。

2. 豊胸術—1) インプラントによる豊胸術

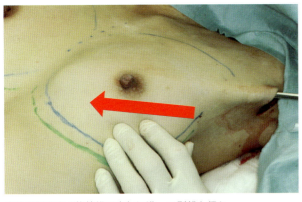

剥離鉗子を用い筋線維の走行に沿って剥離を行う

この際，挙上している腕を下げることでより広範囲の剥離が可能となる。

示指の届かない部位は剥離器具を用いるが，特に大胸筋の下部では大胸筋筋膜が菲薄化し大胸筋を損傷しやすくなるため，できるだけ筋線維の走行に沿った剥離を行う。

もし出血を認めた際は，ガーゼの挿入やライト付き筋鈎で出血点を見つけ，直接止血ができなければ圧迫止血を行う。

Advice
・示指での剥離が最も安全であるため，できる限り示指で剥離を行う。
・乳腺後間隙は非常に疎な組織であり，正しく剥離できればほとんど出血は認めない。
・圧迫止血はできるだけピンポイントで行うことが重要である。

❺ インプラントの挿入

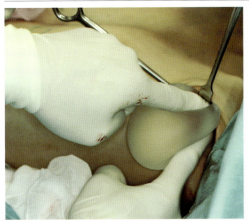

インプラントの用手的挿入

筋鈎で創部を広げインプラントを挿入する。腋窩アプローチの場合，創部からインプラント挿入部位までの距離が長いため，ほかの術式に比べ挿入が多少困難となる。

創部の挫滅やインプラントの損傷を避けるため，インプラント挿入補助器具を用いてもよい。

インプラント挿入補助器具とは，親水性コーティングで覆われた柔軟性ナイロンを漏斗型形状にした器具で，インプラント挿入を容易にし，挿入時の創部やインプラントにかかる負荷を軽減するものである。

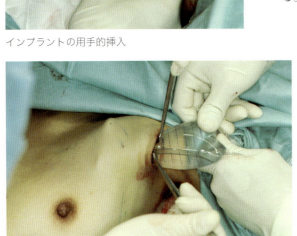

挿入補助器具（Keller Funnel®）を用いたインプラントの挿入

挿入が完了した時点で，坐位でのインプラントの位置を確認する。剥離が不足している部位があればマーキングし再度剥離を行う。術後の浸出液の貯留を防ぐため，ドレーンを留置し，閉創する。

Advice
・用手的にインプラントを挿入する際は，端の1点を押し込み回転させるように挿入するとよい。創部と接触する部分にキシロカイン®ゼリーなどを塗布すると摩擦が減少し挿入しやすくなる。
・下方の剥離が十分でも外側の剥離が不十分であると，インプラントが予定位置まで下がらないことがある。

❻ 術後管理

乳房下縁切開と同様である。

> **著者からのひとこと**
> - 単に乳房サイズやインプラントのサイズだけで適応を決定せず，乳腺下法，大胸筋下法それぞれのメリット，デメリットを術前に説明し患者に選択してもらう。
> - 大胸筋下法には，術後の痛みの強さ，大胸筋収縮時の乳房の変形，大胸筋の圧迫による肋骨の陥凹，インプラントの可動性の乏しさ，といった多くのデメリットがあり，極度の痩せ型などやむを得ない場合に選択することが多い。
> - 大胸筋下は避けたいが乳腺下ではインプラントのエッジが浮き出てしまう症例では，最近は筋膜下法を選択している。この場合，乳腺下法に比べ大胸筋の損傷リスクが高くなるため，より慎重な剥離操作が必要になる。

症例1 27歳，女性，乳腺下豊胸術（腋窩アプローチ）

海外でモデルをしているため，乳房頭側にボリュームのある乳房にしたいとの希望あり。突出度がやや大きい280mlラウンド型のインプラントを乳腺下に挿入した。

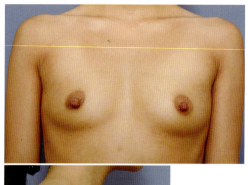
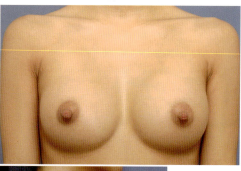
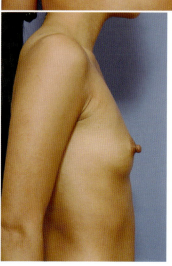
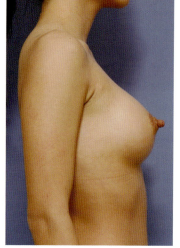

術前　　　　　　　　　　　　　　　術後3カ月

症例2 31歳，女性，筋膜下豊胸術（腋窩アプローチ）

痩せ型で従来であれば大胸筋下挿入の適応であるが，本人の強い希望があり筋膜下に290mlアナトミカル型のインプラントを挿入した。エッジの顕著な露出はない。

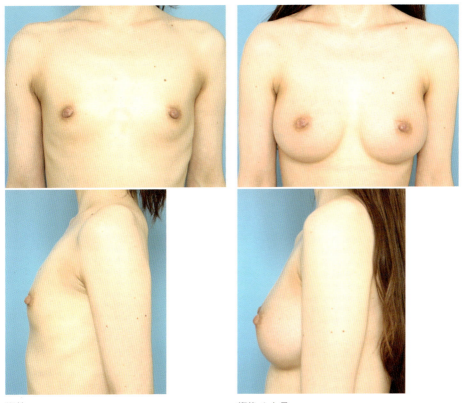

術前　　　　　　　　　術後4カ月

History & Review

- 豊胸術においてインプラントをどこに設置するか。
  Takayanagi S, Nakagawa C, Sugimoto Y: Augmentation mammaplasty: where should the implant be placed? Aesthetic Plast Surg 28: 83-88, 2004
- 豊胸術においてトラブルを防止するための対策。
  高柳進：豊胸術—合併症を避けるために．形成外科 54：S222-S228，2011
- 大胸筋下豊胸術における大胸筋の処置について。
  Tebbetts JB: Dual plane breast augmentation: optimizing implant-soft-tissue relationships in wide range of breast types. Plast Reconstr Surg 118: S81-S98, 2006
- インプラントによる豊胸術の現状について。
  Takayanagi S: Augmentation mammaplasty using implants: a review. Arch Plast Surg 39: 448-451, 2012
- 乳房インプラントとALCLについて。
  Brody GS, Deapen D, Taylor CR, et al: Anaplastic large cell lymphoma occurring in women with breast implants: analysis of 173 cases. Plast Reconstr Surg 135: 695-705, 2015
- テクスチャードインプラントのカプセル拘縮予防効果について記載されている。
  Barnsley GP, Sigurdson LJ, Barnsley SE: Textured surface breast implants in the prevention of capsular contracture among breast augmentation patients: a meta-analysis of randomized controlled trials. Plast Reconstr Surg 117: 2182-2190, 2006

第7章 乳房の手術
2. 豊胸術

2）脂肪注入による豊胸術

辻　直子

◎脂肪注入による豊胸術は，柔らかく自然な形態を維持して組織増大させることができる
◎脂肪注入では，術前の乳房と脂肪採取部の状態を把握し，吸引量と注入量を予測するのに経験を要する
◎乳房インプラントに比べて豊胸効果（術後の乳房の大きさや突出度）は劣るため，術後の形態については十分な説明が必要である
◎近年では，注入脂肪に脂肪由来幹細胞を付加するなど再生医療を用いる方法もあり，結果の向上が期待できる
◎合併症の主なものは脂肪壊死や嚢胞形成であり，まれに気胸を来たすことがある。これらは確実で丁寧な手技で回避できる

適応

乳房の組織増大（豊胸）を希望し，それに必要な脂肪を吸引できるだけの皮下脂肪を有する患者が適応となる。もとの乳房の大きさ，皮膚のゆとり，採取できる脂肪量によって乳房の増大量は変わってくる。脂肪の生着率には条件により40％～90％とかなり差があり，結果が予測しにくいのが難点である。シリコンインプラントを用いた豊胸と比較すると，非常に柔らかく自然な形態の豊胸が可能であるが，反面，乳房の増大量としてはせいぜい80～200ml（1～2カップ）程度にとどまる。個人差が大きいため，仕上がりの状態については写真などを見せてよく説明しておく。また，乳房の下垂自体は脂肪注入を行ってもあまり改善しない。全身状態としては膠原病，糖尿病，ステロイド内服患者，喫煙者などは脂肪の生着率が下がる可能性がある。

乳房の状態として，漏斗胸などの胸郭変形，瘢痕や癒着の有無（手術の既往），40歳代以降であれば乳癌検診を定期的に受けているかを確認し，必要ならシリコンインプラントの併用や瘢痕修正などを考慮する。

また，脂肪採取部の状態から，採取量や採取範囲を確認しておく。豊胸術の場合，片側200～300mlの脂肪を注入するためには400～600mlの脂肪が必要となる。採取部としては大腿，腹部，腰部などが適しており，皮下脂肪量を見て吸引範囲を決定しておく。

手術法の選択

脂肪を吸引して乳房へ注入するという基本は共通しているが，脂肪の吸引デバイス，脂肪の処理方法，注入に用いるデバイスにはさまざまな選択肢がある。

■吸引デバイスとカニューレ

吸引時の陰圧は，吸引機器で持続的に陰圧をかける方法と，シリンジで陰圧をかける方法がある。病院の規模や予算に応じて選択すればよいが，大量の脂肪吸引の時は，機器による持続吸引の方が便利である。ただし，吸引した脂肪は清潔を保持したまま回収して使用するため，吸引ビンを消毒しておくか，術野に小さめの吸引ビンを置く必要がある。また，シリンジに持続吸引用チューブを接続したデバイスもある。超音波を用いた吸引機器で得られた脂肪については，脂肪細胞のダメージを危惧する声も聞かれるが，シリンジ吸引式で採取された脂肪と比べて脂肪細胞の生存率に遜色はないとされている。

カニューレには，先端の孔の配置によってメルセデス型とストレート型があり，さらに孔の数，太さ，長さが各種ある（図1，2）。

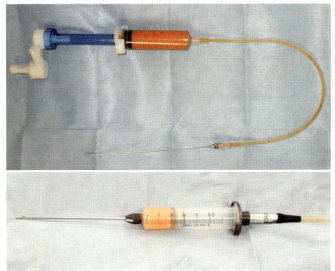

図1　シリンジ式吸引器（メディカン社製）
シリンジに吸引管を接続し，清潔野で脂肪を保存できる

図2　回転式脂肪注入デバイス（メディカルU&A社製）
ハンドル1回転につき0.5mlずつの脂肪注入が可能

■脂肪処理方法

　吸引した脂肪から余分な水分，血液，死細胞，線維組織を取り除く。これには，静置して水分と分離するのを待つ静置法，ガーゼや茶こし，特殊フィルターで濾して使う方法，遠心分離（手動，自動）などがある。これらの中では遠心分離法が最も水分除去率が高いが，強遠心では脂肪細胞が破壊されるため700～1,200Gで3分間の遠心が望ましい。また近年では，処理した脂肪にさらに脂肪由来の幹細胞を加えるなどの生着率を高める方法もある。

■注入デバイスと注入針

　脂肪注入の際に注意することは，脂肪をなるべく細かく分散してまんべんなく注入することであり，少量ずつ注入するためのシリンジと針・カニューレのサイズを選択する。豊胸術の場合は注入量が多いため，20ml以上のシリンジに充填して回転式ハンドルやダイアルの付いた注入器を用いるのがよい。簡易的にはロック付きシリンジと延長チューブで作成することもできる。注入針は，気胸を避けるために，乳腺下への注入は径1.2～1.6mmの鈍針カニューレを用いる。皮下などの浅層へは鋭針を用いてもよい。

■その他の工夫

　脂肪注入では，移植床の組織量と血行によって脂肪の生着率や注入できる量が変わり，乳房の増大量が左右される。より多くの脂肪を生着させる工夫として，術前に体外式の吸引カップを用いて事前に乳房部皮膚・皮下組織を拡張する方法がある。手術の1カ月くらい前から，自宅で一定時間乳房に陰圧を加えることで，乳房の膨化，血流量の増加が得られ，脂肪の注入可能な量も増える。吸引カップの接触性皮膚炎には注意が必要であるが，脂肪注入でできる限り大きくしたいと希望する患者には有用である。

■脂肪由来幹細胞付加脂肪移植（CAL）

　脂肪組織に含まれる脂肪由来幹細胞（adipose-drived stem cells：ASCs）には，脂肪への分化やサイトカインの放出などの働きがあり，脂肪へ加えて注入することにより脂肪の生着率の上昇や，長期萎縮の予防，周囲瘢痕組織の柔軟化といった効果が期待できる。

合併症と対策

■脂肪吸引部の皮下出血と腫れ，痛み

　脂肪吸引部は，術後広範囲に皮下出血斑が生じ，強い腫脹と体動時の痛みを伴う。圧迫下着を着用させる。

■脂肪吸引部のたるみ，凹凸不整

　大量の脂肪吸引により皮膚のたるみ感が生じることがある。また，均一な吸引を行わないと凹凸不整が生じる。術前の説明と均一な吸引を心がける。

■脂肪嚢胞，石灰化

　生着せず壊死した脂肪が吸収されずに嚢胞を形成することがある。正しい手技で注入すれば大きな嚢胞を形成することはないが，数mm程度の

ものは1, 2割の確率で生じる．囊胞はその後，石灰化することもある．乳がん検診などで指摘されることもあるため，説明しておく．大きな囊胞は穿刺してつぶすこともできる．

■感染

脂肪注入部位の感染の頻度は非常に低い．感染した場合は，発赤，腫脹ののち膿瘍を形成する．通常の処置で対処するが，感染した場合は脂肪の生着率は低くなる．

I 脂肪採取

KEY POINTS
- 必要な脂肪量が多いため，脂肪吸引範囲の見極めが重要である
- 基本手技に則り，丁寧かつ均一な脂肪吸引を行う

❶ デザイン

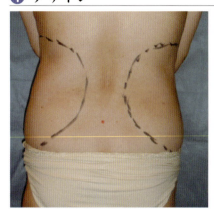

吸引できる脂肪の量には個人差があるが，標準体重程度あれば腹部や腰部から各100〜200ml，両大腿の前面または後面から各300〜400ml（いずれも遠心後の脂肪量）は吸引できることが多い．必要量と皮下脂肪量，本人希望を併せて採取範囲を決定する．

豊胸の吸引・注入範囲は広いため，全身麻酔下の施術となる．

Advice
・脂肪吸引に慣れないうちは採取量が少なくなりがちであるため，やや広めの吸引範囲を準備しておく．

❷ Tumescent〜脂肪吸引

目立たないところに小切開を置き，スキンプロテクターを縫着する．100万倍アドレナリンを含むtumescent液を，皮下に吸引量の2〜4倍程度注入する．3mm径の多穴カニューレを用いて，近位から遠位，深層から浅層にまんべんなく吸引する．

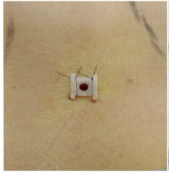
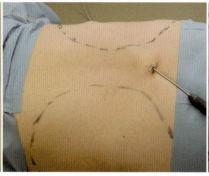
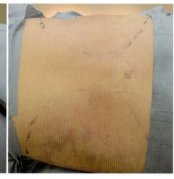

1. カニューレ刺入部にはスキンプロテクターを装着する

2. Tumescent液注入．この後カニューレで吸引する．Tumescent液注入には細めのカニューレを用いることが多い

3. 吸引終了時，切開部位は真皮縫合後テープとフィルムドレッシングを貼付する

❸ 術後管理

術後，吸引部はスポンジや圧迫下着を用いてしっかりと圧迫する。下着による圧迫は1～3カ月継続する。安静は特に必要ない。

著者からのひとこと
- 脂肪吸引部に醜状を残すことは避けたいので，特に丁寧な吸引を心がける。また，吸引した脂肪は氷水で冷却し，空気に触れないよう保存する。

II 脂肪注入

KEY POINTS
- 採取した脂肪の保存・処理に留意し，脂肪細胞の壊死を最小限に留める
- 脂肪はなるべく少量を分散して注入することが肝要であり，過注入を避ける
- 注入脂肪に脂肪由来幹細胞（ASCs）を加えると，注入脂肪の生着率を高めることができる

❶ デザイン

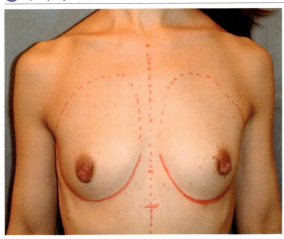

デコルテなどを含め，患者の希望を確認しながら脂肪注入の範囲をマーキングする。もとの乳房が大きく，または授乳後やインプラント抜去後など，皮膚にゆとりがあるほど多くの脂肪を注入できる。

インプラントによる豊胸後，抜去と同時に脂肪注入を希望する場合は，乳輪縁や乳房下縁切開から抜去し，その後，脂肪注入する。

Advice
・肋骨が浮いて見えるような患者では，デコルテや胸の谷間部分に多く注入すると，服から見える部分にボリュームが付き，全体の印象が豊満になる。

❷ 脂肪処理～脂肪注入

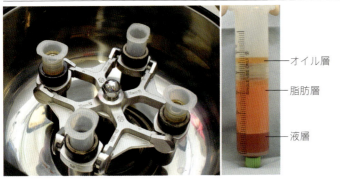

採取した脂肪を遠心処理し，液層とオイル層を破棄する

オイル層
脂肪層
液層

吸引した脂肪から余分な水分や油滴を除去する。茶こしで濾過や静置法でもよいが，著者はフィルター付きシリンジで遠心分離している。処理した脂肪はなるべく空気に触れないようにし，氷水で冷却しておく。

注入の際は，脂肪をシリンジに詰め，少量ずつ注入していく。ハンドル回転式の注入器では1回転で0.5mlずつ注入が可能である。

第7章

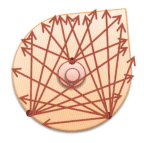

カニューレの刺入部位は，乳房の辺縁，乳輪部などの目立たないところ複数箇所とする．注入するレイヤーは乳腺下，皮下である．乳腺下へ注入するときは胸腔内に向かわないよう注意して，鈍針のカニューレを用いる．少しずつ左右にずらしながら，深層，浅層，中間層とまんべんなく分散して注入していく．

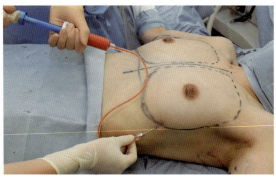

注入は組織の内圧が高くなる前に終了とする．皮膚が白くなる，毛穴が目立つ orange peel sign などは過注入のサインである．通常，片側200〜300ml 程度の注入が可能である．

❸ 術後管理

脂肪注入後の乳房は，3カ月間は圧迫やマッサージを避け，揺れないよう軽くサポーターやソフトブラで固定する．

著者からのひとこと：遠心し余分な水分か油滴を除去した脂肪へ注入直前に別の脂肪から分離抽出した脂肪幹細胞を含む SVF（stromal vascular fraction：間質血管細胞群）を混和し数分間静置する．これを通常と同様に行えば，CAL（cell-assisted lipotransfer：幹細胞付加脂肪移植）となり，さらに生着率を向上させることができる．

症例 43歳，女性，脂肪注入による豊胸術＋両側乳頭縮小術

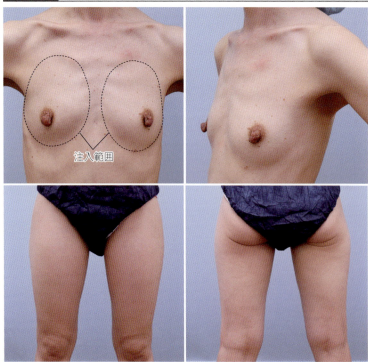

術前

2. 豊胸術 — 2) 脂肪注入による豊胸術

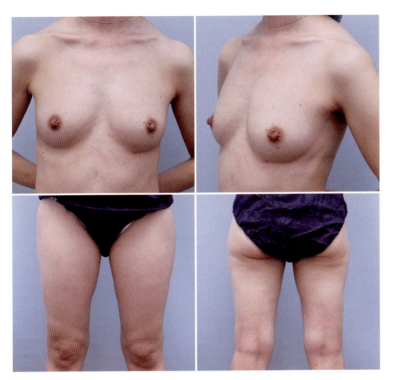

術後8カ月

　授乳歴あり。身長151cm，体重42kg，BMI 18.4。大腿全周から脂肪を約500ml吸引し，液層成分より抽出した脂肪幹細胞を付加した脂肪を右乳房に240ml，左乳房に235ml注入した。同時に乳頭を縮小している。
　AAカップ→Bカップへサイズアップし，デコルテの骨ばった印象も改善した。

History & Review

- 今日の脂肪注入の基礎となる Coleman 法。
  Coleman SR: Structural fat grafting: more than a permanent filler. Plast Reconstr Surg 118: S108–S120, 2006
- 乳房への脂肪注入が再び注目されるきっかけとなった論文。
  Coleman SR, Saboeiro AP: Fat grafting to the breast revisited: safety and efficacy. Plast Reconstr Surg 119: 775–785, 2007
- 幹細胞付加脂肪移植を用いた豊胸術についての詳細。
  Yoshimura K, Sato K, Aoi N, et al: Cell-assisted lipotransfer for cosmetic breast augmentation: supportive use of adipose-derived stem/stromal cells. Aesthetic Plast Surg 32: 48–55, 2008
- 脂肪注入による豊胸術の合併症について症例を紹介。
  Hyakusoku H, Ogawa R, Ono S, et al: Complications after autologous fat injection to the breast. Plast Reconstr Surg 123: 360–370, 2009
- BRAVA®に関する論文。
  Khouri R, Del Vecchio D: Breast reconstruction and augmentation using pre-expansion and autologous fat transplantation. Clin Plast Surg 36: 269–280, 2009

3. 乳房固定術・乳房縮小術

野村紘史

◎乳房固定術では乳房自体の容量を変化させず，乳房縮小術では乳房の容量を縮小させ，ともに下垂した乳房形態および乳頭乳輪位置を挙上する
◎乳房肥大を伴う場合には，乳房固定術のみで下垂を完全に改善することは困難であり，縮小術を検討すべきである
◎下垂の評価にはRegnault分類が一般的である
◎乳房固定術では乳輪周囲切除や縦型切除を，乳房縮小術では縦型切除，逆T字型切除や横型切除を基本術式とするが，さまざまな術式が存在する
◎乳頭乳輪の移動位置が高くなりすぎないように注意する必要があり，術中に坐位で確認，決定するのが安全である

適応

　乳房固定術は，乳房自体の容量を変化させずに，下垂した乳房形態および乳頭乳輪位置を修正する術式である．一方，乳房縮小術は，乳房容量を縮小し，同時に乳房形態および乳頭乳輪位置を修正する術式である．

　乳房が下垂する原因としては，乳房容量に対して相対的に乳房皮膚が余剰であること，容量自体が過剰であることに大別できる．前者が乳房固定術の適応であり，加齢や授乳後などに生じる．余剰皮膚の切除が必要となる．

　後者は乳腺の病的肥大を特徴とする巨大乳房症や肥満により生じるが，容量の縮小を伴わずに下垂を十分に改善することは不可能であり，この場合，乳房縮小術の適応となる．また，高度の下垂に対して行う逆T字型切除も乳腺・皮下組織の切除を伴うため，乳房縮小術に分類される．

手術法の選択

乳房固定術（mastopexy）

　乳房下垂度の評価にはRegnault分類が一般的である（図1）．Regnault分類におけるGrade 1

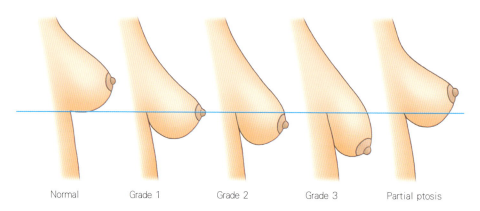

図1　乳房下垂のRegnault分類
Grade1：乳頭が乳房下溝線のレベルにあり，かつ乳房下方のコンツールより上にある
Grade2：乳頭が乳房下溝線より下にあり，かつ乳房下方のコンツールより上にある
Grade3：乳頭が乳房下溝線より下にあり，かつ乳房下方のコンツールの最下方にある
Partial ptosis：乳頭が乳房下溝線より上にあり，乳房下方のコンツールが乳房下溝線より下にある

3. 乳房固定術・乳房縮小術

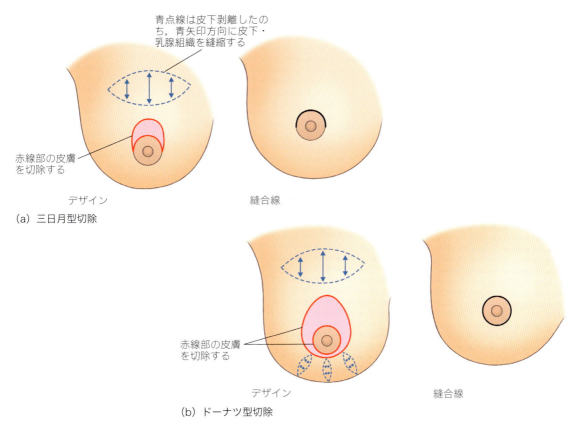

図2　乳房固定術

程度の軽度な下垂や partial ptosis は乳輪周囲切除，Grade 2 程度の中等度の下垂は縦型切除，Grade 3 程度の高度の下垂は乳房縮小術の一種である逆 T 字形切除を基本術式とするが，さまざまな方法がある。

乳房下垂の程度が高度になれば，そのぶん余剰皮膚も多いため，下垂を修正するためにはより多くの皮膚を切除しなければならないが，手術瘢痕もそれに伴い大きくなる。下垂が完全に解消されなくとも，瘢痕が少ないことを希望する患者も少なくなく，患者の希望と合わせて総合的に手術法を決定する必要がある。中等度の下垂に対する縦型切除は，術前にテープを用いて容易にシミュレーションすることができるため，患者説明と手術法決定に有用である。

■乳輪周囲切除法
●三日月型切除（図 2-a）
ごく軽度の下垂の際には，乳輪上縁の皮膚の三日月型切除を行う。同時に，乳房頭側を皮下剥離し，水平方向の紡錘形に皮下・乳腺組織を縫縮する。

●ドーナツ型切除（図 2-b）
乳輪周囲の皮膚を環状に切除し周囲皮下を剥離，乳房頭側では水平方向に，乳房尾側では垂直方向に皮下・乳腺組織の縫縮を行う。同時に乳輪縮小も可能であるが，皮膚切除を大きくしすぎると瘢痕や乳輪径の拡大，乳頭の平坦化に繋がるので，切除外周の直径は新しい乳輪の直径の 2 倍程度までにしておくのが安全である。

■縦型切除（vertical excision）
中等度の下垂に適している。垂直方向に余剰皮膚を切除し，乳頭乳輪を頭側に移動する。同時に乳輪縮小も可能である。移動後の乳頭乳輪の位置は高くなりすぎないように術前に仮のデザインをしておき，術中坐位で決定するのが安全である。

乳房縮小術（reduction mammaplasty）

十分な量の組織切除が可能であり，乳頭乳輪の血流を維持して安全に頭側移動できるという条件を満たす多くの術式が開発されてきた。

第7章 乳房の手術

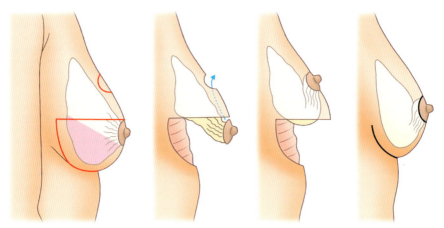

図3　乳房縮小術：横型切除
赤線部での皮膚切開で，乳房下半分の組織と乳頭乳輪移動部の皮膚を切除する。乳頭・乳輪は皮下茎弁として青線のとおりに頭側に移動する。術後の縫合線を青線で示す

　それぞれの術式においてどれくらい縮小するかという評価は非常に重要となる。カウンセリングの中で，下着のカップ数や感覚的な表現での患者の希望をできるだけ把握しておく必要がある。縮小しすぎた場合の修正は困難であるため，患者自身の希望が曖昧な場合には，控えめな切除量に留めるのが安全と言える。

■逆T字型切除（inverted T excision）
　乳房の肥大もあるが，それ以上に乳房の下垂が高度であって，下垂の改善が主訴の場合には，乳房ボリュームの除去のみでなく，より多くの皮膚切除が必要となる。このような場合には，逆T字形切除により尾側の皮膚も合わせて切除する。乳頭乳輪の血管茎には superior, superior medial, inferior など複数のバリエーションがあるが，superior が容易で，血流も安全である。

■横型切除（transverse excision）
　Regnault 分類 Grade 2以上の下垂があり，極端に大きな切除量が希望される場合には横型切除が適している。乳房下半の皮膚を横方向に切除し，乳頭乳輪は皮下茎弁として頭側に移動する（図3）。

■縦型切除（vertical excision）
　術後瘢痕をできるだけ少なくするために開発された術式で，Hall Findlay が最初に報告した。縦型に皮膚と乳房ボリュームを切除し，乳頭乳輪を含む内上方からの血管茎（superior medial pedicle）の皮弁を挙上して頭側に移動させる。
　少なめの縮小からかなり大幅な縮小まで，縦型

切除で対応可能であり，乳房肥大を伴う高度な下垂の修正には逆T字形切除を，患者が極端に大きな切除量を希望する場合には横型切除を選択する。

合併症と対策

以下の合併症を術前に十分説明しておく。

■出血，血腫
　丹念な止血に加えて，ドレーンの留置と術後の圧迫が重要である。

■瘢痕
　それぞれの手術法ごとに生じる瘢痕位置を術前に説明しておくことが重要である。ケロイドの既往がある場合には手術を避けることが好ましい。手術瘢痕が成熟するまで，通常3〜6カ月ほどのテープ保護は重要である。乳輪縁の瘢痕は瘢痕拘縮や癒着により陥凹することもあり，通常は数カ月で徐々に改善するが，残存する場合は拘縮解除の修正術が必要となる。

■乳頭乳輪の血流障害，壊死
　乳頭乳輪を移動する際の皮弁を適切にデザインし，十分な厚さを持たせることで回避する必要がある。

■乳頭乳輪の知覚鈍麻や過敏
　乳頭乳輪を皮弁として移動した場合，術後，大半は知覚鈍麻を来たし，まれに知覚過敏を訴える例もある。乳頭乳輪の知覚回復には1年から数年を要することを術前に説明しておく。

■乳輪の色素変化
　術後に乳輪の色素沈着や色素脱失が起きることがある。通常は数カ月で自然軽快するが，長期間持続することもある。

■乳房の一時的な硬化
　乳腺・皮下組織は，術後一時的に硬化するため，最終的な形態確認には数カ月を要することを術前に説明しておく。通常は自然軽快するが，長期間持続することもある。

■大きさや形態に関する患者イメージとの相違
　術後の乳房形態に患者が満足しない場合は，少なくとも乳腺・皮下組織の硬化が回復するまで数カ月待ってから修正術を検討する。縮小しすぎると修正は困難である。乳房が縮小することにより相対的に側胸部が隆起したように感じる場合には脂肪吸引が有効である。
　長期的には再下垂する可能性についても説明が必要である。

I 乳房固定術：縦型切除（vertical excision）

- 適応は中等度の下垂症例である
- 術前シミュレーションで切除幅を決定する
- 乳頭移動位置は術中坐位で確認して最終決定する

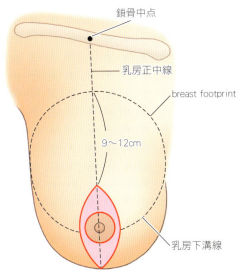

❶ デザイン

　立位で鎖骨中点～乳頭～乳房下溝最下点をつなぐ乳房正中線（mid breast line）をマーキングする。また，乳房を上下左右に揺り動かし，胸壁との可動性が少ない領域の外周（breast footprint）をマーキングする。

　乳房正中線に沿った縦型の紡錘形切除を行うが，切除幅は乳房正中線をゾンデで押し込みながら，内外側の皮膚を寄せてテープ仮固定（T）による挙上のシミュレーションを行い，縫縮可能な最大幅とする。

　乳頭乳輪が高くなりすぎると修正困難であるため，紡錘形の上縁の点は，乳房正中線とbreast footprintとの交点から9～12cm程度にしておく。

　皮膚を縫縮すると瘢痕の下縁は尾側に移動する。乳房下溝線を越えて瘢痕が目立たないように，紡錘形の下縁の点は乳房下溝線より2cm頭側に留めておく。

　乳輪縮小を希望する場合は，新しい乳輪縁もマーキングしておく。

Advice
・縦型切除におけるテープによるシミュレーションは，挙上効果と瘢痕の位置を確認するのに有用である。

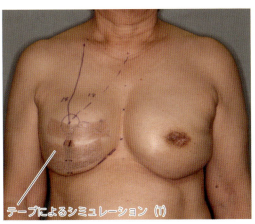

テープによるシミュレーション（T）

❷ アプローチ

▶麻酔

局所麻酔でも施行可能だが、静脈麻酔を併用することにより患者の心理的負担を軽減できる。鎮痛には2～4倍に希釈したエピネフリン添加1%キシロカイン®を切除範囲の皮下に注入する。

❸ 術式

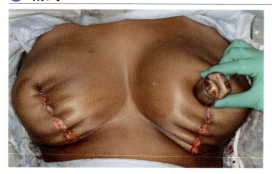

坐位での乳輪縁のマーキング

新しい乳輪縁と紡錘形のデザインに囲まれた範囲の皮膚を切除する。仮固定で縫縮し、坐位で自然な位置（乳房マウンドの頂点）となる部位に、新しい乳輪縁をマーキングする。乳輪縮小を希望する場合には患者の希望の直径とする。乳輪移動位置の皮膚を追加切除し、移動の抵抗となる乳輪頭側を必要最低限で皮下剥離する。丹念に止血したのち、真皮縫合、皮膚縫合を行い閉創する。

❹ 術後管理

通常はドレーンを置かず、術後1～2日の圧迫で血腫を予防する。抜糸後は瘢痕の拡大を予防するために、3～6カ月ほどのテープ保護を指導する。

 ・下垂は残存するが、縦型切除よりもドーナツ型切除を選択する患者もいる。

症例　28歳，女性，中等度の乳房下垂，縦型切除による乳房固定術

Regnault分類Grade 2の中等度下垂に対して、縦型切除による乳房固定を施行した。同時に乳輪も縮小している。小柄な体格なため、乳房正中線とbreast footprint交点と切除部上端までの距離は9cmに設定した。乳頭予定位置と胸骨上端および正中までの距離は参考として記載している。

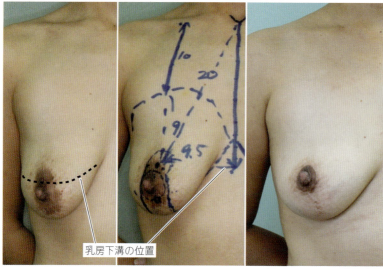

乳房下溝の位置

術前　　　デザイン　　　術後1年4カ月

Ⅱ 乳房縮小術：縦型切除（vertical excision：Hall Findlay法）

KEY POINTS
- 適応は乳房の縮小を主訴とする例である
- 縦型に組織を切除し，内上方茎の皮弁で乳頭乳輪を頭側に移動する
- 切除量の調節も比較的容易である

❶ デザイン

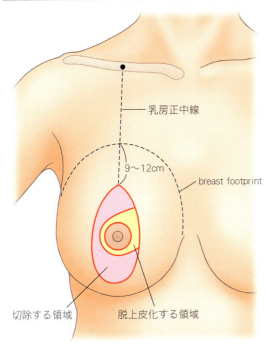

立位で乳房正中線とbreast footprintをマーキングする。

紡錘形の切除範囲上縁は，breast footprintと乳房正中線（mid breast line）の交点から9〜12cm程度に設定する。

乳房を左右にスイングし，無理な緊張なく乳房正中線上に重なる位置を紡錘形の内・外側縁とする（swing technique）。

紡錘形の下縁の点は，乳房下溝線最下点より2cmほど頭側にとる。

乳頭乳輪を内上方茎で移動するための皮弁をマーキングする。乳輪縮小を希望する場合は，新しい乳輪縁もマーキングしておく。

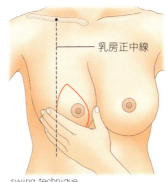

swing technique

❷ アプローチ

▶麻酔

全身麻酔下に行う。皮切部には2〜4倍に希釈したエピネフリン添加1%キシロカイン®を注入する。

❸ 術式

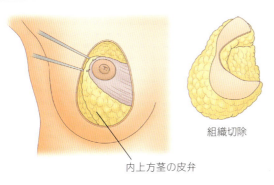

1. 乳輪縁より外側の皮弁上の皮膚を脱上皮化する。乳腺・皮下組織の切開は，胸壁に垂直に行う。乳頭乳輪の皮弁血管は内胸動脈から分岐して皮下を走行する内側乳腺枝であるため，乳腺内の層で皮弁を挙上する。大胸筋膜上で組織切除する。

2. 両側の組織切除後，仮固定して坐位で確認し，乳房の頂点位置の皮膚を切除して乳頭乳輪を縫合固定する。丹念に止血したのち，吸引式ドレーンを留置して閉創する。

第7章 乳房の手術

Advice
- 乳房下溝線周囲の皮下脂肪を深部まで切除すると，乳房下溝線の不整を来たすことがあるので注意する。
- 左右差の補正のために微調整を行う際には，縫縮可能なことを確認しつつ，皮膚切除と乳腺・皮下組織切除を追加する。内側や頭側の追加切除は，乳房が下垂した印象になりやすいので極力避ける。

❹ 術後管理

血腫を予防するために術後2，3日は乳房全体を圧迫する。運動や矯正下着着用は術後1カ月間禁じる。

抜糸後は瘢痕の拡大を予防するために，3〜6カ月ほどのテープ保護を指導する。

症例　28歳，女性，巨大乳房症に伴う乳房肥大，縦型切除による乳房縮小術

巨大乳房症に対して，縦型切除による乳房縮小を施行した。乳輪を縮小し，内上方茎の皮弁として乳頭乳輪を移動した。

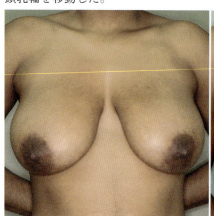
術前

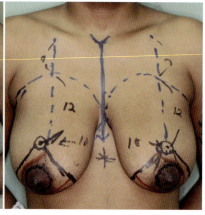
デザイン

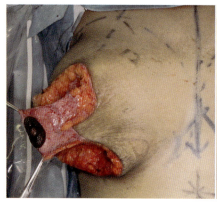
内上方茎の皮弁

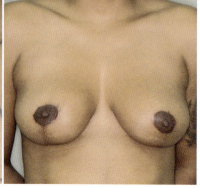
術後6カ月

Ⅲ 乳房縮小術：逆T字型切除（inverted T excision）

KEY POINTS
- 適応は乳房の肥大を伴う乳房下垂の修正を主訴とする症例である
- 乳房下方の組織を切除し，逆T字型に皮膚を縫合する
- 3点縫合部の血流に注意し，過度の緊張がかからないようにする

❶ デザイン

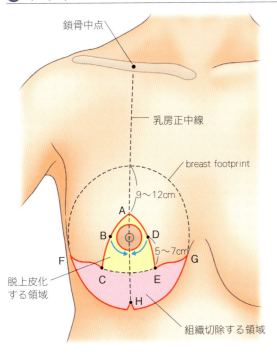

立位で乳房正中線と breast footprint をマーキングする。A点は，乳房正中線と breast footprint との交点から乳房の大きさを加味しながら9〜12cm 程度に設定する。

内外側の皮膚を寄せて縫縮可能な最大幅でA-B-C と A-D-E のラインをマーキングする。B点，D点は乳輪周囲縫合を行った際に乳輪最下点となる部位である。B-C，D-E が6cm 程度になるようにC点，E点を設定する。F点，G点は乳房下溝線の両端まで設定可能だが，瘢痕が目立たないよう，立位で溝が明確に認められる両端から1cm ほど中央寄りに留める。

H点は乳房下溝線最下部であり，同部に1cm ほどの小三角弁を置く。

上記を術前の仮デザインとして施行するが，麻酔後，執刀前にC点，E点，H点をフックで寄せて過度の緊張なく縫合可能かを確認し，デザインを微調整する。

Advice
・乳輪縮小を希望する場合は，新しい乳輪縁もマーキングしておく。

❷ アプローチ

▶麻酔

全身麻酔下に行う。皮切部には2〜4倍に希釈したエピネフリン添加1% キシロカイン®を注入する。

❸ 術式

新しい乳輪縁と切除デザインに囲まれた範囲のうち，C点，E点より頭側部分は脱上皮化する。尾側部分は皮膚と乳腺・皮下組織を切除する。内外側の皮弁を大胸筋膜上で十分に剥離したのち，仮縫合し，乳房の頂点位置の皮膚を切除して乳頭乳輪を縫合固定する。その際，移動の抵抗となる乳輪頭側皮下を必要最低限，剥離する。丹念に止血し，閉鎖式または開放式ドレーンを留置して閉創する。

Advice
・全層で皮膚切開を行う前に脱上皮化する方が操作が容易である。
・乳頭部の血行を温存するために，乳輪頭側皮下の剥離は，乳輪縁が緊張なく縫合できる必要最低限に留める。

第7章 乳房の手術

❹ 術後管理

血腫を予防するために術後2, 3日は乳房全体を圧迫する。運動は術後1カ月間, 矯正下着着用は術後3カ月間禁じる。

抜糸後は瘢痕の拡大を予防するために, 3〜6カ月ほどのテープ保護を指導する。

症例　58歳, 女性, 逆T字型切除による乳房縮小術

乳房肥大があり, 下垂の改善を主訴としていた。逆T字型切除による乳房縮小を施行した。

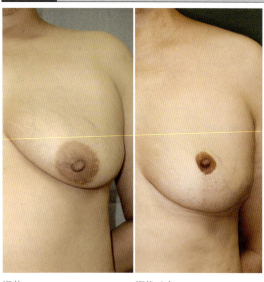

術前　　　　　　術後4年

History & Review

- 乳房下垂のRegnault分類の報告。
  Regnault P: Breast ptosis. Definition and treatment. Clin Plast Surg 3: 193-203, 1976
- 下垂の程度に応じた術式選択の基本原則の解説。
  高柳進：乳房固定術と縮小術. PEPARS 67：1-8, 2012
- ドーナツ型切除の報告。
  Góes JC: Periareolar mammaplasty: double skin technique with application of polyglactine or mixed mesh. Plast Reconstr Surg 97: 959-968, 1996
- 縦型切除による乳房固定術の解説。
  Lejour M: Vertical mammaplasty and liposuction of the breast. Plast Reconstr Surg 94: 100-114, 1994
- 逆T字型切除の術式が解説されている。
  高柳進：下垂乳房に対する乳房固定術. 形成外科 49：1309-1318, 2006
- 縦型切除法の最初の報告。
  Hall-Findlay EJ: Vertical breast reduction with a medially-based pedicle. Aesthet Surg J 22: 185-194, 2002
- 横型切断の術式が解説されている。
  南雲吉則：乳房形成術 乳房縮小術・固定術. 形成外科 54：S229-S235, 2011

第7章 乳房の手術

4. 乳頭・乳輪形成術

1) 陥没乳頭の治療

白石知大

Knack & Pitfalls
- ◎陥没乳頭の原因は，乳頭直下の瘢痕性の組織だとする考え方と，乳管自体の短縮だとする考え方がある
- ◎授乳の可能性がある患者に対しては，乳管を最大限温存するように努める必要がある
- ◎理論上，手術は乳管を損傷する可能性があることを考慮する必要がある
- ◎手術の要点は，乳頭直下の拘縮の剥離，乳頭基部の引き締め，乳頭下への組織の充填の3点である
- ◎乳頭部の瘢痕よりも乳輪部の瘢痕の方が目立ちやすい
- ◎真皮弁のデザイン時には，縫合後の瘢痕の長さ，乳輪形態への影響を意識する

適応

陥没乳頭の重症度の評価としては，Hanらが提唱した3段階の分類[1]が用いられる。

GradeⅠ：乳輪周囲を指で圧迫したり，乳頭部の皮膚をつまむことで容易に突出が得られ，ある程度の時間保持される状態。

GradeⅡ：乳頭はGradeⅠと同じく用手的に突出させることができるが，維持ができずにすぐに戻ってしまう。

GradeⅢ：用手的に突出ができないもの。

保存療法として，乳頭に吸引力をかける器具（ピペトップ®）などを用いる方法がある。重症度が低いものに対しては十分に改善が見込まれるので，これを第1選択とする。重症度が高く保存療法を試みても改善されなかったもの，もしくは改善が見込まれないもの，保存療法による皮膚トラブルの合併症のために保存療法の継続が困難なものが手術療法の適応になる。

手術法の選択

陥没乳頭の手術方法の報告は細かい術式の違いで多数あり，いずれも良好な結果が報告されている。現在有効とされている手術方法の要点は，以下の3点である。

1. 乳頭直下の拘縮の解除，2. 皮弁作成の過程で生じる乳頭部の形成と乳頭基部の引き締め，3. 乳頭下への組織の充填

1. 乳頭直下の剥離は，乳頭を半切して行う方法と，半切せずに小切開から行う方法があるが，切開の瘢痕が目立つわけではないので，乳管を温存すべき場合には半切して拡大鏡下に丁寧に剥離を行うのがよい。

2. 皮弁を作成する部位は乳頭の側面と乳輪部が含まれる。乳輪部から大きめの皮弁を作成した場合には乳輪の形態が歪むこと，また乳輪部の瘢痕は目立つことがあることを考慮すると，乳頭の側面を利用できる場合には乳頭側を多めに使用する方が整容性に優れると考えられる。

皮弁作成部をそのまま閉じた場合は，乳頭基部の引き締め効果が最も強く，Z形成術を行いながら閉じた場合には，皮弁基部の引き締めに加えて乳頭の高さを延長する効果が加わることになる（図1）。

3. 乳頭下への組織の充填は，作成した皮弁を脱上皮して行う。真皮弁同士を縫合して乳頭の支持として再陥凹を防ぐのが一般的である。皮弁は図2の（a）程度であれば真皮部を茎とし，（b）の場合にはZの一片とともに茎となる。乳輪部の真皮弁を移動させる必要がある場合，（c）のような場合には，皮下茎となる。

乳頭を切開しない術式の場合は，乳頭下の剥離を行ったのち，乳輪部に作成した皮弁を翻転して乳頭下に挿入する方法もあるが，乳輪形態の変化と瘢痕が生じる。

第7章 乳房の手術

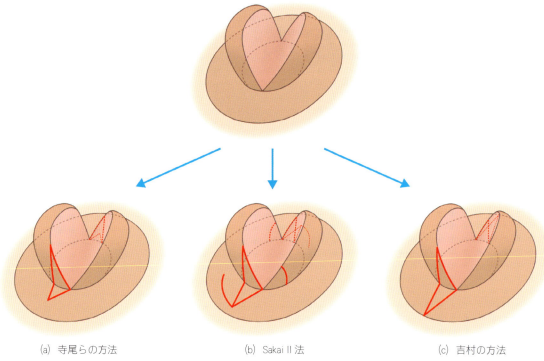

(a) 寺尾らの方法　　　　(b) Sakai II 法　　　　(c) 吉村の方法

図1　皮弁のデザイン

半切したのちに皮弁を必要に応じてデザインすることで，種々の方法へ移行することができる。皮弁側面の高さが十分で両側の皮弁を楽に縫合できる場合は，乳輪部の瘢痕を最小限とする皮弁で（a），基部の引き締めと同時に乳頭の高さを延長したい場合はZ形成を追加（b），側面の皮弁の長さが不十分で互いに縫合しにくい場合は乳輪部まで皮弁を延長（c）するなど変更できる

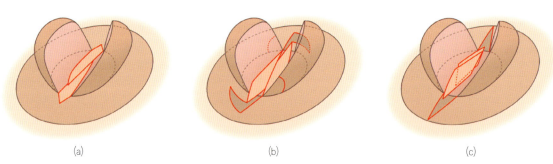

(a)　　　　(b)　　　　(c)

図2　皮弁の移動と茎

（a）～（c）は図1と同様，皮弁のデザインや移動の仕方により皮弁の茎は変化するが，いずれも血行の問題は生じない

合併症と対策

以下の合併症を術前に十分説明しておく。

■陥没の再発

術後に牽引を行わなくてもよい程度に十分に拘縮を解除しておくと再発は少ない。

■乳管の損傷

陥没の原因として，瘢痕性の組織とする考えと乳管自体の短縮とする考えがあり，後者だとすると，少なからず損傷しなければ改善が得られないことになる。

手術手技

- デザインは陥凹した乳頭に牽引糸をかけてから行う

❶ デザイン

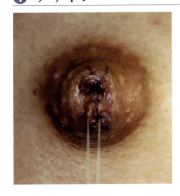

アドレナリン添加 1% キシロカイン®で局所麻酔を行ったのち，牽引糸をかけて乳頭を引き出してからデザインを行う。

皮弁は乳頭側面にデザインするが，乳輪部のデザインは未定である。

本症例は，乳輪はほぼ円形であるが，乳輪の長径と直行する向きに半切し，皮弁を作成する。

Advice

・デザインは数多く報告されているが，手術の目的とデザインの目的を理解すれば，応用が利く1つの方法が身に付く。

❷ 剝離と皮弁作成

まず半切のみ行い，拡大鏡下に愛護的に剝離を行う（左）。

乳頭の側面の高さは十分にあるため，Z形成は要せず，ほぼ側面のみの真皮弁を互いに縫合して支えとすることが可能と判断し（右），乳輪部への真皮弁の作成は最小限とした。

真皮弁挙上部は浅層のみを縫縮し，乳頭基部を引き締める。

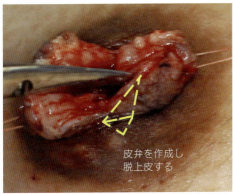

皮弁を作成し脱上皮する

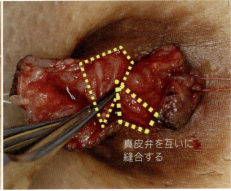

真皮弁を互いに縫合する

❸ 術後管理

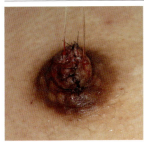
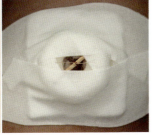

牽引糸を緩めても後戻りしない程度に形成を行う。

スポンジに 10 ml 注射器の外筒を芯にしたものを用いて保護し，牽引糸をそのまま用いて1〜2週間程度吊り上げておく。

第7章 乳房の手術

症例 20歳，女性，両側陥没乳頭（Grade Ⅲ）

上記と同一症例である．授乳の可能性を考慮し，乳管を温存して手術を行った．
陥凹は改善し，乳管からの分泌物も認めた．

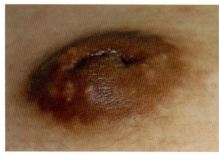

術前

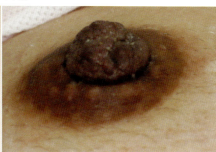

術後6カ月

引用文献

1) Han S, Hong YG: The inverted nipple: Its grading and surgical correction. Plast Reconstr Surg 104: 389–395, 1999
2) 吉村陽子：陥没乳頭に対する形成術：観血的治療．形成外科 43：S155–S159，2000

History & Review

● 前述の1〜3の手技をすべて含み，乳管を損傷しない方法である．
　Yanai A, Okabe K, Tanaka H: Correction of the inverted nipple. Aesthetic Plast Surg 10: 51–53, 1986
● わが国では多く追試，紹介されている方法である．
　Sakai S, Sakai Y, Izawa H: A new surgical procedure for the very severe inverted nipple. Aesthetic Plast Surg 23: 139–143, 1999
● 陥没乳頭手術の歴史を簡潔に説明し，本項で紹介した概念に最も近い方法が記載されている．
　寺尾保信：陥没乳頭の形成．外科治療 78：341–345，1998

第7章 乳房の手術

4. 乳頭・乳輪形成術

2) 乳頭縮小術・乳輪縮小術

白石知大

Knack & Pitfalls

◎乳頭縮小を行う際には，授乳機能の必要性の有無を考慮する
◎授乳機能を必要としない場合には楔型もしくは垂直に半切を行い，授乳機能が必要な場合には乳頭側面の皮膚切除を行い乳管を温存する
◎乳頭手術時に触れることや局所麻酔薬の影響で乳頭の大きさが変化するため，取りすぎないように注意が必要である
◎乳輪縮小術は乳房固定術，乳房縮小術の一部として行われることが多い
◎乳輪縮小単独で行われる場合，乳輪の外側を切除する方法が用いられる
◎乳輪縮小術後に瘢痕が目立つことや，乳輪の再拡大を認めることがあるので注意が必要である

適応

乳頭の大きさはもともと症例によりさまざまであるが，一般には加齢とともに肥大・下垂することが多く，また授乳の機会が多いほどそれが顕著になることがある。乳頭の大きさは乳房・乳輪の大きさとの相対的な関係で評価されるものであるが，加齢により肥大・下垂したものは乳頭基部の茎の細さに比して先端の太さが嫌われることが多い。いずれにしても修正の適応は患者の希望による。

乳輪の大きさも同様に個々の症例でさまざまであるが，一般には乳房の肥大・下垂に伴い皮膚とともに乳輪も引き伸ばされて拡大していく傾向にある。したがって，乳房固定術もしくは乳房縮小術に伴い乳輪の縮小術が行われることがほとんどであるが，まれに若年者で乳輪のみの縮小を希望する症例もある。

手術法の選択

■乳頭縮小術

授乳機能を必要としない症例に対しては単純に縮小すればよい。楔形に切除して縫合する方法と，乳頭を半切して残りを倒して縫合する方法がある。あまり大きな差はないが，前者は比較的どのようなサイズにも対応でき，楔の位置と角度によって乳頭の茎部の形態も調整できる。しかし，乳頭の茎が幅広で乳頭もさらに扁平で大きい場合には楔状に切除しにくいため，後者を選択するとよい。

授乳機能を必要とする場合は，乳頭側面の皮膚を切除して，中心の乳管を温存する方法が選択され，追加で周径を小さくするために細かい切除が行われる。古くはLewisやRegnaultの方法から近年ではJinらの方法まで，種々の方法が報告されている。（図1）

■乳輪縮小術

乳房の固定術，縮小術ではなく，乳輪のみを縮小する場合は，乳輪外側縁で切除する方法が行われる（図2）。切除後に皮膚を縫合する場合，長さの異なる円を縫合する必要があり，術後の乳輪縁の瘢痕が目立つ場合や乳輪が再拡大する場合がある。

乳輪縁の瘢痕を避けるため乳頭基部で乳輪をドーナツ状に切除して縮小を行う方法もあり，縮小幅の小さい症例に適応がある。

合併症と対策

以下の合併症を術前に十分説明しておく。

■乳頭縮小術における乳頭の過剰切除

手術前の操作や，麻酔薬の影響により乳頭の大きさは通常時よりも大きくなっている可能性があり，これをもとに判断すると過剰に切除しすぎることになる。また，乳頭は切開時に緊張をかけづらく，牽引しながら切開を行うと深部組織をデザインよりも多めに切除してしまうこともある。いずれも注意が必要である。

乳管を温存しない場合

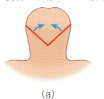
(a)

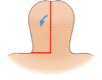
(b)

乳管を温存する場合

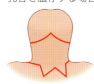
（c）Lewisの方法

（d）Jinらの方法

(c)(d)ともに，皮膚を一周切除して縦軸を短くし，同時に横軸方向にも小さな切除を加えることで周径を小さくしている

図1　乳頭縮小術

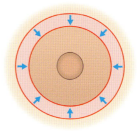

図2　乳輪縮小術

乳輪外周を切除する方法が一般的である。斜線部は単純切除より，脱上皮して周囲皮下に固定した方が乳輪の再拡大を予防できる

■乳輪縮小術における乳輪縁の醜形

乳輪外側の瘢痕は，乳輪と皮膚との境界を明瞭化させ不自然さを呈する場合や，縫合部の瘢痕自体が白く目立つことがある。切開縫合を丁寧に行うことは重要だが，どうしても目立ってしまった場合には医療用刺青で整容性を改善させることも可能である。

■乳輪縮小術における乳輪の再拡大

乳輪が外周に引かれて再拡大することがある。予防としては，非吸収性の糸を用いて，外周部と内周部に交互に連続して糸を通しながら全周性に締め上げるpurse string sutureを行ったり，切除する部分の皮膚を脱上皮し，脱上皮した真皮を引き伸ばして周囲皮下（乳腺）へ固定する方法がある。

■乳輪縮小術における乳輪周囲の皮膚のしわ

乳輪をドーナツ状に切除した場合，半径の異なるものを縫合するため外周部分の皮膚にしわが残存する。経時的に徐々に改善するが，あらかじめ説明しておく必要がある。

乳頭縮小術

- 楔型切除はほとんどの症例で適応となる
- 切除しすぎないように注意が必要である

❶ デザイン

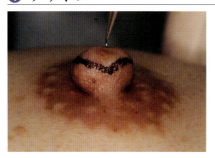

乳頭に触れることで大きさが変化する前にデザインを描く。

本症例では，将来的な授乳の可能性はないため楔形切除を行うが，乳頭自体はそれほど大きいわけではないので，控えめの切除デザインを行う。

❷ 切開と縫合

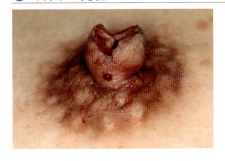

アドレナリン添加1%リドカインを局注し，メスで一気に切開する．止血を行ったのち，6-0ナイロン糸で縫合する．

Advice
・切除する部分を引っ張りながら緊張をかけて切開を行うと過剰切除になるため，乳頭を指で挟んで緊張をかけるとよい．

❸ 術後管理

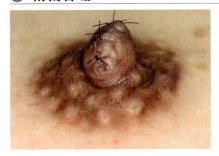

術後は軟膏を塗布し，大きめの絆創膏で保護する程度で問題はない．翌日からシャワーも可能である．抜糸は1〜2週で行う．

症例 43歳，女性，乳頭縮小術

妊娠出産歴はない．乳頭自体が大きすぎるほどではないが，乳房・乳輪との相対的な大きさを考慮すると大きさが気になるとのことで縮小術を施行した．

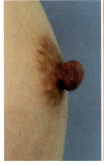 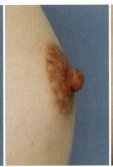 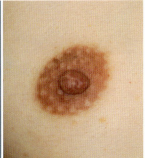

術前　　　　　　　　　術後6カ月

History & Review

● 比較的近年の入手しやすい文献で，乳管を温存する方法が記載されている．
　Jin US, Lee HK: Nipple reduction using circumcision and wedge excision technique. Ann Plast Surg 70: 154-157, 2013
● 乳頭・乳輪の縮小術について，種々の方法と著者の豊富な経験に基づく見解が記載されている．
　酒井成身：乳頭・乳輪縮小術．形成外科 49：1343-1351, 2006

形成外科治療手技全書 VII

美容医療

第8章 体幹輪郭形成術

第8章 体幹輪郭形成術

1. 脂肪吸引術

石井秀典・半田俊哉

Knack & Pitfalls

- 1980年代にIllouzらにより始められた脂肪吸引は，現在最も多く行われている美容外科手術の1つである
- Kleinにより開発されたtumescent麻酔により，広く安全に行われるようになった
- 脂肪吸引はダイエットに代わるものではなく，吸引による体重減少はわずかである
- ダイエットや運動で痩せたにも関わらず，部分的に残った脂肪（localized fat deposit：LFD）を取ることが脂肪吸引の良い適応である
- 皮膚の収縮力，弾力性が脂肪吸引の結果を左右する
- 脂肪吸引の極意は，いかに脂肪を取るかではなく，いかに脂肪をきれいに残すかである

適応

病的肥満や体重減少を希望する患者は適応とならない。重度の糖尿病，心臓血管疾患，慢性閉塞性肺疾患などは禁忌である。抗凝固剤を内服している症例では，主治医の承諾を得たうえで手術前後の期間内服を中止させる。

既往歴（腹部に手術創があるときは，ヘルニアがないか確認），妊娠出産歴，運動ダイエット歴，過去の体重の変化を確認する。

ダイエットや運動を行い体重は減少したが，部分的に中間層，深層の脂肪が残った部分的肥満が最も良い適応である。

皮膚の弾力性，収縮力を確かめる。余剰皮膚が多いときは，余剰皮膚切除術が必要になる。

血液検査で糖尿病，肝機能障害，腎機能障害，貧血，出血傾向，B型肝炎・C型肝炎・HIVなどの感染症がないことを確認する。

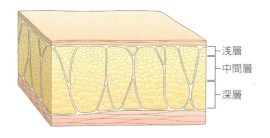

図1　皮下脂肪の解剖
浅い，中間，深い脂肪層に分かれる

手術法の選択

余剰皮膚が存在する，あるいは術後に皮膚の余剰が想定される症例では，同時または後日に余剰皮膚切除術を行う。線維成分が多く硬い部位には超音波吸引が効果的である。

合併症と対策

■出血

脂肪吸引が進んでいくと，浅層あるいは深層の血管が若干損傷され，吸引液中に血液が混入する。吸引液の色が明らかに赤くなった時点で吸引は中止する。筋層，腹壁などをカニューレで損傷し，大きな血管が損傷すると明らかな出血が起こる。ただちに脂肪吸引を中止し，吸引部の圧迫止血を行う。

■穿孔

腹壁ヘルニアは穿孔の原因になる。手術創が存在する場合，ヘルニアの有無を術前に確認する。手術中の不適切なカニューレ操作により，筋層あるいは腹壁の穿孔を起こすことがある。筋層の穿孔を起こせば出血する。腹壁穿孔から腸管を損傷すると，感染性腹膜炎を起こす。筋層穿孔による出血は吸引液中に血液の混入を認める。腸管損傷による感染性腹膜炎では手術後に，腹痛，腹部膨満感，発熱，頻脈，頻呼吸，嘔吐などの症状を起こす。

■凹凸不整

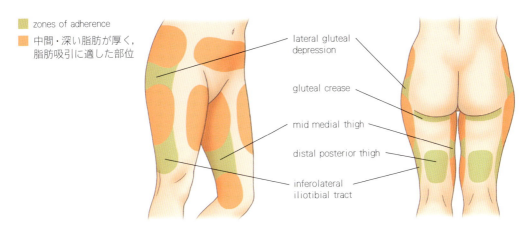

図2 Zones of adherence（粘着範囲）
（Plastic surgery (3rd ed), edited by Peter C. Neligan. p508, Fig. 24.1 および p508, Fig. 24.2, Saunders, 2012 を参考に作図）

　皮膚直下の浅い脂肪層の吸引は，直径の細いカニューレを用い，手掌による触診および皮膚面の目視を頻回に行い，真皮直下の層の損傷を避ける。

■左右非対称

　吸引ポンプを用いての吸引では，著者らはかつて左右非対称を避けるため，カニューレのストローク数をカウントし，左右で同じ数になるようにしていた。

■脂肪塞栓

　脂肪吸引において血管が損傷し，脂肪細胞がダメージを受けると，脂肪滴が血行中に侵入する。これが血管を閉塞して脂肪塞栓を発症する。主な発症臓器として，肺・脳・皮膚が挙げられる。症状としては，呼吸器症状（呼吸困難，頻呼吸，低酸素血症，ARDS），中枢神経症状（脳塞栓による軽度の混迷から痙攣），皮膚症状（出血斑）がある。通常，術後12時間から48時間の間で発生する。対策としては，吸引液中にある程度の血液の混入を認めたら，それ以上の吸引は行わないことである。

手技

- 脂肪吸引のコツはいかに脂肪を取るかでなく，いかにきれいに脂肪を残すか，である
- すなわち，吸引後に凹凸変形が残らないようにする

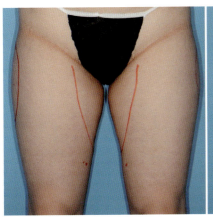
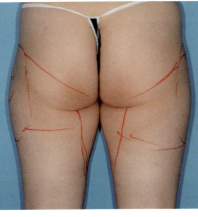

❶ デザイン

　立位で脂肪吸引する範囲をデザインする。その際，厚さ，左右差，術前より存在するくぼみや変形，皮膚のたるみ，手術創，zones of adherence（粘着範囲），カニューレ挿入部などに注意して行う。デザイン後にも写真を撮り，術中に参照する。

❷ 脂肪吸引装置

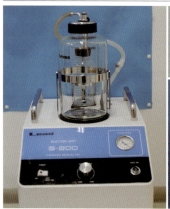
吸引ポンプ

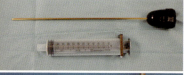
シリンジ

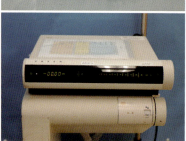
超音波吸引機

　吸引の陰圧発生源として，ポンプあるいはシリンジがある．シリンジ法は，バッファー効果で出血が少なく，吸引量を正確に測定できるため，左右差が起こりにくい．線維成分が多い脂肪層の吸引では，超音波吸引が効果的である．

❸ 前処置（tumescent 法）

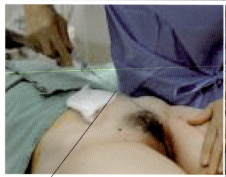
tumescent 液の注入はインフィルトレーターを用いる

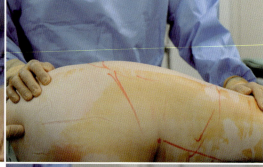

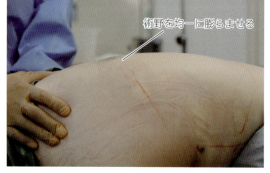
術野を均一に膨らませる

Klein による tumescent の組織	
生理的食塩水	1,000ml
1% リドカイン	50ml
1：1,000 エピネフリン	1ml
8.4% 炭酸水素ナトリウム	12.5ml

　Tumescent 法では，高度に希釈した局所麻酔液を大量に用いることにより，目的部位の腫脹と硬化をもたらす．
　リドカインを高度に希釈することにより，リドカインの血中濃度のピークを減少させ，遅延させる．リドカインの基準最高用量を超える量を安全に用いることができる．
　Tumescent 法を用いた脂肪吸引におけるリドカインの安全上限値は 50mg/kg であるとされる．

Tumescent 法による局所麻酔単独で行う場合，あるいは tumescent 法に静脈麻酔や全身麻酔を併用して行う場合がある。インフィルトレーターを用いて tumescent 液を注入する。脂肪吸引のターゲットである脂肪層を正確に均一に膨らませる。注入した麻酔液の量は記録しておく。超音波の照射を行う場合は麻酔後吸引前に行う。超音波照射後，皮膚切開部より乳化した脂肪が流出する。

Advice
- 吸引部位に応じて適切な体位を取ることが重要である。麻酔注入時および脂肪吸引時に体の前面を処置するときは仰臥位で，側面は側臥位で，後面は腹臥位で行う。

❹ 吸引

著者らは，通常は 3.7mm のカニューレを，浅い層の吸引には 3.0mm のカニューレを，用いている。超音波を照射する時は必ずスキンプロテクターを用いる。脂肪吸引時には使用していない。

基本的には中間および深い脂肪層を吸引する。右手は単にカニューレを保持し，前後のピストン運動をするだけ。横方向の動きは決して行わない。左手は右手のガイドとして働く。術野を固定し，安定させ，カニューレの位置を感じとる。危険なゾーンを保護する。手掌を吸引部位に押し当てて脂肪の厚みを測定する。

脂肪吸引の end point は，術野の形状，吸引脂肪量，ピンチテスト，吸引液中の血液混入の程度などで決める。

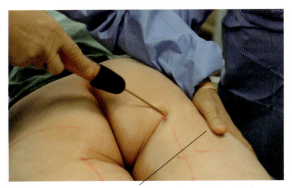

右利き術者の場合，左手で術野を圧迫し，右手で保持したカニューラ先端が浅い脂肪層に入るのを防止する

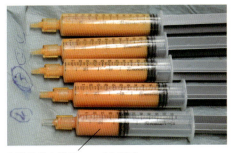

脂肪吸引を進めていくと吸引液中に血液が混入してくる

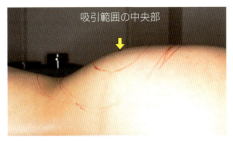

麻酔前

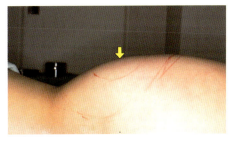

tumescent 液注入後

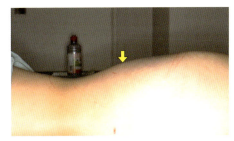

吸引後

Advice
- 脂肪を取りすぎた時の修正は，取り足りない時より困難である。吸引の end point でさらに吸引するか悩んだときは，それ以上取らない方がよい。

第8章 体幹輪郭形成術

❺ 術後管理

手術当日は弾性包帯で圧迫する。翌日包帯を外し、弾性ストッキング、専用のサポーター、ガードルやボディースーツなどに替える。シャワーは4日後から、入浴は抜糸後から可能である。抜糸は1週間後に行う。

- 脂肪吸引は body contouring surgery で、体のシルエットを整えるものであり、肥満の治療やダイエットに代わるものではない。今日では肥満症例に対しての mega volume liposuction も行われているが、やはり良い適応はダイエットや運動を行った後に残る LFD に対しての吸引である。

症例 33歳，女性，大腿内側外側の脂肪吸引術

局所麻酔下，tumescent 麻酔，体内式超音波照射，シリンジ法により行った。脂肪吸引量は1,170mlであった。

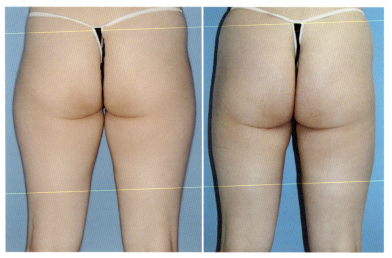

術前　　　　　　　　　　術後6カ月

History & Review

- 現在の脂肪吸引のまとめ。
  Matarasso A, Levine SM: Evidence-based medicine: liposuction. Plast Reconstr Surg 132: 1697-1705, 2013
- 脂肪吸引の歴史。
  Illouz YG: Body contouring by lipolysis: a 5-year experience with over 3,000 cases. Plast Reconstr Surg 72: 591-597, 1983
- Tumescent 法。
  Klein JA: Tumescent technique for regional anesthesia permits lidocaine doses of 35 mg/kg for liposuction. J Dermatol Surg Oncol 16: 248-263, 1990
- シリンジ法。
  Toledo L: Syringe liposculpture. A two-year experience. Aesth Plast Surg 15: 321-356, 1991
- Zones of adherence。
  Rohrich RJ, Smith PD, Marcantonio DR, et al: The zones of adherence: role in minimizing and preventing contour deformities in liposuction. Plast Reconstr Surg 107: 1562-1569, 2001
- 超音波脂肪吸引。
  Zocchi M: Ultrasonic liposculpturing. Aesthetic Plast Surg 16: 287-298, 1992
- 脂肪吸引の安全性について。
  Iverson RE, Lynch DJ, ASPS Committee on Patient Safety: Practice advisory on liposuction. Plast Reconstr Surg 113: 1478-1490, 2004

2. 余剰皮膚切除術

石井秀典・半田俊哉

Knack & Pitfalls

◎現在欧米では，肥満外科手術後の余剰皮膚切除術（post-bariatric surgery）がアップデートな話題となっている
◎余剰皮膚切除を行う部位として，腹部（たるみの程度によっては，腰部，背部も含む全周になることもある），上腕，大腿内側がある
◎余剰皮膚切除のみを行う場合と，脂肪吸引を同時にあるいは前もって行う場合がある
◎体重減少を予定している患者（ダイエット，運動，肥満外科手術など）では，体重減少後に余剰皮膚切除術を行う

適応

　肥満状態からダイエット，運動あるいは肥満外科手術を行ない，体重減少した後の皮膚の余剰，妊娠出産後あるいは老化による皮膚の余剰などが適応である。
　皮下脂肪が多い場合は，脂肪吸引を前もって，あるいは同時に行うこともある。
　既往歴（腹部に手術創があるときは，ヘルニアがないか確認），妊娠出産歴，運動ダイエット歴，過去の体重の変化を確認する。
　禁忌：病的肥満，高度の糖尿病，心疾患などである。抗凝固剤を内服している症例では，主治医の承諾を得たうえで手術前後の期間内服を中止させる。

手術法の選択

　余剰皮膚・脂肪の程度，その存在部位，手術創の存在，腹直筋の縫合・臍の移動の有無，患者の希望などにより，適切な手術法を選ぶ。
　古典的には，Pitanguy, Regnault, Gonzales-Uolloa などさまざまな術式が行われていた。現在，腹部の血行に関しての知見に基づき，従来の肋骨弓まで皮弁を起こす方法ではなく，血行維持のため，一部は完全な剥離を行わずカニューレを通過させるだけで血行を維持する discontinuous dissection（不完全な剥離）を行うことが多い（図）。

合併症と対策

■**手術創の肥厚性瘢痕**
　手術創の肥厚性瘢痕の予防のために，手術創のテーピング，トラニラストの内服などを行う。
■**皮膚の壊死**
　閉創時の過剰な緊張を避けるため，術中・術後に上体・下肢を挙上する。
■**創部離開**
■**血腫**
　術中の丹念な止血，ドレナージ，圧迫が必要である。
■**セローマ**
　術後，浸出液が十分に減少するまでドレーンを抜去しないこと。抜糸後もドレーンが挿入されている場合，入浴はできないが，シャワーを浴びることは可能である。通常の日常生活は行うことができるが，運動は避けること。
■**感染**
　余剰な皮膚により，たるみがポケット状になった皮膚は湿潤で，真菌や細菌が繁殖していることがある。ブラッシングと十分な消毒が必要である。術中の清潔操作，抗生物質の予防的投与は必須である。
■**脂肪塞栓**
　脂肪吸引単独よりも余剰皮膚切除術を同時に行う方が発生率は高い。予兆がないか術後の観察を十分に行う。脂肪吸引を伴わない余剰皮膚切除術では脂肪塞栓は極めてまれである。

第8章 体幹輪郭形成術

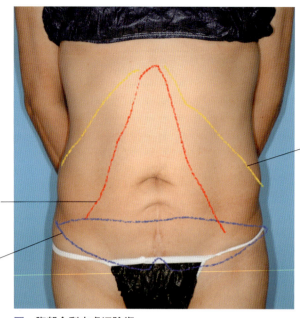

黄：血行を維持するため discontinuous dissection（不完全な剥離）を行う範囲

赤：フラップ剥離範囲

青：皮膚切除範囲

図　腹部余剰皮膚切除術
最も標準的な術式を示す．

手技

- 腹部余剰皮膚切除術は，余剰皮膚の程度，部位，手術創の有無などによりさまざまのバリエーションが存在する．患者の希望も含め，より良い結果を得るために術式の選択が重要である

❶ デザイン

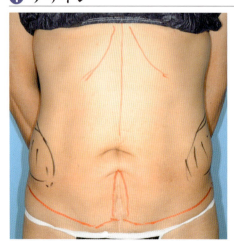

立位で切開線，脂肪吸引範囲，正中線などを描く．写真を撮って術中に参照する．

全身麻酔下に行うが，皮膚切開部は局所麻酔薬を注入し，剥離範囲には tumescent 液を注入する．深部静脈血栓症予防のため，下肢の間欠的空気圧迫法を用い，術後ベッド上安静が解除されるまで行う．

Advice
・Tumescent 液を，インフィルトレーターを用いて剥離を行う層に注入しておくと，hydrodissection により剥離が容易になる．

❷ 剥離・切除

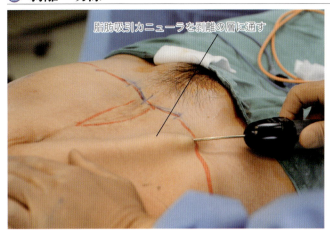

脂肪吸引カニューラを剥離の層に通す

脂肪吸引を行う時は剥離前に行う．脂肪吸引を行わない場合でも，脂肪吸引用カニューレを剥離の層に通しておくと剥離が容易になり，また，術後に皮弁が収縮するのを促す．

メスで皮膚切開後，電気メスを用いて剥離する．筋膜直上での剥離より，筋膜上の疎性結合織を残して剥離する方が穿通枝の止血が行いやすい．穿通枝はバイポーラおよび結紮で止血する．

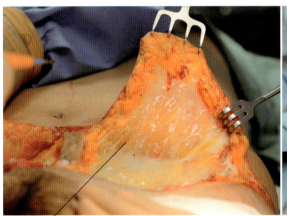

Tumescent 液による hydrodissection

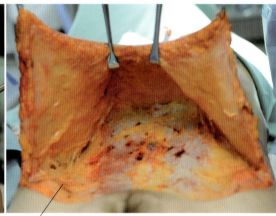

カニューレによる discontinuous dissection（不完全な剥離）

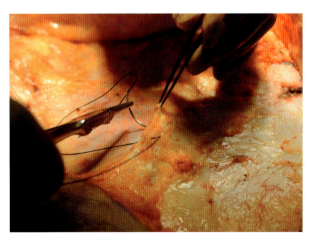

腹直筋の plication

剥離終了後，必要に応じて腹直筋の引き寄せ縫合を行う．

第8章 体幹輪郭形成術

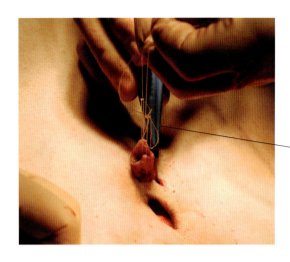

Advice
・臍の移動を行う時，その上下に支持糸を通してねじれを防止する。

❸ 縫合

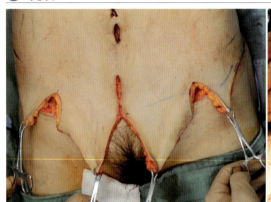
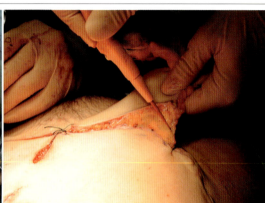
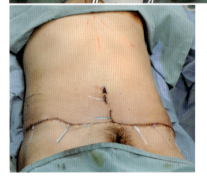

ジャックナイフ体位で，皮膚切除，縫合を行う。ペンローズドレーンあるいは持続吸引ドレーンを挿入する。

Advice
・過度の緊張は皮膚の壊死，創部の離開を起こす。恥丘に緊張がかかると醜く変形するので，この部位には緊張をなるべくかけないようにする。

❹ 術後管理

包帯で圧迫する。創部に緊張がかからないよう膝下に枕を置く。抜糸は1週間後に行うが，ドレーンは滲出液が十分減少したのちに抜去する。

・わが国においても，2014年に腹腔鏡下スリーブ状胃切除術が保険収載され，今後，肥満外科手術が一般化すると思われる。その時に備えてわれわれも余剰皮膚切除術をマスターしておく必要がある。

症例 38歳，女性，腹部・上腕，余剰皮膚切除術

　最高体重 105 kg から 58 kg まで減量したところ，全身の皮膚のたるみが気になって来院した．全身麻酔下に腹部と上腕の余剰皮膚切除術を行った．腹部は下腹部のみでなく，上腹部のたるみも気になるとのことで，臍を含む横切開，最大幅 15 cm の皮膚切除を行った．上腕は L-brachioplasty で行い，腋窩部を含めてたるみを取った．L-brachioplasty は上腕から腋窩，側胸部の余剰皮膚を連続して切除する術式で，L字型の手術創になる．L字の長い軸は上腕の長軸に沿って，腋窩で直角に曲がり，短い軸は側胸部に延びる．
　術後 2 年 8 カ月，この時点の体重は 64 kg である．

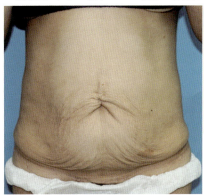
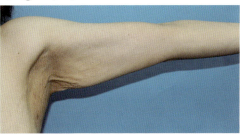

術前

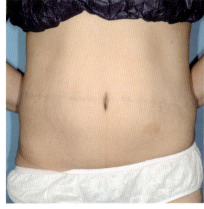
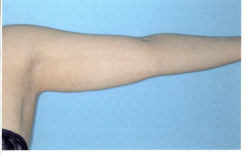

術後 2 年 8 カ月

History & Review

- Pitanguy による歴史的論文．
  Pitanguy VO: Abdominal lipectomy: an approach to it through an analysis of 300 consecutive cases. Plast Reconstr Surg 40: 384-391, 1967
- 現在の腹部余剰皮膚切除術のまとめ．
  Hunstad JP, Repta R: Atlas of abdominoplasty. Saunders Elsevier, Philadelphia, 2009
- 高度体重減少後の余剰皮膚切除術をまとめたもの．
  Aly AI: Body contouring after massive weight loss. Clin Plast Surg 35: 1-188, 2008
- 上腕余剰皮膚切除術の代表的論文．
  Hurwitz DJ, Holland SW: The L brachioplasty: an innovative approach to correct excess tissue of the upper arm, axilla, and lateral chest. Plast Reconstr Surg 117: 403-411, 2006
- 大腿内側余剰皮膚切除術の代表的論文．
  Mathes DW, Kenkel JM: Current concepts in medial thighplasty. Clin Plast Surg 35: 151-163, 2008

形成外科治療手技全書 VII
美容医療

第9章 腋臭症・多汗症の治療

第9章 腋臭症・多汗症の治療

1. 治療法の適応

森　弘樹

腋臭症・多汗症とは

　汗腺にはエクリン汗腺とアポクリン汗腺がある。エクリン汗腺は全身に存在し，皮表に直接開口する。一方，アポクリン汗腺は腋窩，外耳道，乳輪，肛門などに限られ，その開口は毛包内である。温熱性発汗に関係の深いエクリン汗腺は，主にコリン作動性の伝達を受ける。一方，精神的発汗に関係のあるアポクリン汗腺は，アドレナリン作動性の伝達を受ける。

　腋臭症は，腋窩が不快な臭いを発する状態で，主にアポクリン汗腺の分泌亢進に起因し，欧米では生理的現象とみなされている。一方，腋窩多汗症は，腋窩のエクリン汗腺の発汗が増加するものであるが，アポクリン汗腺も存在するため，多汗に関与する汗腺を区別することは困難である。

　アポクリン汗腺の多寡は人種差があることが知られる。近年，耳垢の原因遺伝子マップが明らかになり，耳垢の原因遺伝子 ABCC11 が同定され，乾性耳垢の遺伝子 ABCC11（アレル A）が東北アジアで 100% 近いのに対して西欧やアフリカではほぼゼロに近いことが示された。日本の高校生 1,963 名の爪 DNA 試料を対象にした研究で，乾性耳垢の遺伝子は 77% であり，日本の中でも地域差が認められる。湿性耳垢と腋臭症の一致が 96% であることから，日本人においてはおおむね 2 割が腋臭症であることが推測される。

　日本，中国，韓国などの東北アジアでは，腋臭症の人口比率が少ないために問題となる。腋臭症の論文が同地域から多く出ているのも，そのような背景がある。一方，欧米では人口の多くが湿性耳垢であり，臭いは問題にならず，腋窩多汗症が治療対象となる。

　一方，腋窩多汗症についても人種差があるとされる。近年行われた疫学調査において，わが国では有病率 5.75%，発症年齢 19.5 歳と示された。

診断

■腋臭症の診断

　耳垢の性状，家族歴，ガーゼテストにより行う。時に自己臭恐怖症の患者がいるため，総合的に判断し，医学的に腋臭症ではなく自己臭恐怖症と判断された場合には，精神科の判断を仰ぐこともある。

■局所多汗症の診断

　Hornberger らの診断基準をもとになされ（表1），また重症度は Strutton らが提唱した hyperhidrosis disease severity scale（表2）をもとに判断される。腋窩多汗症は全身の多汗を伴わず，手掌の多汗をしばしば伴う。

1. 治療法の適応

表1 重度多汗症の診断

1	最初に症状がでるのが25歳以下であること
2	対称性に発汗がみられること
3	睡眠中は発汗が止まっていること
4	1週間に1回以上多汗のエピソードがあること
5	家族性が見られること
6	それらによって日常生活に支障を来たすこと

原因不明の過剰な局所の発汗が6カ月以上認められ，6項目のうち2項目以上が当てはまるもの
(藤本智子ほか：原発性局所多汗症診療ガイドライン2015年改訂版，日皮会誌125：1379-1400，2015より引用改変)

表2 多汗症重症度の診断
(hyperhidrosis disease severity scale: HDSS)

1	発汗はまったく気にならず，日常生活にまったく支障がない
2	発汗は我慢できるが，日常生活に時々支障がある
3	発汗はほとんど我慢できず，日常生活に頻繁に支障がある
4	発汗は我慢できず，日常生活に常に支障がある

3，4を重症としている
(藤本智子ほか：原発性局所多汗症診療ガイドライン2015年改訂版，日皮会誌125：1379-1400，2015より引用改変)

History & Review

- 耳垢の原因遺伝子マップを明らかにした報告。
Tomita H, Yamada K, Ghadami M, et al: Mapping of the wet/dry earwax locus to the pericentromeric region of chromosome 16. Lancet 359: 2000-2002, 2002
- 乾性耳垢の遺伝子ABCC11(アレルA)の地域差を示した報告。
Yoshiura K, Kinoshita A, Ishida T, et al: A SNP in the ABCC11 gene is the determinant of human earwax type. Nat Genet 38: 324-330, 2006
- 日本の高校生を対象に乾性耳垢の地域差を示した報告。
Super science high school consortium: Japanese map of the earwax gene frequency: a nationwide collaborative study by super science high school consortium. J Hum Genet 54: 499-503, 2009
- 日本人における腋臭症の統計学的調査。
Morioka D, Ohkubo F, Amikura Y: Clinical features of axillary osmidrosis: a retrospective chart review of 723 Japanese patients. J Dermatol 40:384-388, 2013
- 局所多汗症に関する日本の疫学調査。
Fujimoto T, Kawahara K, Yokozeki H: Epidemiological study and considerations of primary focal hyperhidrosis in Japan: from questionnaire analysis. J Dermatol 40: 886-890, 2013
- 皮膚科学会が作成した多汗症ガイドライン。
藤本智子，横関博雄，片山一朗ほか：原発性局所多汗症診療ガイドライン2015年改訂版．日皮会誌125：1379-1400, 2015

第9章 腋臭症・多汗症の治療

2. 薬物療法

森　弘樹

Knack & Pitfalls
◎すべての腋臭症・腋窩多汗症に保存的治療の適応がある
◎制汗剤は殺菌により腋窩の菌を制御し，腋臭を抑制する．ロールオンやスティックタイプが長持ちする
◎塩化アルミニウム製剤は多汗症に対し，表皮内汗管を閉塞させ汗の分泌を抑える効果をもつ
◎ボツリヌストキシンはコリン作動性神経のアセチルコリン放出を抑え，主にエクリン汗腺からの汗を抑える
◎多汗症に対して抗コリン薬は保険適用を有している

エクリン汗腺およびアポクリン汗腺から分泌される汗は無臭であり，エクリン汗が99％以上水であるのに対し，アポクリン汗は水分のほかに蛋白質，脂質，コレステロールなどを含む．これらの成分が皮膚表面の細菌により3-メチル-2ヘキセン酸などの低級脂肪酸や，アンドロステノンなどの揮発性ステロイドに変化し，特有の臭気を生じる．腋窩の常在菌叢のうち，*Staphylococcus*属と*Corynebacterium*属が腋臭の発生に寄与していると考えられている．

保存的治療としては，腋臭については消毒薬で皮膚表面の細菌を制御する方法がある．多汗については，アルミニウム液でエクリン汗腺の分泌を抑えるか，抗コリン作用のボツリヌストキシン局所注射，もしくは抗コリン作用を有する内服薬でエクリン汗腺の分泌を抑える方法などがある．

外用薬：作用機序と効果

■市販薬
消毒作用と制汗作用を合わせもつものとなる．殺菌作用をもつ成分としてトリクロサン，イソプロピルメチルフェノール，塩化ベンゼルコニウム，銀・亜鉛・アンモニウム担持ゼオライトなどがあり，これらの成分を含んだデオドラント剤を用いることで腋窩の細菌数が減少し，腋臭も減少する．

■デオドラント剤
さまざまな種類があるが，スプレータイプは即効性に優れ，ロールオンやスティックタイプは持続性に優れるとされる．

■塩化アルミニウム六水和物
1916年にStillansが水溶液として多汗症の抑制に用いたのが最初であり，現在では処方の第1選択として院内製剤で用いられている．機序としては上皮管腔細胞に障害を与え，表皮内汗管が閉塞し，汗の分泌を抑えるとされる．腋窩については20〜30％溶液を就寝前に効果がでるまで毎日継続する．

ボツリヌストキシン注射：作用機序と効果

ボツリヌストキシンはグラム陽性菌の*Clostridium botulinum*が産生し，A〜G型があり，A型が効力や作用時間から優れている．1996年にBusharaらが腋窩多汗症に対しA型ボツリヌストキシンが有効であることを初めて報告した．現在FDAが認可している製剤として，BOTOX®とDysport®がある．

わが国においては，2012年から重度原発性腋窩多汗症に対して，ボトックス®注用50単位および100単位を用いて健康保険での治療が行えるようになった．なお，この治療を行う医師は講習会を受講する必要がある．

エクリン汗腺は主にコリン作動性の伝達を受ける．一方，アポクリン汗腺は大部分がアドレナリン作動性の伝達を受け，一部がコリン作動性である．ボツリヌストキシンはコリン作動性神経の接合膜からのアセチルコリン放出を抑制するため，主にエクリン汗腺からの汗を抑える．

内服薬：作用機序と効果

抗コリン薬のプロパンテリン臭化物（プロ・バンサイン®）はわが国で唯一，多汗症に対する保険適用を有する内服薬である。

塩酸クロニジン（カタプレス®）は中枢α受容体刺激作用による降圧薬であるが，多汗症に有効であったとする報告がある。

ベンゾジアゼピン系のトフィソパム（グランダキシン®）は各種自律神経失調症に対する保険適用があり，多汗症に有効であったとする報告がある。

これらの内服薬は，常用のほか，汗をどうしてもかきたくない時に頓用で使用することもある。

適応

すべての腋臭症および腋窩多汗症患者に薬物療法の適応がある。腋臭症には前述の各種制汗剤が適応となる。一方，多汗症については原発性局所多汗症ガイドラインによれば，塩化アルミニウムの単純外用が第1選択となる。第2選択はA型ボツリヌストキシンの局所注射療法である。内服療法などはその下の位置づけとなる。

合併症と対策

■塩化アルミニウム

合併症としては皮膚炎がある。外用の中止とステロイド外用を行う。

■ボツリヌストキシン

全身性の神経筋接合部の障害をもつ患者（重症筋無力症など），痙性斜頸において高度の呼吸機能障害のある患者，妊婦またはその可能性のある女性および授乳婦では禁忌である。また，妊娠する可能性のある女性は，投与中および最終投与後2回の月経を経るまでは避妊し，男性は投与中および最終投与後少なくとも3カ月は避妊する。

全身的合併症としては，ショック，アナフィラキシー，血清病（0.01％），眼障害（0.3％），嚥下障害（0.7％），呼吸障害（0.03％），痙攣発作（0.01％）などがある。

局所の合併症としては，発汗（2％），四肢痛（0.7％）がある。また，注射部出血斑，疼痛，腫脹も事前に説明すべきである。

■内服：プロパンテリン臭化物

緑内障，前立腺肥大による排尿障害，重篤な心疾患や麻痺性イレウスを有する患者には禁忌である。副作用としては，眠気，口渇などがある。

ボツリヌストキシン注射療法

- 皮内に膨疹を作るように局所注射する

❶ 注射部位と量

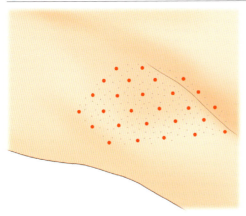

必要に応じてヨウ素でんぷん反応で発汗範囲を確認する。施術30〜60分前にリドカイン・プロピトカイン配合クリーム（エムラ®クリーム）を塗布しておく。

腋窩の発汗部位に1〜2cm間隔でマーキングする。15〜25カ所程度となる。効果のない部分を最小限に留めるため，注射位置を等間隔に配置することが推奨される。

片腋窩あたりボトックス®50単位を標準として用いる。50単位を2.5mlに溶解し，1単位0.05mlとする。注入には1mlのシリンジと30G針を用いる。

❷ 方法

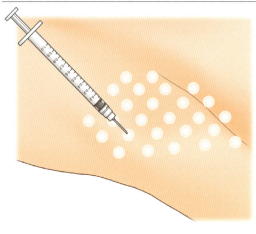

1カ所について2単位，皮内投与する。注射針は針先端の斜め部分を上にして，皮膚表面に対し45°の角度で約2mmの深さへ皮内注射し，膨疹を作るようにする。

❸ 術後管理

再投与は前回の効果が減弱した場合に行うが，4カ月以内の再投与は避ける。

Advice
・5%程度で効果が少ない症例がある。

History & Review

- 腋臭原因菌および制汗・デオドラントの解説。
  遠藤祐子, 臼倉淳：消毒薬で腋臭の原因菌を減らす（Part.1）腋窩常在菌の制御による腋臭予防と緩和. 形成外科 59：S44-S49, 2016
- 臭いの原因物質に関する解説。
  乾重樹：消毒薬で腋臭の原因菌を減らす（Part.2）. 形成外科 59：S50-S53, 2016
- 塩化アルミニウム外用の最初の報告。
  Stillians AW: The control of localized hyperhidrosis. JAMA 67: 2015-2016, 1916
- 皮膚科学会が作成した局所多汗症ガイドライン。
  藤本智子, 横関博雄, 片山一朗ほか：原発性局所多汗症診療ガイドライン2015年改訂版. 日皮会誌 125：1379-1400, 2015
- 腋窩多汗症にA型ボツリヌストキシンを用いた最初の報告。
  Bushara KO, Park DM, Jones JC, et al: Botulinum toxin-a possible new treatment for axillary hyperhidrosis. Clin Exp Dermatol 21: 276-278, 1996
- ボツリヌストキシン治療の解説。
  淺岡匠子, 新橋武：腋窩の乾燥を保つ3) A型ボツリヌス毒素（1）Part. 1. 形成外科 59：S63-S67, 2016
- 多汗症に対する内服治療の解説。
  羽白誠：腋窩の乾燥を保つ2) 内服薬（抗コリン薬・向精神薬など）. 形成外科 59：S58-S62, 2016

第9章 腋臭症・多汗症の治療

3. 手術療法

森　弘樹

◎皮弁法（切除剪除法）は4cm程度の瘢痕を残すが，特殊器具を要さず，最も確実な効果が期待できる
◎ほかには小切開と特殊機器を用いた手術（稲葉法，クワドラカット法，超音波破砕吸引法），そしてマイクロ波を用いた非観血的治療がある

適応

腋臭症においては，制汗剤で満足が得られない場合に適応となる。多汗症においては，塩化アルミニウムなどの保存療法で満足が得られない場合に適応となるが，手術による改善は腋臭症に比べて少ないため，慎重に判断する。

手術法の選択

これまでさまざまな方法が開発されてきたが，わが国で広く行われている方法としては，直視下に行う皮弁法（切除剪除法）がある。高齢者の場合，皮膚に余裕があれば有毛部皮膚切除法も用いられる。そのほかに小切開と特殊機器を用いた手術（稲葉法，クワドラカット法，超音波破砕吸引法），そしてマイクロ波を用いた非観血的治療がある。

■皮弁法（切除剪除法）
　特殊な器具を要しないため，すべての施設で選択できる。効果も確実で再発率も低い。

■皮下組織削除法（稲葉法）
　小切開から皮下剥離を行い，ローラーと刃が付いた皮下組織削除器を用いて汗腺を削り取る方法である。

■クワドラカット法
　小切開から関節鏡手術に用いる電動シェーバーを用いる方法である。

■超音波破砕吸引法
　小切開からSONOPET®などの超音波吸引器を用いて破砕・吸引する方法である。

■マイクロ波
　ミラドライ®は5.8GHzのマイクロ波を利用した非観血的汗腺除去器で，2018年6月に日本での薬事承認を得た。汗腺組織は多くの水分を含む。マイクロ波は水に吸収されやすいため治療効果を発揮し，手術治療に匹敵するほど汗腺組織の消失が得られるとされる。

　これらの術前には下記を説明する。
1. 臭いは術前より減少する。
2. 汗の量は臭いの減少に比べると少ない。
3. 他部位（外耳，陰部，乳輪など）のアポクリン汗腺は残存するため，体臭はゼロにはならない。
4. 腋毛は減少する。

合併症と対策

切開を行う方法では，以下の合併症を術前に十分説明しておく。

■創縁壊死
　皮弁を薄くしすぎたりすると起こるが，おおむね1～2週で治癒する。

■血腫
　タイオーバーを越えて皮下出血斑が出る，疼痛を訴えるなどの兆候がある。広範囲の場合は血腫除去を行う。

第9章 腋臭症・多汗症の治療

■瘢痕拘縮

皮弁を薄くすると，術後に皮弁と下床とが強く癒着する結果，皮弁の収縮や拘縮が生じ，剥離部は皺状の凹凸を呈する。

ほかに肥厚性瘢痕，一時的な手指知覚鈍麻などが起こることがある。

皮弁法（切除剪除法）

KEY POINTS
- 皮膚に沿って剥離を行えば自然とアポクリン汗腺直下の層となる
- 皮膚を反転し，指の腹に乗せて厚みを感じながらアポクリン汗腺と毛根を剪除する
- 手術によって腋臭の自覚は術前の10から1～2程度に改善し，腋窩多汗は10から3～5に改善する

❶ デザイン

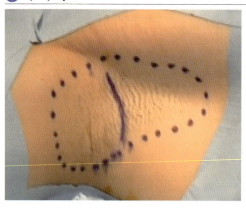

▶**体位**

仰臥位で肩関節外転，肘関節屈曲，上腕外旋として手関節下に枕を置く。離被架を設置する場合は頭側に支柱を立て，顔～胸部に横棒を渡す。

マーキング

腋毛のある範囲の5mm程度外側をマーキングし，剥離の目安とする。切開線はほとんどの場合，しわに平行な1本線で行う。おおむね4cm程度の切開線となる。

▶**麻酔**

局所麻酔で行う場合，1％キシロカインEを2倍に薄めて使用する。全身麻酔で行う場合も同液もしくは20万倍ボスミン®液を使用する。

23G長針などで周囲から浸潤麻酔を行う。神経血管束が直下にあることを念頭に置き，剥離する層に注入するように心がける。

❷ 剥離・アポクリン汗腺切除

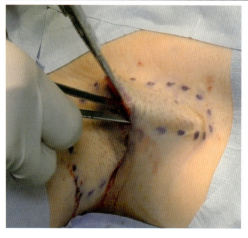

1. 切開・剥離

皮膚切開を行うと直下に赤みがかったアポクリン汗腺が見える。スキンフックをかけて皮膚を水平方向に引き，平らにして形成剪刀を入れ，皮下に剪刀を添わせて剥離する。剪刀を閉じた状態で進め開く。残った索状物をわずかに開いた剪刀で押切る。この操作を繰り返し，予定範囲を皮弁状にする。

Advice
・正しい切開および剥離操作が行われると，ここまで止血操作はほぼ不要である。

3. 手術療法

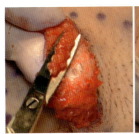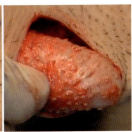

2. 剪除

親指で皮膚を反転し，皮膚表面から示指，中指を当て，その腹に乗った部分を鋭曲剪刀で剪除する。アポクリン汗腺と毛根はできるだけ剪除する。はっきり見える真皮下の血管は温存し，エクリン汗腺や皮脂腺は真皮の浅いところに存在するため無理に剪除しない。剪除が終わると白い真皮と皮脂腺が見える。

Advice
・必ず指の腹に皮膚を乗せて厚みを感じながら剪除を行う。

❸ 固定

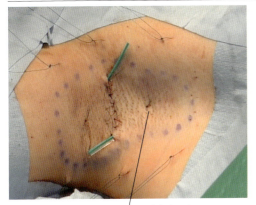

必要に応じてキルティング縫合を行う

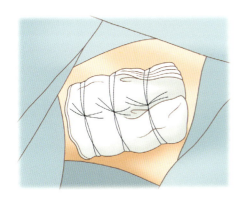

1. 止血・縫合

腋窩筋膜上と剥離した辺縁部をよく止血する。止血後50ml程度の温めた生理的食塩水で洗浄する。出血の有無を再度確認する。

2. 縫合

5-0ナイロン糸を用いて皮膚縫合を行う。この段階でペンローズドレーンを5mm幅にして2箇所に留置する。間を単結節縫合で補う。

タイオーバー固定は4-0単糸ナイロン糸を用いて行う。糸をかける位置は腹側および背側に3～4箇所ずつとし，背腹の向かいあう糸同士を結ぶ。ガーゼ5～8枚程度を置いてタイオーバー固定を行う。その上にガーゼを置き，伸縮テープで圧迫の補強を行う。

Advice
・術後の肢位を意識してタイオーバーおよびドレッシングを行う。
・縫合糸痕を避けるため，タイオーバーは単糸ナイロン糸を用いる。

❹ 術後管理

4～5日後にタイオーバー除去，ドレーン抜去を行う。皮弁辺縁の色調不良があれば軟膏処置を継続する。10日目ころに抜糸を行う。辺縁潰瘍を生じた場合は軟膏処置を1～2週継続する。2週目からは肩可動制限をなくし，積極的に動かしてもらう。

3～6カ月後に前述の効果が得られているかを確認する。腋毛がまばらで臭いの減少が得られていれば，手術効果があると判断できる。

第9章 腋臭症・多汗症の治療

症例 37歳，女性，腋臭症，切除剪除法

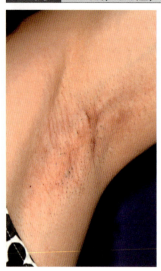

1本切開による皮弁法（切除剪除法）を施行し，臭いは術前を10として1〜2程度となった．術後6カ月の状態である．

術後6カ月

History & Review

- 腋臭症治療に関する最近のシステマティックレビュー．
  Shin JY, Roh SG, Lee NH, et al: Osmidrosis treatment approaches: a systematic review and meta-analysis. Ann Plast Surg 78: 354-359, 2017
- 剪除法の解説．
  森弘樹，岡崎睦：汗腺を直接減らす 1)特殊機器を要しない手術 (1)皮弁法—横切開による汗腺剪除法—．形成外科 59：S82-S86，2016
- 皮下組織削除法の解説．
  稲葉義方：汗腺を直接減らす 2)特殊機器を要する手術 (1)皮下組織削除法（稲葉法）．形成外科 59：S97-S103，2016.
- クアドラカット法の解説．
  新垣実，野村紘史：汗腺を直接減らす 2)特殊機器を要する手術 (2)クワドラカット—汗腺除去— ① Part.1．形成外科 59：S104-S108，2016
- 超音波破砕吸引法の解説．
  鈴木敏彦，武田啓：汗腺を直接減らす 2)特殊機器を要する手術 (4)超音波破砕粉砕吸引—汗腺除去— ① Part.1．形成外科 59：S121-S128，2016．
- マイクロ波の解説．
  清水祐紀，佐々木英悟：汗腺を直接減らす 2)特殊機器を要する手術 (5)マイクロ波（ミラドライ®）—汗腺破壊—．形成外科 59：S134-S140，2016

形成外科治療手技全書 VII
美容医療

第10章 外陰部形成術

第10章 外陰部形成術

1. 包茎の治療

土井秀明

Knack & Pitfalls
- 包茎とは包皮が亀頭を覆い，亀頭が露出していない状態を言い，疾患としての定義はなされていない
- 包皮を翻転して亀頭が露出できないものを真性包茎，露出できるものを仮性包茎という
- 包皮を翻転した際に，絞扼を生じる場合を嵌頓包茎という
- 真性包茎であっても，必ずしも手術が必要とは限らない
- 包茎手術による性機能の改善は，エビデンスがないために証明されていない
- 主な包茎の術式は環状切開法と背面切開法であるが，美容目的には環状切開法が適している

適応

陰茎が勃起していない時に，包皮が亀頭を覆い隠している状態を包茎（phimosis）といい，用手的に包皮を翻転して亀頭が露出できないものを真性包茎，できるものを仮性包茎と称する。真性包茎で排尿や性交に問題を生じる場合のみならず，見かけを気にする場合は仮性包茎でも手術が適応される。

手術法の選択

包茎手術では，主に背面切開法と環状切開法が行われている。美容目的で成人を対象とする場合，余剰皮膚が残存し整容的に劣る背面切開法は適応とならず，環状切開法が選択される。

環状切開法では，陰茎の基部，中央，冠状溝近傍のいずれかに切開線が置かれるが，美容外科では冠状溝近傍にデザインされることがほとんどである。

合併症と対策

■出血と血腫形成

術中の丁寧な止血操作が必要となる。特にエピレナミンを含有した局所麻酔薬を使用した場合は注意が必要である。

少量の出血であれば伸縮包帯を厚く巻いて圧迫固定を行うが，持続する鮮紅色の出血や明らかな血腫形成が見られた場合は，止血処置や血腫除去も考えなければならない。

■浮腫と腫脹

伸縮包帯を軽く厚めに巻いて，ブリーフのように体に密着する下着を使用し亀頭を上に向けておくと早期に解消するものである。包皮小帯付近の浮腫は1〜2週間遷延する場合もある。

■創部感染

時に見られるが，たいていは抗生物質の内服で軽快する。糖尿病などの基礎疾患があると壊疽性筋膜炎（Fournier's gangrene）を生じる可能性もある。

■創離開，肥厚性瘢痕

感染や出血による創離開は，ワセリン軟膏を塗布する程度で上皮化することが多い。肥厚性瘢痕を生じたり，太い吸収糸の使用による嚢腫形成が起こったりすると，再手術を行う場合もある。

■切除過剰

亀頭を持ち最大に牽引して切除量を決定するが，過剰切除は修正が困難であるので，控えめの切除を心掛けなければならない。

手術手技

KEY POINTS
- 冠状溝から包皮内板を多く残すと，外板との色調の違いが目立つ
- 包皮小帯部分を少し長めに残すようにする
- 最大伸展位で皮膚切除量を決定すると，勃起時の引きつれを避けることができる

❶ デザイン

亀頭部分をつまむようにし，最大伸展位になるように牽引する．この状態で冠状溝を1cm程度覆うように包皮外板の切開線をデザインする．次いで包皮を飜転し，冠状溝から約1cm中枢側に包皮内板の切開線をデザインする．包皮小帯部分は約2cmの長さの三角弁を作る．この三角弁に対向する包皮外板の切開線に三角弁を入れる切開あるいは皮膚切除をデザインする．絞扼が強い場合は，この三角弁を使いY-V形成術を行うこととなる．

局所麻酔は，1%リドカインを用い，陰茎基部あるいは切開部皮下に輪状に注入する．背側はやや多めに注入する．

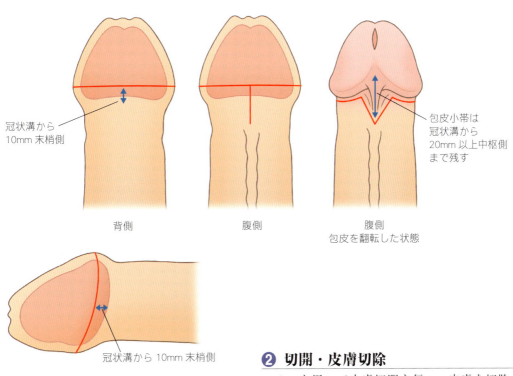

❷ 切開・皮膚切除

メスを用いて皮膚切開を行い，皮膚を切除する．剥離層はできるだけ皮膚と疎性結合組織の間とし，血管網を温存するようにしながら，出血点は丁寧に止血する．

第10章 外陰部形成術

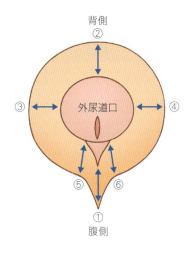

❸ 縫合

①包皮小帯三角弁の先端，②背側正中，③④先の縫合の中点，⑤⑥包皮小帯三角弁の基部を順に6-0合成吸収糸で縫合し，残りは連続縫合を行う。

Advice
- 必要に応じてモスキート鉗子や牽引糸を使用し，陰茎を直立するような状態にすると手術操作が容易となる。

❹ 術後管理

抜糸までは，縫合部に抗生物質含有ワセリン軟膏を薄く塗布し，伸縮包帯を圧迫しすぎないように数周巻く。排尿などによる汚染があれば，自身で包交を行うように指導する。浮腫を軽減するため，術後1～2週間は密着した下着で亀頭が上を向くように保持させる。シャワー浴は翌日から，湯船の使用は抜糸翌日からとする。

- 冠状溝直下のデザインでは，絞扼輪の残存が問題となることが多い。Z形成などを追加すると縫合創が目立つこととなるため，術前にしっかりと確認する必要がある。

症例　36歳，男性，仮性包茎

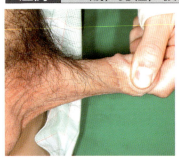

術後6カ月

仮性包茎に対する環状切開術を行った。
術後6カ月，亀頭をつまんで最大伸展位にしても包皮に余裕がある状態を示す。縫合創も冠状溝に沿っており目立たない。

History & Review

- 包茎を含む，外性器の美容外科治療の紹介。
  土井秀明，藤本卓也：外性器の美容外科．PEPARS 137：49-54，2018
- 泌尿器科医の行う環状切開術を詳細に紹介
  三品輝男：環状切開術．泌外 7：1135-1139，1994
- 泌尿器科医の行う環状切開術を詳細に紹介。
  林祐太郎，田貫浩之，最上徹：日帰り手術6 包茎環状切開術．臨泌 50：499-502，1996
- 重篤な合併症の報告。
  渡辺頼勝，阿川かおり，秋月種高：包茎専門美容外科クリニックにおける術後尿道欠損の1例．形成外科 58：1102-1106，2015
- 包茎の問題点と環状切開術の合併症の紹介。
  折笠精一：泌尿器学ことはじめ　環状切除と割礼（6）．泌外 26：1399-1403，2013
- 本邦における包茎手術の歴史の紹介。
  折笠精一：泌尿器学ことはじめ　環状切除と割礼（7）．泌外 26：1539-1542，2013

2. 小陰唇肥大の治療

土井秀明

- ◎小陰唇の大きさ，形状，色調は，人種差や個人差が大きい
- ◎切除量は不自然にならない範囲で患者の希望に合わせる必要がある
- ◎腫瘍などによる増大以外の小陰唇形成手術の目的は，主に刺激による痛みや違和感を解消することと，見た目を改善することである
- ◎辺縁切除術の場合，上下の切除端を直線状にするとドッグイヤーが目立つので，できるだけ形状に沿った曲線的なデザインを行う
- ◎縫合糸痕が残りやすいので，早期の抜糸が推奨されている

適応

小陰唇の機能は，尿線を誘導する，性交時に陰茎を刺激するなどとされているが，その正確な機能は解明されていない。

治療目的としては，摩擦や刺激による痛みや刺激症状の緩和，左右差の改善，見た目の改善であるので，手術の適応は基本的に患者の要望により決定されることがほとんどである。

手術法の選択

各種の術式が考案され報告されているが，効率的に小陰唇を縮小することが可能で，色素沈着の強い部分が切除できる術式は，辺縁切除法である。

合併症と対策

■後出血と血腫形成

術中の丁寧な止血操作が必要となる。特にエピレナミンを含有した局所麻酔薬を使用した場合は注意が必要となる。

少量の出血であれば，月経に準じて生理用品を使用することで十分である。持続する鮮紅色の出血や母指頭大以上の血腫形成が見られた場合は，止血処置や血腫除去も考えなければならない。

■浮腫と腫脹

伸縮性に富む組織であることと末端部であることから，強い腫脹が出ることもある。切除が不十分ではないかと不安を感じる場合もある。

■創部感染

発生頻度はそれほど高くない。シャワーなどによる洗浄が有効である。

■創離開

早期の抜糸によりまれに見られるが，ワセリン軟膏を塗布する程度で，数日後には上皮化する。

■切除不足，切除過多と左右差

切除過多は再手術が困難であるが，患者満足度の面からは，切除不足の方が問題となりやすい。

粘膜側は，ピオクタニンなどの色素が消えやすいので，局所麻酔の際にデザインに沿って注射針を刺入し，点状出血を作っておくとよい。

■縫合糸痕

合成吸収糸による数カ所の中縫いと，術後4日ごろの早期の抜糸が推奨されている。

第10章 外陰部形成術

手術手技

KEY POINTS
- 患者と話し合い，切除範囲と切除量についてしっかりと決定しておく
- 上下の切除端を直線状に切除すると両端のドッグイヤーが問題となる
- 吸収糸で縫合しても早期の抜糸が必要となる

❶ デザイン

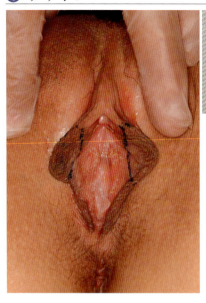
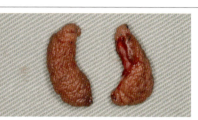

ピオクタニンか油性マジックでデザインを行う。
エピレナミン加1%リドカインで局所麻酔を行う。

Advice
- デザインに沿って注射針を刺入し，出血点でデザインを確認できるようにする。
- 局所麻酔はやや多めにし，皮膚を膨らませるようにすると切開しやすい。

❷ 切開・皮膚切除

15番メスで皮膚切開を行い，皮下組織は剪刀で切断する。
バイポーラーか電気メスで丁寧に止血する。

Advice
- 頭側のデザインを延長すると陰核包皮切除も同時に行うことができる。

❸ 縫合

6-0程度の合成吸収糸を用いて，数カ所の中縫いを行う。ロック付きの連続縫合を行う。

❹ 術後管理

抗生物質含有ワセリン軟膏を塗布し，生理用品を使用する。毎日シャワーなどで洗浄を行わせる。
術後4日に抜糸を行う。

- 縫合糸は，ポリジオキサノン（PDS®など）よりも柔らかいポリグラクチン910（バイクリル®など）の方が縫合糸痕が付きにくい。

症例　27歳，女性，小陰唇辺縁切除術

左右差はないが，見た目の改善を希望して来院した。色素沈着の強い部分の切除を希望したため，希望どおりの切除を行った。

術後1カ月，左右差もなく，満足できている。

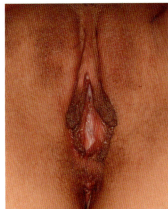
術前

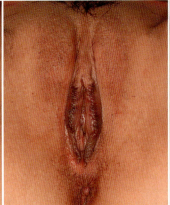
術直後

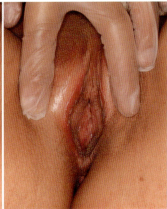
術後1カ月

History & Review

- 小陰唇肥大を含む，外性器の美容外科治療の紹介。
  土井秀明，藤本卓也：外性器の美容外科．PEPARS 137：49-54，2018
- 小陰唇肥大に対する各種術式の比較検討。
  西村怜，木内達也：小陰唇の高度肥大を認めた1例．日形会誌 38：383-387，2018
- 小陰唇辺縁部を温存する術式の紹介。
  梅沢文彦：小陰唇縮小術の一方法．日美外会誌 19：19-21，1980
- 小児例を中心とした症例報告。
  福屋安彦，尾崎正美，大隅昇ほか：小陰唇肥大症の治療経験．日美外報 9：114-119，1987
- 辺縁切除法の代表的な文献。
  Hodgkinson DJ, Hait G: Aesthetic vaginal labioplasty. Plast Reconstr Surg 74: 414-416, 1984

形成外科治療手技全書 VII
美容医療

第11章 刺青の治療

p.311

第11章 刺青の治療

刺青の治療

林　洋司

Knack & Pitfalls

◎刺青には装飾刺青，美容刺青，外傷性刺青の3種があり，装飾刺青が最も治療に難渋する
◎刺青治療には外科的治療とレーザー治療があり，近年はレーザー治療が主流である
◎刺青の色によって波長の異なるレーザーを使い分ける必要がある．黄色，白色の刺青には効果が少ない
◎赤色，肌色，白色の刺青にはレーザー照射で黒色変化するものがあり，注意を要する
◎玄人彫り刺青は，素人彫り刺青よりもレーザー治療回数を多く要し，完全除去が困難なこともある
◎ピコ秒レーザーの治療効果は，Qスイッチレーザーよりも明らかに高く，治療回数も少なくてすむ

適応

　刺青は，装飾刺青（decorated tattoo），アートメイクなどの美容刺青（cosmetic tattoo），外傷性刺青（traumatic tattoo）に大別される．
　患者が希望すれば，すべての刺青が治療対象となるが，病変が広範囲に及ぶ場合には，治療期間が長くなり治療費も高額となるため，全範囲の治療ができないことも多い．
　治療前に患者と相談して治療部位の優先順序を決定し，さらに治療範囲を限定することなども必要である．また患者の社会的背景（経済状況，特殊な団体に所属など），治療の理由（就職，結婚など）などを十分に考慮して治療を開始すべきである．

治療法の選択

　従来より，切除，植皮などの外科的治療が行われてきたが，1980年代よりレーザー治療が登場し，徐々に主流となりつつある．
　患者の治療を受ける動機や経済状況，刺青の部位・面積・色などを考慮して治療法を選択する．

■外科的治療
●切除法
　手技が簡便で瘢痕も目立ちにくいが，切除できる面積は限られる．
●植皮法
　広範囲を治療できるが，採皮部が必要となり，瘢痕の面積を増やすことになる．
●剥皮法
　瘢痕が目立つため，刺青皮膚から分離した表皮移植や培養表皮移植などを追加する場合が多い．単純な植皮法より応用範囲が広いが，実施できる施設は限定される．

■レーザー治療

　Qスイッチレーザー（以下，QSL）治療が主流であるが，最新のピコ秒レーザー（以下，PSL）治療も普及しつつある．QSLには，ルビー（以下，QSRL），アレキサンドライト（以下，QSAL），Nd:YAG（以下，QSYL）の3種がある．PSLには，アレキサンドライト（以下，PS-Alex）とNd:YAG（以下，PS-YAG）の2種がある（表1）．
　レーザー波長には色素選択性があるので，刺青の色によってレーザーを使い分ける必要がある（表2）．黄色刺青にはQSLでは効果がないが，PS-YAG（532nm）では効果が認められる．
　間隔を空けた複数回の治療が必要であり，また一度に広範囲を照射することは困難であるので，時間的余裕のない患者には適さない．外科的治療に比して，侵襲が少ない，表面麻酔で治療可能である，術後瘢痕が少ないなどの利点がある．整容的には最も優れた治療法であり，露出部の刺青には最適である．特に最新のPSLは，QSLよりも明らかに治療効果が高く，今後の刺青治療の第1選択となる．

表1 刺青治療用レーザー

レーザー	波長	パルス幅
Qスイッチレーザー		
ルビー	694nm	20nsec
アレキサンドライト	755nm	50nsec
Nd：YAG	1,064nm (532nm)	6nsec
ピコ秒レーザー		
Nd：YAG	1,064nm	450psec, 750psec
	785nm, 670nm	300psec, 660psec
	532nm	370nsec, 375nsec, 750psec
アレキサンドライト	755nm	750psec

ピコレーザーの波長，パルス幅はメーカーにより異なる

表2 刺青の色に対する各レーザーの有効性

レーザー	波長	黒	緑	赤	青	黄	白
Qスイッチレーザー							
ルビー	694nm	＋＋＋	＋＋	－	＋	－	－
アレキサンドライト	755nm	＋＋＋	＋＋	－	＋	－	－
Nd：YAG	1,064nm	＋＋＋	－	－	＋	－	－
Nd：YAG	532nm	＋	－	＋＋	－	＋	－
ピコ秒レーザー							
Nd：YAG	1,064nm	＋＋＋	＋	＋	＋＋	－	－
Nd：YAG	532nm	＋＋	－	＋＋＋	＋	＋＋	－
アレキサンドライト	755nm	＋＋＋	＋＋＋	＋	＋＋	－	－

合併症と対策

■外科的治療後の肥厚性瘢痕

治療目的はあくまでも刺青除去であり，整容的治療ではないことを事前に説明しておく．

■レーザー治療後の瘢痕形成

初回治療や色の濃い面状病変では色素含有量が多く，初回に高いエネルギー密度で照射すると損傷が大きく瘢痕を生じやすい．このような症例ではエネルギー密度を低めに設定し，徐々に高くしていくことが重要である．

■レーザー治療後の色素脱失

高いエネルギー密度での照射を繰り返しすぎると起きやすい．低めのエネルギーを使用し，治療間隔を長くすることが防止策となる．

■レーザー治療後の色素沈着

本来の皮膚色の濃い症例で起きやすい．遮光の徹底や波長の長いレーザーを用いることが対策となる．

第11章 刺青の治療

レーザー治療

KEY POINTS
- 色素沈着，色素脱失，瘢痕形成などの合併症の可能性，また完全除去できないこともあることを術前に十分説明しておく

❶ 麻酔

7％リドカイン軟膏やエムラ®クリームによる表面麻酔で行う。

❷ 照射法

出力設定は，照射直後の皮膚の白色変化（IWP）を参考にする。低いエネルギー密度から開始し，治療回数を重ねるごとに，治療効果を参考にしながら徐々に出力を高くしていく。

黒色以外の美容刺青では何回も重ねて刺青を入れているケースがあり治療に難渋することもあるので，本治療の前にテスト照射をした方がよい。

Advice
・赤色，肌色，白色の刺青色素で金属（酸化鉄やチタン）を含有するものでは，レーザー照射で黒色変化を呈することがあり，注意を要する。
・このように事前の患者への説明や試験照射が必要であり，また黒色変化が起きた場合は追加照射により色調が改善することもある。

❸ 施術後管理

皮膚表面が乾燥するまで（通常は5～10日）ワセリン軟膏を塗布し，ガーゼで被覆する。上皮化後は，露出部ではサンスクリームなどによる遮光が必要である。

繰り返し治療の間隔は，QSLで2～3カ月，PSLで1～2カ月である。

著者からのひとこと
- レーザー照射に熟練すると，エネルギー密度を固定しディスタンスゲージにこだわらずにハンドピースを皮膚面から遠ざけたり近づけたりして，実際の照射エネルギーを調整することができる。

症例 34歳，男性，左上肢，装飾刺青

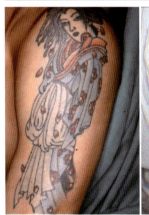
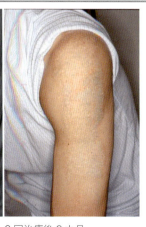

治療前　　　　8回治療後2カ月

黒色，青色，赤色，橙色で構成された多色刺青である。黒色，青色はQSAL（7.5J/cm²）で，赤色，橙色はQSYL（532nm）で照射した。2カ月間隔で8回治療した。

最終治療後2カ月で，刺青色は除去されている。

History & Review

- 刺青除去創に表皮移植を最初に施行。
 Hosokawa K, Hata Y, Yano K, et al: Treatment of tattoos with pure epidermal sheet grafting. Ann Plast Surg 24: 53-60, 1990
- Qスイッチルビー，Nd：YAGレーザーによる刺青治療。
 Kilmer SL, Anderson RR: Clinical use of the Q-switched ruby and the Q-swithed Nd: YAG（1064nm and 532nm）lasers for treatment of tattoos. J Dermatol Surg Oncol 19: 330-338, 1993
- ピコ秒レーザーとQスイッチレーザーの刺青治療効果の比較。
 Ross V, Naseef G, Lin G, et al: Comparison of responses of tattoos to picosecond and nanosecond Q-switched neodymium: YAG lasers. Arch Dermatol 134: 167-171, 1998
- ピコ秒レーザーによる青色・緑色刺青の良好な治療効果。
 Brauer JA, Reddy KK, Anolik R, et al: Successful and rapid treatment of blue and green tattoo pigment with a novel picosecond laser. Arch Dermatol 148: 820-823, 2012
- ピコ秒レーザー（532nm）が黄色刺青の治療に有用。
 Alabdulrazzaq H, Brauer JA, Bae YS, et al: Clearance of yellow tattoo ink with a novel 532-nm picosecond laser. Lasers Surg Med 47: 285-288, 2015
- わが国の各種の刺青に対する具体的なQスイッチレーザー治療。
 林洋司：刺青の除去；Qスイッチレーザーを用いた治療. 形成外科 60：155-163, 2017

形成外科治療手技全書 VII

美容医療

第12章 知っておきたい知識

第12章 知っておきたい知識

1. 美容外科の歴史

大慈弥裕之・白壁征夫

美容外科の歴史のあらまし

■19世紀末の西欧
近代美容外科の始まりは，1845年，ドイツの形成外科医である Johann Friedrich Dieffenbach による鼻の縮小手術とされている[1)2)]（図1）。19世紀後期には，米国やドイツを中心に整鼻術や隆鼻術などの鼻の手術が発展・普及した[3)]。

■20世紀以降
20世紀に入ると，美容外科手術は眼瞼や顔のしわ取り，乳房へと拡大していった。この美容外科発祥の時期，1928年に形成外科手術書を出版した Jacques Joseph の功績は大きい。20世紀前期には，顔や眼瞼のしわ取り，耳の手術，腹部のしわ取り，乳房縮小術，ワセリンやパラフィン注入による豊胸術が行われた[1)3)]。

20世紀中期になると，近代形成外科を確立した英国の Gillies，米国の Kazanjian，Blair，スエーデンの Skoog らの活躍により，美容外科手術も技術が進歩し，さらに普及した[3)]。

■米国美容外科学会（ASAPS）と国際美容外科学会（ISAPS）の設立
1967年に結成された組織が母体となり，1969年に米国美容外科学会（ASAPS）を設立した。その当時，美容外科を行う外科医は胡散臭いと見なされ，形成外科の主流からは外れていた。このようななか，ASAPS は美容外科の教育や研究，患者の医療安全を推進し，社会に美容外科の意義を提唱する団体として活動した。会員資格に米国形成外科専門医であることを求め，倫理規定に従わせるなど厳しい基準を設けることで，会員の質を担保した。1972年には各国の形成外科学会正会員で構成される国際美容外科学会（ISAPS）が設立された。このような活動を続けた結果，現在，欧米での美容外科の地位は向上し，形成外科の中でも主流の1つになるまでに発展した[4)5)]。

■わが国の美容外科
わが国での美容外科の最初の記述は，1896年に浜松の美甘光太郎が行った眼瞼手術である。これは世界初の二重瞼手術である[6)]（図2）。20世紀前期には象牙を用いた隆鼻術，重瞼術が行われて

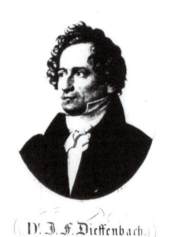
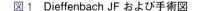
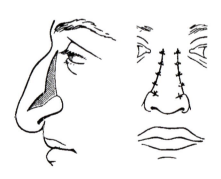

図1　Dieffenbach JF および手術図

いた[7) 8)]。

1933年には女性美容外科医であるNoelが来日して下眼瞼のしわ取り手術を行った。わが国では，大正から昭和初期にかけて欧州から美容外科手術が紹介され，眼科，耳鼻科，外科などの医師により手術が行われるようになった[9)]。

1948年前後からは，ワセリンやパラフィンによる非吸収性注入物が導入され，一部の美容外科（当時は美容整形外科）医により，肉質注射と称し宣伝され，数多くの女性が施術を受けた[9) 10) 11)]。これらは，いずれも組織反応が強く，高度な異物反応による変形，発赤，硬結といった症状が出現した。1960年代には，2件のワセリン注射による豊胸術後の死亡事故が報告され，社会問題となった[9) 12)]。

■日本の美容医学系学術団体の歴史
（JSAPSとJSAS）

わが国における美容外科の最初の団体は，1948年に十仁病院の梅澤文雄が中心となって発足した日本美容医学研究会である。翌年に文部省より財団法人の認可を受け，1966年にはこれが母体となり日本美容整形外科学会が発足した。

他方で，東京大学整形外科の三木威勇治が中心となり，形成外科学会の前身となるPlastic Surgery研究会が1957年に発足した。翌年には日本美容形成外科学会となり，1962年には日本形成外科学会に名称変更された。

1975年に形成外科が標榜科として認められたのち，美容外科の学術活動を目的に大森清一が中心となり，1977年に日本整容形成外科研究会が発足した。

1978年には美容外科が標榜科として国会で正式に承認された。これを受けて形成外科系の医師たちにより日本美容外科学会（JSAPS）が発足した。一方，日本美容整形外科学会を設立して活動していた主に開業医グループの医師たちも，ほぼ同じころに日本美容外科学会（JSAS）を発足させた。以来それぞれ独自に活動しているが，同名の学会の併存は現在でも課題であり，解決を残している。

なお，JSAPSは形成外科を基盤として，入会にあたっては米国と同様に日本形成外科学会正会員の資格を求めている。また，日本美容医療の正常化とレベルアップを目指して，厚労省・日本医師会・日本美容外科学会（JSAPS）の3者によって設立された公益社団法人日本美容医療協会と密接な関係を持っている[3) 13)]。

美容手術の歴史

■鼻

欧米では鼻を小さくする美容外科手術が広まった。初期にはDieffenbach[2)]やJacques Joseph[14)]が外部からのアプローチによる整鼻術を行った。その後，鼻内法に変わり，整鼻術に対する現在の標準手術の基礎を築いた。20世紀初頭には鼻内法での象牙を用いた隆鼻術も行われていた[8)]。

わが国では，1928年，耳鼻咽喉科の西端驥一が象牙を用いた最初の隆鼻術を報告した[7)]。1936年には千葉眞一がパラフィン注入による隆鼻術を

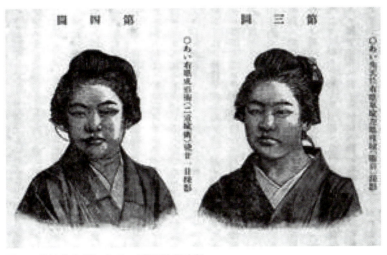

図2　美甘光太郎による二重瞼形成手術

報告した[15]。

■顔面の異物注入

1900年，ドイツでRobert Gersunyが顔面の欠損に対してワセリン注入を用いた治療を報告した[16]。1904年にはMillerがパラフィン注入による鞍鼻の矯正治療を報告している[1]。これらを先達がわが国に導入した[8]。しかし，ワセリンやパラフィン注入は異物反応が強く，パラフィノームと言われる腫瘤が出現した。欧米では，これらの治療は1950年代には消滅した[1]。

■眼瞼

1906年にCharles Conrad Millerが，下眼瞼のたるみに対する皮膚切除術を報告した[1) 17)]。Frederick Strange Kolleは，下眼瞼のしわ取り手術を得意とし，1911年にPlastic and Cosmetic Surgeryと題した本を出版した[18]。1924年，Bourguetは袋状眼瞼に対して，結膜内からのアプローチによる眼窩脂肪ヘルニア修正術を報告している[3]。

わが国では，1926年に内田孝蔵が縫合法による重瞼術を報告した。1956年，子息の内田準一はこれを発展させ，縫合糸を埋没する縫合糸法（埋没法）を開発した[9) 19)]。

■フェイスリフト

最初の顔面のしわ取り手術は，1912年に発表したベルリンのEugen Hollanderとされているが，皮膚を一部切除するだけだったので，効果が薄かった[1]。1931年，Erich Lexerは，側頭部から耳垂周囲，耳後部にかかる皮膚切開を行い，現在の標準的手術法に近いものになっている[20]（図3）。さらに1976年，MitzとPeyronieによるSMASの応用が，好結果を持続させるのに有効ということから注目され，フェイスリフトの標準手術として世界に広まった[21) 22)]。

■乳房縮小術

乳房縮小術に関する最初の報告は，1928年のBiesenbergerである。乳腺を有茎弁とし，周囲皮膚を広範囲に剥離移動する方法であったため，乳頭壊死が問題となった。次に，1930年，Schwarzmannが乳頭の血行に注目し，乳輪乳頭をdermal pedicleとして移動させる方法を報告した[1) 3) 23)]。その後，乳房縮小術は，1960年のStrombeck[24]の研究により急速に進歩し，Pitanguy（1967）[25]，McKissock（1971）[26]へと続き発展した。

■豊胸術

美容目的の豊胸術は，1900年，前述したGersunyのワセリン注入による方法から始まった[16]。1902年には，Ecksteinがパラフィンを用いた。これらはすぐに異物反応を生じ，弊害が明らかになった[1]。

次に，シリコンジェル注入による豊胸術が行われるようになった。しかし，これも経過とともにパラフィン類と類似した皮膚浸潤，変色，変性，皮下硬結形成を来たすことが明らかとなり，数多くの合併症が報告された[10]。

1963年，Cronin により豊胸用プロテーゼ（シリコンインプラント）が開発され，ダウコーニング社から販売された[27]。やがて，カプセル拘縮や破損の問題が明らかとなった。10年ほどすると高度な被膜拘縮を来たした[28]。また，経過とともにバッグが破れ，シリコン注入の場合と同様な合併症を生じることも明らかとなった（図4）。

1992年，米国FDAがシリコンバッグの使用を禁止した。日本でも薬事承認を取り下げ，製造と輸入が禁止された[10]。

2006年，米国でMentor社とAllergan社のシリコンプロテーゼが承認された。FDAはその承認にあたり，大規模な承認後臨床試験を実施し，10年間の臨床試験の継続を義務づけた[29]。

2012年，わが国でもブレストインプラントが承認された。国は承認条件として関連学会に実施施設と実施医の基準策定を求めた。これに対し，日本形成外科学会を中心に関連学会が連携してガイドラインを作成し，教育と管理運営体制を整備した[30) 31)]。

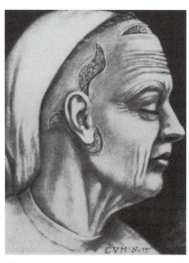

図3　Lexerによるフェイスリフト手術

1. 美容外科の歴史

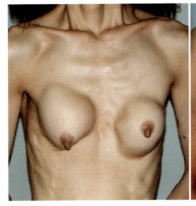 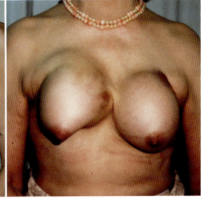

シリコン注入後　　　　　　　　シリコンインプラント挿入後

図4　豊胸術後の変形

■脂肪吸引術

1980年にフランスのIllouzが脂肪吸引法を報告した[32]。脂肪吸引は1980年代に日本に導入され始まったが，1995年ごろからブームになり急速に拡大した。それに伴い，皮膚の凸凹変形や死亡事故などの有害事象が発生し，メディアでも取り上げられたことから，このブームは急速に衰退した[33]。しかしその後，吸引の手技のみならず吸引機器の進歩によって，その安全性は年々向上し，痩身や除脂肪目的に美容外科手術手技の1つに位置している。

引用文献

1) Rogers BO: The development of aesthetic plastic surgery: a history. Aesthetic Plast Surg 1: 3-24, 1976
2) Dieffenbach JF: Die operative Chirurgie, pp372-373, F. A. Brockhaus. Leipzig, 1845
3) 塩谷信幸：美容外科の歴史．美容形成外科学，難波雄哉ほか編, pp7-16, 南江堂, 東京, 1987
4) Klatsky SA, Mohan R: The history of ASAPS on its 50th anniversary. Aesthet Surg J. 37: 1082-1084, 2017
5) 古川正重：美容形成外科の歴史的考察．日美外報 1：26-27, 1979
6) 美甘光太郎：眼瞼成形小技．中外医事新報 396：9-15, 1896
7) 西端驥一，吉田璋也：象牙による隆鼻術．臨床医学写真図譜 7 (8), 1928
8) 白壁征夫，白壁聖亜：世界における隆鼻術の歴史．日美外報 40：81-98, 2018
9) 塩谷信幸：美容外科の真実―メスで心は癒やせるか？講談社, 東京, 2000
10) 谷野隆三郎，山崎明久：乳房インプラントの歴史的背景．形成外科 54：1087-1094, 2011
11) 大森喜太郎：豊胸術の歴史的変遷と脂肪注入法．日美外報 30：122-129, 2008
12) 福田修：いわゆる注射法の欠陥について．形成外科 12：135-136, 1969
13) 鈴木茂彦：形成外科の歴史．形成外科治療手技全書 I 巻．波利井清紀ほか 監, pp272-276, 克誠堂出版, 東京, 2016
14) Joseph J, Aufricht G: Operative reduction of the size of a nose (rhinomiosis). Plast Reconstr Surg 46: 178-183, 1970
15) 千葉眞一：パラフィン注射及び日本式パラフィン注射法．日本耳鼻咽喉科全書, 久保猪之吉編, 4巻3号, pp398-417, 克誠堂, 東京, 1936
16) Gersuny R: Ueber eine subcutane Prothese. Z Heilk 21: 199-201, 1900
17) Miller CC: The excision of bag-like folds of skin from the region about the eyes. Med Brief 34: 648, 1906
18) Kolle FS: Plastic and cosmetic surgery. D Appleton, New York, 1911
19) 渡部純至：重瞼術, 上眼瞼陥凹の修正, canthoplasty. 美容形成外科学, 難波雄哉ほか編, pp289-323, 南江堂, 東京, 1987
20) Lexer E: Die gesamte Wiederherstellungschirurgie, Vol 2, JA Barth, Leipzig, 1931

21) Mitz V, Peyronie M: The superficial musculo-aponeurotic system (SMAS) in the parotid and cheek area. Plast Reconstr Surg 58: 80-88, 1976
22) 倉片優, 大森喜太郎：フェイスリフト手術の歴史と現状. PEPARS 8：11-13, 2006
23) 添田修吾：乳房縮小術. 美容形成外科学, 難波雄哉ほか編, pp656-680, 南江堂, 東京, 1987
24) Strombeck JO: Mammaplasty: report of a new technique based on the two-pedicle procedure. Br J Plast Surg 13: 79-90, 1960
25) Pitanguy I: Surgical treatment of breast hypertrophy. Br J Plast Surg 20: 78-85, 1967
26) McKissock PK: Reduction mammaplasty with a vertical dermal flap. Plast Reconstr Surg 49: 245-252, 1972
27) Cronin TD, Greenberg RL: Our experience with the silastic gel breast prosthesis. Plast Reconstr Surg 46: 1-7, 1970
28) Marques M et al: Long-term follow-up of breast capsule contracture rates in cosmetic and reconstructive cases. Plast Reconstr Surg 126: 769-778, 2010
29) FDA: https://www.fda.gov/MedicalDevices/ProductsandMedicalProcedures/ImplantsandProsthetics/Breastimplants/default.htm
30) 大慈弥裕之：ブレストインプラント・ガイドラインの要点. これからの乳癌診療 2013-2014, 園尾博司 監, pp136-143, 金原出版, 東京, 2013
31) 朝戸裕貴, 大慈弥裕之：乳房再建をめぐる諸問題：乳房インプラントの保険適用をめぐって. これからの乳癌診療 2014-2015, 園尾博司 監, pp34-39, 金原出版, 東京, 2014
32) Illouz YG: Une nouvelle technique pour les lipodystrophies localisees. Rev Chir Esthet Fr 19：3-10, 1980
33) 渡部純至：日本における脂肪吸引の変遷について. 日美外報 28：1-11, 2006

第12章 知っておきたい知識

2. 抗加齢医学の歴史・背景と現状

大慈弥裕之・高木誠司

はじめに

　アンチエイジングというと，一般的には若返り目的の美容医療として認知されているようであるが，本来は加齢という生物学的プロセスに介入を行うことで，動脈硬化や癌のような加齢関連疾患の発症確率を下げるヘルシーエイジングを目指したものである。

　日本抗加齢医学会における抗加齢医学（アンチエイジング医学）の定義は，「健康長寿を享受することを目指す理論的・実践的科学」としている。これは，単に高齢者の延命を目指すのではなく，人間としての心と身体をともに考えた「寿命の質」も重要との考えを意味している。

抗加齢医学の背景と歴史

　近年，日本に限らず世界的規模で急激な人類の高齢化を迎えている。わが国の超少子高齢化社会に伴う老人医療費の急激な増大は，国民皆保険制度に則った従来の疾病治療型医療の継続を困難にしている。そこで，医療の潮流が生活習慣病予防へと変わり，さらに，その前段階であるメタボリックシンドローム（内臓脂肪症候群）の予防にも目が向けられるようになった[1]（図1）。糖尿病，高血圧症，脂質異常症などの発症，あるいは重症化や合併症の進行予防に重点を置いた取り組みがなされている。このような背景の中，究極の予防医学とも言われる抗加齢医学は，まさに時宜を得た医学領域として世界的に注目が集まるようになった。

　1992年に米国抗加齢医学会（American Academy of Anti-Aging Medicine：A4M）が結成された。2003年にはパリで第1回 Anti-Aging Medicine World Conference（AMWC）が国際学会として開催され，現在も続いている。わが国では，2000年に発足した研究会が基盤となり，2001年に日本抗加齢医学会が設立された。本学会は，既存の関連医学会との連携を保つことで医師の参加が増え，現在では会員8,000人を擁する学会に発展している。そして現在，日本における抗加齢医学研究の中心となっている。

　抗加齢医学会では，主に①加齢メカニズムの解明，②老化関連疾患の予防，③運動，④栄養，⑤活力・生きがい・QOL（生活の質）向上，について議論がなされている。従来の縦割りの医学ではなく，多領域にわたる横断的で全体的（holistic）であること，遺伝子レベルから疫学まで幅広い領域の研究がなされること，医学の領域に留まらず栄養学，運動生理学，薬学，農学，心理学など広域にわたるところが特徴で，医学界だけでなく社会からの注目度も高い。

抗加齢医学研究のトピックス

■カロリーリストリクション（制限）と分子遺伝学の発展

　20世紀後半にエイジングサイエンスと呼ばれる加齢メカニズムに関する研究領域での大きな進歩があった。代表的なものに，1980〜1990年にかけて酵母，線虫，ショウジョウバエを用いた加齢に関与する分子生物学・分子遺伝学の研究がある[2]。摂取カロリーの制限（カロリーリストリクション：以下，CR）が小動物の寿命を延長することは，すでに20世紀前半から知られていたが，1988年に Friedman ら[3] は age-1 と呼ばれる遺伝子の変異により線虫の寿命が1.5倍延長することを発見した。その後も daf-2 など寿命延長に関与する遺伝子が複数報告された。このことから，寿命の制御には一部の遺伝子群が関与していることが判明した。

　2000年には，CRによってSir2（以下，サーチュイン）酵素が活性化することがわかり，サーチュインは長寿遺伝子として一躍注目を浴びるようになった[4]。また，サーチュインは運動やポリフ

第12章 知っておきたい知識

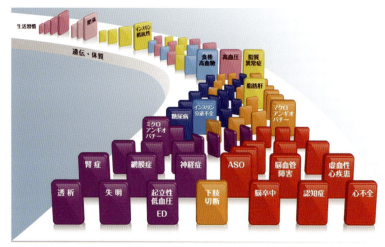

図1 メタボリックドミノ
(脇野修ほか：メタボリックドミノ．アンチ・エイジ医 3：180-186，2007 より転載)

ェノールの一種であるレスベラトロールでもCRと同様に活性化することがわかり，運動や栄養の抗加齢医学的意義が科学的にも説明できるようになった．

アカゲザルを用いた寿命研究を行っているウイスコンシン国立霊長類研究所のグループは，カロリーを30％制限することで寿命が延びたと報告した[5]．65歳以上の男性を20年間の長期にわたり追跡調査したボルチモア長期縦断研究では，低体温，低インスリン濃度，高DHEA-S値を示す群が，有意に生存率が高かった．これらの数値は長寿のバイオマーカーとして有用であると考えられるようになった．

■酸化ストレス

1998年，Ishiiら[6]はミトコンドリア中の酸化ストレスが亢進すると線虫の寿命が短くなることを報告した．活性酸素が過剰になると酸化ストレスが亢進し，生体障害を来たす．ミトコンドリアは活性酸素種の発生源であり，酸化ストレスは炎症を惹起して組織障害を来たし加齢を促進する一方，低濃度では細胞内のシグナルとしても機能し，老化を抑制する作用もある．適量の酸化ストレスは正常な細胞活動に必要であることもわかってきた．

■細胞レベルの研究

高血圧や虚血性心疾患，脳卒中などを来たす動脈硬化の原因の1つに，血管の細胞老化がある．動脈硬化巣の細胞はテロメアの短縮や老化マーカーの発現亢進が観察されている．肥満に伴うインスリン抵抗性や糖尿病の発症には脂肪組織の炎症が関与していることが知られている．

近年，エピジェネティクスが癌をはじめとする疾患のみならず，老化においても重要な役割を果たすことが明らかになってきた．遺伝的に相同である一卵性双生児において，異なる生活環境や生活習慣のもとで加齢していくことで，エピゲノム変化が蓄積し，疾患の発症や寿命に影響を与えていることが考えられる．組織幹細胞は加齢に伴い環境因子の曝露や慢性炎症，ウィルス，細菌の感染などが加わることでエピゲノムが蓄積し，最終的には幹細胞の枯渇に伴う組織の機能不全や癌などの増殖異常につながると考えられている．

ノーベル賞受賞で注目を浴びたオートファジーは，真核細胞における分解システムの1つで，栄養飢餓によりmTORC1 (mammalian/mechanistic target of rapamycin complex) を介して顕著に誘発される．オートファジーは「細胞内浄化機構」としての機能を担っている．老化細胞では，細胞内にさまざまな障害された蛋白質が蓄積されるが，加齢とともにオートファジー活性などの分解能が低下するとされている．栄養過多はオートファジーによる細胞浄化を抑制し，一方，栄養飢餓は促進する可能性がある．CRによる寿命延長は主にmTOR経路を介したものであることが示唆されている．現在，mTOR経路阻害薬を抗老化薬として人に応用する研究も進んでいる[7]．

■臓器・組織間の制御ネットワーク

●アディポネクチン

アディポネクチンは，脂肪細胞に特異的に発現して分泌される生理活性物質で，肥満になると低下する。肥満に伴いアディポネクチン作用が低下することによって，糖尿病，心血管疾患，癌などの病気が起こるとされている。

●慢性炎症

肥満に伴い内臓脂肪組織に引き起こされる慢性炎症が，生活習慣病の病態を惹起・促進すると考えられている。加齢に伴う脂肪組織でも，肥満と同様に慢性炎症と類似した所見が観察される。脂肪前駆細胞数は減少し，活性化T細胞やマクロファージなどの免疫細胞がリクルートされる。間質の線維化や血管機能の低下も加わることで，脂肪組織の機能不全と生活習慣病の病態形成を促すと考えられている。高齢者での慢性炎症持続のメカニズムはまだわからないが，老化と生活習慣病との関連性を説明する1つとして注目されている。

●腸内細菌叢の影響

近年，腸内細菌叢（マイクロバイオーム）の変化が遺伝子・エピジェネティクス変化を引き起こし，加齢や発癌などの原因になっていることがわかってきた。腸内細菌は細菌種として1,000種以上，総数は100兆個に及び，成人では1kgもの重量があるといわれている。腸内細菌叢は個人によりパターンが異なる。また，加齢に伴い変化し，善玉菌の乳酸菌が減少し，悪玉菌のBacteroidesや大腸菌が増加する。悪玉菌が増加すると，炎症が惹起され大腸癌やインスリン抵抗性の増加などの原因となる。肥満者ではFirmicutes菌が多いこともわかってきた。また，ビフィズス菌は免疫調節に関与し，減少することで抵抗力が低下する。加齢とともに変化する細菌叢を能動的に管理することが，健康維持や抗老化に有用となる。そのため，ビフィズス菌などの善玉菌（プロバイオティクス）を摂取することが重要となる[8]。

●サーカディアン（概日）リズム

1日周期の生体リズム（概日リズム）を制御する体内の自己発振システムを概日時計という。時計遺伝群，光入力，食事，老化が概日時計と密接にかかわっている。深部体温やメラトニン分泌の振幅が減少すると，体内時計の周期が乱れ，不眠などの睡眠障害が起こる。体内時計の調整に重要な役割を果たしているのが網膜から入る光で，周期（サーカディアンリズム）をリセットしてくれる。毎朝規則的に起き，光を浴びるとよい。また，朝食をとることは生体リズムの点からも重要とされている。

■サルコペニアと運動

サルコペニア（筋肉減少症）は，加齢や疾患により筋肉量が減少することを意味し，筋力低下と身体機能の低下を伴う。サルコペニアになると，高齢者はフレイル（虚弱）や要介護の状態に陥る場合が多く，自立が困難となり死のリスクも高くなる。加齢に伴うサルコペニアは，下半身の大腿四頭筋，大腰筋，大殿筋を中心とした筋肉の減少によるもので，寝たきりや転倒，骨折の原因となる。サルコペニアは運動と栄養で予防が可能である。高齢者では，蛋白質摂取量が少ないと筋肉量減少を来たしやすい。

サルコペニア予防の運動療法には，筋肉に負荷をかけて筋力を増強させるレジスタンストレーニングが有効とされている。しかし，高齢者に対して継続的に行うことは容易ではない。Ikenagaら[9]は，高齢者が無理なく必要な筋力を回復させることを目的に，スロージョギングを開発し，社会に広めている。

また，ジョギングやウォーキングなどの有酸素運動は，脂肪を燃焼し，肥満を予防，改善させるだけでなく，心血管疾患リスクの改善に効果的である。さらに身体活動量の増加は，高血圧症や慢性拘束性肺疾患，糖尿病，心血管疾患などの生活習慣病患者の死亡リスクを減少させるとともに，喫煙者，肥満，高脂血症患者の死亡率も低減させる[10]（図2）。

■食事と減量

食事療法による減量治療には数多くの方法が報告されているが，個人の食嗜好や腸内フローラなど，個々の実情に応じた個別化医療の実践が求められる。現在，単純糖質過剰摂取の改善，血糖上昇係数（glycemic index：GI値）の低い食物の摂取，水溶性食物線維や難消化性多糖類の摂取，高脂肪食の過剰摂取の改善，多価不飽和脂肪酸の適切な摂取，食塩過剰摂取の防止などが指導されている。

糖質は糖尿病やメタボリックシンドローム，動脈硬化や認知症の原因になることから，過剰な糖質摂取は避けた方がよい。野菜，果物，根菜，海藻，ハーブ，スパイスには食物由来の化学物質であるフィトケミカルが豊富に含まれていて，抗酸化作用，抗炎症作用，腫瘍細胞増殖抑制作用が期

第12章 知っておきたい知識

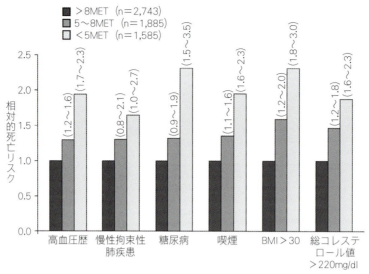

図2 身体活動量と死亡率

さまざまなリスクファクターを有する被験者の中で，身体活動量の低い群は，その原因にかかわらず，8MET以上の身体活動量の高い群に比べて相対的死亡リスクが増加していた。
(Myers J, et al: Exercise capacity and mortality among men referred for exercise testing. N Engl J Med 346: 793-801, 2002 より引用一部改変)

待できる。これらはアンチエイジング食材とも呼ばれる[11]。これらの食材に加えてオリーブオイル，魚，そしてワインを摂取する地中海食（mediterranean diet）は，減量のための食材としての報告もあり，アンチエイジング食として推奨されている[12]（図3）。

抗加齢医学と美容医療

　海外の抗加齢医学会がそうであるように，抗加齢医学と形成外科・美容外科は極めて密接な関係にある。見た目の加齢変化に関しても，科学的解明が進みつつある。

■顔面加齢変化のメカニズム解明

　皮膚老化では，紫外線曝露による光老化（photoaging）が有名であるが，それ以外の外的要因についても注目されるようになった。糖化を例に挙げると，皮膚中のAGEsが蓄積することで，皮膚のくすみが生じ，張りや弾力性の低下が生じる。Rohrichらの顔面の解剖学的研究により，顔面の皮下脂肪組織区画（fat compartment）の存在とそれらの加齢に及ぼす影響が明らかとなった[13]。また，支持靱帯（retaining ligament）の弛緩が，萎縮した顔面脂肪区画とその表層の皮膚を下垂させ，眼頬溝やjowlingのような特徴的な加齢顔貌を形成することが分かり，現在の顔面充填剤治療の基礎となっている。顔面骨格の加齢変化についても研究が進んでいる。加齢により眼窩下縁が外下方に下がり，眼窩が浅くなって上顎も後退する。これらの変化がbaggy eyelidの形成や鼻尖の下垂に関係することが分かってきた[14]。

■見た目と寿命との関係

　人の健康状態や寿命が「見た目」に表れることが，科学的に証明されるようになった。デンマークの双子・加齢研究センター所長であるKaare Christensenは，見た目老化の生物学的意義を研究している。70歳以上の双子1,826人を追跡調査した結果，老けて見える方が早く死亡し，筋力や認知機能も低下していたと報告した。見た目の若さは，寿命，筋力，認知機能，染色体のテロメア長とも相関していた[15]。

■抗加齢医学における美容医療の意義

　抗加齢医学の知識は，「内からきれいにする」ための正しい方法をわれわれに教えてくれる。われわれはスキンケアや痩身などの治療を検討する

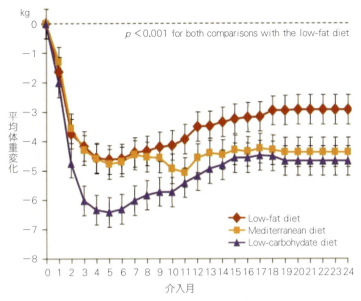

図3 低脂質，地中海食，低糖質食による体重変化
(Shai I, et al: Weight loss with low-carbohydrate, mediterranean, or low-fat diet. N Engl J M 359: 229–241, 2008 より転載)

際，遺伝子を含む内的な部分や環境を含んだ外的因子にも十分に目を向けるべきである．ホルモン療法，デトックス点滴，キレーション療法，ビタミンミネラル点滴などが，美容医療のクリニックにおいて自由診療で行われている．今後，自由診療においても科学的根拠に基づいた医療を実践することが求められる．

われわれ形成外科・美容外科医が見た目の加齢症状を治療することで，中高年のQOLを向上させ，さらには人生を豊かにして，元気にすることができる．鏡に映る顔のしみ，しわ，たるみや皮膚のできものは自身の気持ちを老けさせるが，治療により改善することで気持ちが若返り元気になる．加齢性眼瞼下垂症の手術では，視野の妨げが解消されるだけでなく，頭痛・肩こりの改善も含めたQOLの向上が期待できる．さらには，見た目の若返りまで得られることにもなる．加齢性眼瞼下垂症治療は，今後も代表的な抗加齢医療の1つになると考える．

しみ，しわ，たるみといった顔面の若返り治療は，皮膚・毛髪といった領域に留まらず，脂肪組織，脂肪由来幹細胞，筋肉，骨格まで広い領域の加齢メカニズム解明が必要で，それに基づいた予防・治療の進歩が待たれる．安全性と有効性を担保する医療体制の整備も必要である．

おわりに

近年の人工知能，機械学習，ディープラーニングの発展は，抗加齢医学のあり方にも大きな影響を及ぼすことが予測されている．抗加齢医学においても，プレシジョン・メディシン（precision medicine）またはパーソナライズド・メディシン（personalized medicine）と呼ばれる方向に向かいつつある．これは，従来型の病名というカテゴリーで患者をくくり単一的な方針を提供するのではなく，患者個人から得られた精密な情報をもとに，病態・疾患をより詳細に階層化し，最適な診断・治療法を提案しようとするものである[16]．時代の先端を走る抗加齢医学から目が離せない．

第12章 知っておきたい知識

引用文献

1) 脇野修, 伊藤裕：メタボリックドミノ. アンチ・エイジ医 3：180-186, 2007
2) 坪田一男：アンチエイジング医学とは. アンチエイジング医学の基礎と臨床（第3版）, 日本抗加齢医学会専門医・指導士認定委員会編, pp2-4, メジカルビュー社, 東京, 2015
3) Friedman DB, Johnson TE: A mutation in the age-1 gene in Caenorhabditis elegans lengthens life and reduces hermaphrodite fertility. Genetics 118: 75-86, 1988
4) Imai S, Armstrong CM, Kaeberlein M, et al: Transcriptional silencing and longevity protein Sir2 is an NAD-dependent histone deacetylase. Nature 403: 795-800, 2000
5) Roth GS, Lane MA, Ingram DK, et al: Biomarkers of caloric restriction may predict longevity in humans. Science 297: 811, 2002
6) Ishii N, Fujii M, Hartman PS, et al: A mutation in succinate dehydrogenase cytochrome b causes oxidative stress and aging in nematodes. Nature 394: 694-697, 1998
7) 水島昇：オートファジーと老化・寿命. アンチエイジング医学の基礎と臨床（第3版）, 日本抗加齢医学会専門医・指導士認定委員会編, pp56-57, メジカルビュー社, 東京, 2015
8) 福田真嗣, 辨野義己：腸内細菌とアンチエイジング. アンチ・エイジ医 9：691-697, 2013
9) Ikenaga M, Yamada Y, Kose Y, et al: Effects of a 12-week, short-interval, intermittent, low-intensity, slow-jogging program on skeletal muscle, fat infiltration, and fitness in older adults: randomized controlled trial. Eur J Appl Physiol 117: 7-15, 2017
10) Myers J, Prakash M, Froelicher V, et al: Exercise capacity and mortality among men referred for exercise testing. N Engl J Med 346: 793-801, 2002
11) 浅原哲子：食事指導とアンチエイジング. アンチ・エイジ医 11：686-693, 2015
12) Shai I, Schwarzfuchs D, Henkin Y, et al: Weight loss with low-carbohydrate, mediterranean, or low-fat diet. N Engl J Med 359: 229-241, 2008
13) Rohrich RJ, Pessa JE : The fat compartments of the face: anatomy and clinical implications for cosmetic surgery. Plast Reconstr Surg 119: 2219-2227, 2007
14) Farkas JP, Pessa JE, Hubbard B, et al: The science and theory behind facial aging. Plast Reconstr Surg Glob Open 1: e8-e15, 2013
15) Christensen K, Thinggaard M, McGue M, et al: Perceived age as clinically useful biomarker of aging: cohort study. BMJ 339: b5262-b5270, 2009
16) 伊藤薫：バイオインフォマティクスとプレシジョン・メディシン. アンチ・エイジ医 13：616-622, 2017

3. 美容外科患者の精神病理

中嶋英雄

病理学とは細胞や組織の標本を観察して病気の原因，発生機序を解明し診断を確定する学問であるが，精神病理学は精神疾患の精神症状を記述・分類して，精神疾患の心理的側面を明らかにし，その機構と経過を明らかにする学問である。

精神症状も心理的側面も病理標本のように客観的に直視できるわけでなく，あくまで推察するに過ぎないから科学的とは言えず，形成外科学が「不足の原因が何であるかを究明し，それを医学的に補う」極めて単純で論証可能かつ科学的な医学であるのと対称的である。

ましてや，美容外科を受診する患者のほとんどは精神疾患ではないから，その心理的側面を述べることは，客観性に欠けるものであることは否めない。

美容外科を受診する心理

人は美しいものに憧れ，美しいものに感動し，自らも美しくありたいと思うのに理由などなく，そのこと自体は極めて自然な営為であると思われる。美しさに普遍的な価値があれば，美しくなりたいと思う気持ちは自然であり，そこには基本的に病理は存在しない（若くなりたい気持ちも同根であろう）と考える。しかし，自分が美しいと思う顔・身体イメージと現実の自分に差があれば，人はそのギャップに悩みが生じる。

自分の容姿・ボディイメージに対して悩むこと自体は異常ではないが，それによって生活機能が障害されたり，美容手術を受けてもどこまでも折り合えず，際限もなく手術を繰り返し求めるのは異常であり，病的と言える。

容姿の一部を異様に醜いと思い込んで悩む身体醜形障害，自己肯定感がもてない境界性パーソナリティ障害や，自分を信じることができない思春期失調症候群などについて述べる。

身体醜形障害とは

傍目（客観的）には醜くはないのに，言われてみればわかる程度の些細な，あるいは空想上の，身体の全部あるいは部分についての外見の問題を過剰に捉え，極めて醜いと悩み，生活に支障を来たしている心の病気をいう。そして多くの場合において，自分の生きる苦しみ，生活のつまずきの原因のすべてをそこに求め，手術的に外見を修正すればすべての問題は解決すると妄想的に思い込んでいることが多い。美容外科，皮膚科を受診する患者の10％前後が身体醜形障害の可能性があるとされている[1)2)]。

■診断

最新の米国精神医学会の「分類と診断のマニュアル（DSM-V）」による診断基準の要旨は以下のようになっている[3)]。

①1つ以上の身体上の外見の欠陥または欠点に捉われているが，それは他人に認識できないか，できても些細なものである。

②外見上の心配に反応して，鏡による確認，過剰な身づくろい，皮膚むしり，安心希求行動などの繰り返し行動，または他人と自分の外見を比較する精神的行為を行う。

③外見への捉われが，苦痛だけでなく社会的・職業的にも障害を引き起こしている。

なおDSM-V分類では，身体醜形障害は身体表現性障害（身体症状）から強迫関連障害のカテゴリーに移動されている。

■症状

①1カ所の美醜にこだわり，程度ではなく質的に異様に醜いと思うのが特徴的である。

②鏡などで顔・姿を何度も確認してしまう。あるいは周りの人に同意を求める。

③マスク，帽子，サングラスでカモフラージュし，人前で顔を出さないことがある。

④美容手術で外見の修正を図ろうとし，手術を何

回も繰り返す傾向がある。
⑤心の中の不安，思い込みの問題が中心にある。
⑥自己愛的な苦しみ，強迫的な苦しみで，対人・対社会的な恐れが背景にある。
⑦ゆがんだ思い込みで，時には妄想のようになることもある。
⑧思春期のつまずき（思春期失調症候群）であることも多く，不登校，引きこもり，家庭内暴力，リストカット，摂食障害を伴うことも少なくない。
⑨思春期に多いが，40歳代にもピークがある。大人の場合は，実は思春期に発症していることが多い。
⑩性格傾向としては，本人のエネルギーは大きく，志向性も強く，負けず嫌いで，頑張り屋で，完全主義的な傾向がみられる（強迫性パーソナリティ）。

■発症の背景と心理
●母子関係の影響
　身体醜形障害では，母親との間に特殊かつ心理的な以下のような背景の存在が考えられている。
①過剰にコントロールする母親（不安を抱きやすく強迫的に頑張る母親のタイプが多い）。
②共感的体験や反応が過小な関係。
③親の関心を得るために身体症状を訴えるような関係性。
④母親に圧倒され，その劣等感から母親に認めてほしいという葛藤。
⑤不安・心配から生じる抑うつ的な感情に溢れた母親との強い緊張関係。
⑥可愛い自分というボディイメージを親から植え付けられて育ち，「可愛いことが大事」という価値感・根底思考ができ上がっている。

●思春期特有の心理
　児童期に可愛いという自己イメージを作り上げられた人が，思春期になって公的自己意識（他人から見られる自分の姿かたちや振る舞いに向かう自己意識）が育つと，客観的に自分を見るようになり，私的自己意識（自分が自分に描く自己のイメージ）とのギャップに悩むようになる。また，思春期には「美とは何か？」というような形式的操作思考ができるようになるので，美の本質や形態への思考から理想的な美しいボディイメージを描き，それを私的自己意識としてもつようになる。一方，公的自己意識が高まり自分の容姿の現実を客観視できるようになる。そのボディイメージにおける私的自己意識と公的自己意識のギャップに悩む思春期特有の心理が発症のきっかけになるのではないか。
　思春期の体の変化への恐れ，拒否があり，可愛いと言われてきた自分が変化して行くことへの自我防衛としての拒否の現れとして醜形恐怖を示す。
　人は個体として生まれて，家族共同体に依存し守られて成長するが，思春期は社会共同体に参入して共同体に依存し共存していく存在に変わる過程である。その際に生じる不安・恐怖心が共同体への参入拒否の心理を生み，その表現形の1つとして身体醜形障害の形をとるとする見方もできる。

●発症のきっかけ
　揶揄や裏切りなど，心の外傷体験，敗北体験が容姿に凝縮して作用すると発症する。美容手術をしたことで，そのことに他人が気づいているのではないかという強迫観念が，実際にはうまくいっているのに，どうしようもなく醜くなったと思い込ませるきっかけになった例もある。
　訴える醜形の部位が，かつては目，鼻などがほとんどであったが，最近は顔の輪郭が変だという訴えが目立つようになった。これは美容外科で顎や頬骨を形成し，顔の輪郭の修正手術をするようになった最近の事情が背景にあると思われる。

境界性パーソナリティ障害とは

　考え方や行動のパターンが著しく偏っていて本人や周りを悩ませる人格障害をいう。平均的な人たちとは違う考え方や行動をする人は，一般に個性的と言われるが，パーソナリティ障害は本人や周りを悩ませ，家庭生活や社会生活に支障を来たしている状態のものをいう[4)5)]。

■症状
　パーソナリティ障害は，大きく3つのカテゴリーと10種類に分類されているが，全般に共通する症状の特長がある。

●自分への強いこだわり
　自分に囚われていて，自分についてばかり語りたがる人や，こだわりが強いため自分のことを決して他人に打ちあけない人に見られる。

●とても傷つきやすい
　健康なパーソナリティの人には何でもない一言や些細なそぶりがパーソナリティ障害の人を深く傷つけ，軽い冗談のつもりの一言を，ひどい侮辱と受け取ってしまったりする。無意味な咳払いや

雨戸を閉める音さえ，悪意に感じ傷つくこともある。これらの性格は「対等で信頼し合った人間関係を築くことの障害」をもたらす。

● 愛すること，信じることの障害

どのタイプのパーソナリティ障害も「愛し下手」という問題を抱えている。

これらの特徴は，パーソナリティ障害が自己愛の障害であることに由来している。自己愛とは「自分を大切にできる能力」であり，これが育っていないと人はうまく生きていけない。強い自己否定感は「境界性パーソナリティ障害」で著しく見られるが，これはまさに自己愛が損なわれているためである。逆に弱さや傷つきやすさを補おうと自己愛が過剰に肥大している場合は「自己愛パーソナリティ障害」となる。

その他のさまざまなパーソナリティ障害も傷つきやすい自己愛の防衛のさまざまな形態と見ることもでき，その防衛が崩れた時はどのタイプのパーソナリティ障害も境界性パーソナリティ障害の様相を帯びる。

■ 発症の要因

● 基本的信頼の獲得失敗[6)7)]

人生最早期の養育によって乳児期の掛け値のない愛情「没頭愛」と，必要な「共感」「抱っこ」が与えられないと基本的信頼の欠損（エリクソン），偽りの自己への分裂（ウィニコット），基底欠損（バリント）に陥り，自分や人を信じることができないという，最も重いパーソナリティ障害の状態となり，あらゆるパーソナリティ障害形成の原型になる。

● 分離個体化の失敗

1歳半〜3歳くらいの幼児期に母親との分離個体化が行われるが，母親を1人の全体像として受け止める「全体対象関係」として行われることが重要で，それがうまくいかないと，敵か味方か，良いか悪いかの「全か無か」の両極端の思考や感情を示す部分対象関係（妄想分裂ポジション）となる。自分の非を認めることができず，悪いことはすべて相手に投影される。これがパーソナリティ障害の人が示す「傷つきやすさ」や「異常な攻撃性」の本体である。

カーンバーグはこの妄想分裂ポジションにあるパーソナリティ障害を，精神病と神経症の境目にあるものとして「境界性パーソナリティ構造」と呼んだが，これは今日パーソナリティ障害と言われるものの大部分を含む概念であり，境界性パーソナリティ障害において顕著である。

● 自己愛の病理[8)]

コフートによれば，分離個体化の始まる幼児期から4〜5歳までの児童期が自己愛の発達に重要な時期である。自己愛は自分を大切にする能力であり，バランスよく育つことで人は生きやすくなる。自己愛が健全に育つためには，親によって自己愛の欲求が適度に満たされながら，同時に親の助力や支配を徐々に脱して行くよう導かれる必要がある。その過程が急速過ぎたり，親の支配が続いたりすると自己愛の傷つきが生じる。

分離個体化のころになると未分化な自己愛は「誇大自己（万能感に溢れ，何でも思いどおりになると思い，絶えず母親から賞賛と見守りを求める存在）」と「親の理想像〔イマーゴ（神のように強く，やさしく，何でも満たしてくれる理想的な母親のような存在）〕」へと発展する。

「誇大自己」の顕示承認要求が親によって満たされないと，いつまでもその人の中に残ってしまい，病的な発達を遂げる。「親の理想像」が現実の親によってひどく裏切られると，過度に理想化されて存続しその人を支配し続けることになる。

幼い誇大自己は思いどおりにならないと全能感が傷つけられ自己愛的な怒りでキレて癇癪を起こす。この「自己愛の障害」は all or none の「妄想分裂ポジション」によるものであり，「境界性パーソナリティ構造」とも同じものを指している。

パーソナリティ障害を生む最も大きな原因は，親である。親が子供に与えてやれる最も大切でかけがえのないものは，「自分を大切にする能力」，すなわち「自己愛」であり，「基本的信頼」ではないかと思われる。

この能力をたっぷり与えられなかった子供はさまざまな生きづらさを抱えて生きることになる。この人生の最早期の愛情と世話の重要性は，その後の人生のどんな経験の影響と比べても，その比ではないほど大きい。

思春期失調症候群とは

日常の診療で身体醜形障害の人を診ていると，「自分を信じられない」「生きている意味がわからない」「存在する価値が見出せない」など，自分を肯定できないことに悩む人が少なからずいる。それは不登校・ひきこもり，摂食障害やリストカットなどの自傷症候群，境界性パーソナリティ障

害の人たちに共通する思いでもあり，またそれらの障害を合併している人も少なくない。

そこで，身体醜形障害を身体表現性障害や強迫性障害，社会恐怖症などの視点からだけで捉えるのではなく，不登校・ひきこもり，アパシー，家庭内暴力，摂食障害，リストカット，境界性パーソナリティ障害に共通する成因を見出すことで，身体醜形障害もより本質的な理解ができ，治療法も変わってくるのではないかと著者は考えている。

身体醜形障害を不登校・引きこもり，アパシー，家庭内暴力，摂食障害，自傷症候群，境界性パーソナリティ障害などと同じように，エリクソンのライフサイクル論から見て発達段階の課題の未消化，つまり①乳幼児期の「基本的信頼」，②幼児期の「自律性」，③児童期の「自主性」獲得のつまずきが，思春期の課題である「アイデンティティ獲得」の妨げになっている「思春期失調症候群」として捉える考え方[9]である。

美容外科医の患者に対する責任について

美容外科を受診する患者は，基本的に理想とする自己像を描いていて，それに近づくために手術を受ける。しかし，どんなに完璧な手術を受けようとも，患者の理想像が獲得されることはまず，ない。なぜなら患者が術前に描く理想的な自己イメージと美容外科医が描く患者の術後のイメージが完全に一致することはないからである。したがって多くの患者は理想とするイメージを求めて手術を繰り返すことが多い。しかし現実的には完全な理想像を得ることは不可能であろうから，どこかで折り合いをつけ現実を受け入れなければならない。ストレスに抗する心の強さ，すなわちレジリエンスが弱いとそれができず，それ以上手術を繰り返せば結果がマイナスになってしまう臨界点を越えて悪循環過程に陥り，悲惨な結果を招くことになる。

美容外科医は患者の手術の限界を十分認識して，患者がそこに至る前のどこかで手術結果に折り合える心の強さ，レジリエンスをもっているか見定める義務がある。

それには，身体醜形障害，境界性パーソナリティ障害，思春期失調症候群の知識をもち，それらの患者を識別する必要がある。間違っても「患者が望んだから」という理由でいたずらに手術を繰り返し，医原的な美容外科依存患者を産んではいけないのである。

患者の訴えが現実離れしていたり，リストカットや摂食障害があれば，専門医にリエゾンするのが好ましい。日ごろから信頼できる精神科医と連携しておくことは，手術における解剖学的・形成外科学的な知識の習得と技術の研鑽・練磨と同様に，美容外科医の最低限の倫理的義務であろう。

一方，先に述べた身体醜形障害，パーソナリティ障害や思春期失調症候群は，いわゆる精神疾患というより正常との中間に位置づけて対処すべきとの考えがある。病気とは言えないが，正常な精神生活を障害されている状態を正常にもって行く整心精神医学（orthopsychiatry）の概念の提唱である。

そこでは効果のない対症療法的薬物療法を用いないで，物事に対する考え方，解釈の仕方を変える訓練を主体とした，マインドフルネス・レジリエンス療法が試みられている。心を健康的で幸福感で充実した状態にし，前向きでポジティブな生き方を目指す，いわば心の美容を図る精神医学の1つである[9]。

引用文献

1) キャサリン・A・フィリップ：歪んだ鏡—身体醜形障害の治療．松尾信一郎訳，金剛出版，東京，1999
2) 鍋田恭孝：身体醜形障害—なぜ美醜にとらわれてしまうのか．講談社，東京，2011
3) American Psychiatric Association：DSM-5 精神疾患の分類と診断の手引き．日本精神神経学会監訳，医学書院，東京，2014
4) 岡田尊司：パーソナリティ障害—いかに接し，どう克服するか．PHP新書，京都，東京，2004
5) 岡田尊司：境界性パーソナリティ障害．幻冬舎新書，東京，2009
6) 馬場禮子：精神分析的人格理論の基礎．岩崎学術出版，東京，2008
7) 河合隼雄ほか：岩波講座 精神の科学6 ライフサイクル．岩波書店，東京，1983
8) 和田英樹：〈自己愛〉と〈依存〉の精神分析—コフート心理学入門．PHP新書，京都，2002
9) http://www.biyouseisin.com/

索　引

和　文

【あ】
I 型シリコンインプラント ── 114
アウゲ鑷子 ── 70
アップスロープ型 ── 236
アディポネクチン ── 325
アデノシン ── 231
アテロコラーゲン® ── 38
後戻り ── 145
アナトミカルタイプ ── 248
アポクリン汗腺 ── 294, 296, 300
アメリカ食品医薬品局 ── 241
アレキサンドライトレーザー ── 13
アレルギー反応 ── 35
アングルワイダー® ── 207, 212
アンチエイジング医学 ── 323
アートメーク ── 91

【い】
一重瞼 ── 65
糸の触知・突出 ── 192
糸の挿入 ── 194
糸結び ── 69
稲葉法 ── 299
陰核包皮切除 ── 308
インフィルトレーター ── 285
インプラント位置異常 ── 219
インプラントによる
　オトガイ形成術 ── 226
インプラントによる骨吸収 ── 220
インプラントの透見 ── 157
─────の内容物 ── 248
─────の露出 ── 112

【う】
V ライン形成術 ── 219
梅澤文雄 ── 319
運動神経 ── 165

【え】
永久減毛 ── 241
永久脱毛 ── 241
腋窩 ── 296
腋窩切開法 ── 253
腋窩多汗症 ── 294

腋臭症 ── 294, 296
エクリン汗腺 ── 294, 296
エピゲノム ── 324
エラ ── 211
L 型シリコンインプラント ── 143
塩化アルミニウム製剤 ── 296
炎症後色素沈着 ── 13, 24
遠赤外線レーザー ── 17

【お】
オウム鼻変形 ── 136
大森清一 ── 319
オトガイ形成術 ── 217
オトガイ最突出点 ── 217
オトガイ神経 ── 164, 212
オトガイ神経損傷 ── 219
オトガイ先端 ── 217
オトガイ部水平骨切り術 ── 220
─────前額断骨切り術 ── 223
─────T 字型骨切り術 ── 225
折登の Z 形成 ── 76
オートファジー ── 324
オープンアプローチ
　　　　── 138, 141, 146, 158
オープンルーフ ── 123

【か】
下位横走靱帯 ── 64
外眼角形成術 ── 77, 82
介在軟骨 ── 107
外傷性刺青 ── 312
外側脚の頭側切除 ── 140
外側鼻軟骨 ── 107, 108, 120
回転式脂肪注入デバイス ── 259
外板切除 ── 214
外鼻神経 ── 164
外用薬（腋臭症・多汗症）── 296
　　　（脱毛症）── 230
下顎縁枝 ── 165
下顎角（骨）形成術 ── 211
下顎神経 ── 165
下顎靱帯 ── 167
下顎部 ── 45
下眼瞼外反 ── 95, 186
下眼瞼形成術 ── 94

下眼瞼溝 ── 95, 185
下眼瞼除皺（しわ取り）術 ── 94, 96
─────の解剖 ── 60
─────の矢状断面 ── 62
外側胸動脈 ── 247
隔膜前（後）ルート ── 98
下斜筋 ── 62
下唇下制筋 ── 165
仮性包茎 ── 304
カタプレス® ── 297
下直筋 ── 62
滑車上（下）神経 ── 164
痂皮形成 ── 4, 13, 242
カプセル拘縮 ── 249
カルプロニウム塩化物 ── 231
カロリーリストリクション ── 323
陥凹じわ ── 53
眼窩隔膜 ── 61, 62
─────の解剖 ── 62
眼窩下神経 ── 164
眼窩脂肪 ── 61, 94
眼窩上神経 ── 164
眼球損傷 ── 24
眼瞼後方の脂肪コンパートメント
　　　　── 63
眼瞼浮腫 ── 186
冠状溝 ── 305
環状切開法 ── 304
眼神経 ── 164
乾性耳垢 ── 294
嵌頓包茎 ── 304
肝斑 ── 12
肝斑悪化 ── 24
陥没乳頭 ── 273
顔面・頸部の解剖 ── 164
顔面加齢変化 ── 326
顔面女性化手術 ── 198
顔面神経下顎縁枝 ── 166
顔面神経頬骨枝 ── 166
顔面神経頬枝 ── 166
顔面神経側頭枝 ── 165
顔面神経麻痺 ── 169, 179, 186
顔面の fat compartment ── 42

——の標準的垂直関係 218	グランダキシン® 297	骨性斜鼻 145
——の若返り治療 48	グリコール酸 3, 6	骨性鼻中隔 106
眼輪筋 61, 62, 165	クローズドアプローチ 152	骨切除 203
眼輪筋下剥離 96	クワドラカット法 299	骨片の転位 206
眼輪筋支持靭帯 167	クーパー靭帯 247	骨膜 166
ガーメント 175	【け】	ゴニオン 217
【き】	経下眼瞼ミッドフェイスリフト	コヒーシブシリコン 248
楔型切除 278	185	コラーゲン 38
ギプス固定 124	経結膜脂肪切除術 98	コンタクトシールド 9
基本的信頼 331	脛枝 165	コーンタイプスレッド糸 191
逆V切開 146	頸神経 165	【さ】
逆T字型切除 266	血管閉塞 34	ザイダーム® 38
Qスイッチパルス発振 12	血腫 87, 168, 179, 266, 287, 299	サイトプリン 231
Qスイッチレーザー 12, 13, 312	結膜浮腫 95	臍の移動 290
吸引脂肪の処理 43	ケトコナゾール 231	サジタルソー 225
吸引デバイス 258	ケナコルト-A® 54	痤瘡 3, 5
吸引ポンプ 284	ケミカルピーリング 2, 3	左右非対称 169, 249
球後出血 95	牽引筋腱膜 62	サリチル酸 4
休止期脱毛 238	瞼頬溝 95, 185	サルコペニア 325
吸収曲線 24	瞼板 61, 62	酸化ストレス 324
境界性パーソナリティ障害 330	【こ】	三叉神経枝 164
頬骨弓 166, 206	ゴアテックス®（ePTFE） 111	三叉神経第2枝領域の麻痺 206
頬骨形成術 206	口蓋骨鼻稜 107	三叉神経第3枝領域の麻痺 211
頬骨枝 165	口角下制筋 165	3段階の分類（陥没乳頭） 273
頬骨神経の頬骨顔面枝 164	口角挙筋 165	三白眼 95
———の頬骨側頭枝 164	抗加齢医学 323	サーカディアン 325
頬骨靭帯 167	光吸収率 18	サージカルワイヤー 209
頬骨隆起 206	咬筋 166	サーマクール 31
頬枝 165	咬筋靭帯 167	サーマルスプリント 140
頬脂肪体 166	広頸筋 165	【し】
頬神経 164	硬結 53, 169	耳介側頭神経 164
挙筋腱膜前脂肪 63	抗コリン薬 296	耳介軟骨の採取 116
挙筋腱膜前（後）層 61	高周波治療 30	———の成形 117
局所麻酔薬（MACS-lift） 180	口唇熱傷 212	自家脂肪注入 199
巨大乳房症 270	抗男性ホルモン剤 231	耳下腺 166
キルティング縫合 301	光治療 23	耳下腺筋膜 166
筋間横走靭帯 61	公的自己意識 330	自家組織（隆鼻術） 111
筋骨垂直板 107	後方移動 198, 199	色素脱失 14, 313
近赤外線機器 28	硬毛化 242	色素沈着 20, 313
近赤外線領域波長のレーザー 19	口輪筋 165	色素斑 12
巾着縫合 180	光老化 12, 326	自己愛 331
筋肉減少症 325	骨化 35	耳垢 294
筋皮弁法 96	国際美容外科学会（ISAPS） 318	自己脂肪注入術 40
筋膜被覆細片耳介軟骨移植 116	小じわ 5, 17, 19, 21, 36, 38, 53	自己多血小板血漿注入療法 52
【く】	骨切り 123, 202, 208, 221, 224	支持靭帯 166, 326
くびれ変形 128	骨固定 209, 222	耳珠変形 180
くま 43, 99	骨性外鼻 106	思春期失調症候群 330

耳垂延長 180	笑筋 165	遷延性発赤 14
刺青 312	上唇挙筋 165	前外側肋間動脈穿通枝 247
刺青治療用レーザー 313	上唇鼻翼挙筋 110, 165	前額形成術 198
持続性疼痛 238	小切開法 65, 70	全切開法 65, 73
湿性耳垢 294	小鼻翼軟骨 107	浅層浅筋膜 247
私的自己意識 330	正面顔貌 217	浅側頭筋膜 166
自費診療 4	睫毛下皮膚切開 100	前頭筋 165
脂肪移動術 100	植毛 233, 237	前頭骨 107
脂肪吸引術 40, 42, 45, 260, 282	鋤骨 107	前頭洞 203
脂肪吸引装置 284	女性型脱毛症 230, 233	前頭隆起 198
———の end point 285	女性の AGA 230, 232	前内側肋間動脈穿通枝 247
脂肪採取 43, 260	ジョゼフ骨膜剥離子 148	前鼻棘 107
脂肪処理 259, 261	シリコン 248	【そ】
脂肪塞栓 287	シリコンインプラント	双極式高周波 31
脂肪体 166	（オトガイ部） 226	創傷治癒過程の4段階 52
脂肪注入術 40, 43, 95, 258, 261	シリコンプロテーゼ（鼻部） 113	装飾刺青 312
———の併用 252	シリンジ式吸引器 259	想定外部位の麻痺 49
———部位 41	脂漏性角化症 8	側頭筋 166
脂肪嚢胞 259	しわ 5, 17, 19, 21, 36, 38, 53	側頭筋膜 166
脂肪由来幹細胞付加脂肪移植	しわの分類 53	側頭枝 165, 166
（CAL） 259	人工骨ペースト 201, 204	側頭頭頂筋膜 166
しみ 6, 12, 23, 25	人工材料（隆鼻術） 111	———の採取 116
シミュレーション 86, 121, 267	真性包茎 304	側頭部〜頬部の層構造 166
締め付け縫合 127	深層浅筋膜 247	側頭部の疼痛 192
雀卵斑 12	深側頭筋膜 166	側面顔貌 217
斜鼻形成術 144	身体醜形障害 329	【た】
———の分類 144	人中 107	タイオーバー固定 301
重瞼術 65	審美三角 218	大胸筋 247
重瞼術式の比較 65	【す】	大胸筋外側縁 250, 254
重瞼線消失（後戻り） 65	スカルパの靱帯 247	大胸筋下豊胸術 249
———の固定 74	スキンプロテクター 260	大頬骨筋 165
重瞼線皮膚切除術 85, 87	スプリント固定 115, 140	大耳介神経 164, 165
重瞼幅の左右差 87	スムースタイプ 248	第2〜5肋間内胸動脈穿通枝 247
重度多汗症 295	スレッドの分類 191	大鼻翼軟骨 107, 108, 135, 158
種子状軟骨 107	スレッドリフト 191	タイプ別植毛法 235
出血 219, 249, 266, 282	【せ】	ダウンスロープ型（小児型） 236
出血斑 169	制汗剤 296	唾液瘻 169, 179
小陰唇肥大 307	整心精神医学 332	多汗症 294, 296
小外鼻孔圧縮筋 110	性同一性障害 198	多汗症重症度 295
上顎骨前頭突起 107, 109	生理的老化 12	脱上皮化 271
上顎骨鼻稜 107	石灰化 112, 259	脱毛と減毛の違い 241
上顎神経 164	切除剪除法 300	脱毛の治療 241
上眼瞼挙筋 61	Z 形成術 77	縦型切除 265, 266
———の解剖 60	セローマ 287	たるみ 30, 87, 206, 212, 259
———の矢状断断面 61	線維脂肪層 61, 62	垂れじわ 53
上眼瞼皮膚弛緩症手術 85	線維性結合 109	単極式高周波 31
小胸筋 247	線維性中隔 109	団子鼻 134

炭酸ガスレーザー 8
男性型脱毛症 230
──────の外科的治療 235
短鼻 142
短鼻形成術 155
──の形態 156

【ち】
知覚神経 164
蓄熱式脱毛レーザー 242
チタンスクリュー 227
チタンプレート 209, 222, 225
中頬溝 185
注射部位 50
中じわ 53
中切開法 65
中毒 2
注入剤残存 35
注入針 259
注入デバイス 259
超音波吸引 282
超音波吸引機 284
超音波破砕吸引法 299
腸内細菌叢 325
貼付麻酔 14
ちりめんじわ 21

【て】
tフラバノン 231
テクスチャードタイプ 248
デフォーカスビーム 8
デュタステリド 231
電動マイクロエンジン 114

【と】
頭皮の知覚異常 198
兎眼 186
禿髪 198
塗布麻酔 15
トリクロール酢酸 5
ドーナツ型切除 265
ドーム間縫合 135, 140
ドーム経由縫合 140

【な】
内眼角形成術 75, 78
内眼角贅皮 75
内側眼瞼靱帯 167
内側脂肪 63
内服薬(多汗症) 297
内用薬(脱毛症) 231

ナノ秒レーザー 12, 14
軟骨移植 159
軟骨下縁切開 146
軟骨間靱帯 109
軟骨性外鼻 106
軟骨性斜鼻 145
軟骨膜上剥離 114
軟性樹脂用研削バー 114

【に】
肉芽腫 35
二重瞼 65
日光黒子 12
日本抗加齢医学会 323
日本人の鼻翼形態 127
日本美容医療協会 319
日本美容外科学会(JSAPS) 319
日本美容外科学会(JSAS) 319
日本美容整形外科学会 319
乳腺下および筋膜下豊胸術 253
乳腺後間隙 254
乳頭縮小術 277
乳頭乳輪の血流障害 266
──の知覚鈍麻 266
乳房インプラント 248
乳房インプラント挿入補助器具 255
乳房下溝アプローチ 249, 252
乳房下溝線 253, 267
乳房固定術 264, 265
　　　　　：縦型切除 267
乳房縮小術 264
　　　　　：逆T字型切除 271
　　　　　：縦型切除 269
乳房正中線 269
乳房の解剖 246
──の下垂 248
乳輪周囲切除法 265
乳輪縮小術 277

【ね】
熱傷 20, 24
粘着範囲 283
粘膜固有層 61

【は】
ハイドロキシアパタイト 199
背面切開法 304
白色変化 6
鼻の解剖 106

瘢痕拘縮 300
ハンドピース 242, 243
パーソナリティ障害 330
バーブタイプスレッド糸 191

【ひ】
ヒアルロニダーゼ 33
ヒアルロン酸 36, 37, 199
ヒアルロン酸分解酵素 33
皮下血管網 109
皮下脂肪の解剖 282
皮下出血 49, 53, 259
皮下組織削除法(稲葉法) 299
光治療 23
光老化 12, 326
非観血的汗腺除去器 299
引きつれ 179
鼻頬溝 185
鼻筋 109, 110
鼻孔拡大筋 110
鼻瞼溝 95
肥厚性瘢痕 287
鼻骨 107, 108
鼻骨骨切り 147
鼻骨骨膜下剥離 114
ピコ秒レーザー 12, 15, 312
鼻根 107, 120
鼻根筋 110
皮脂腺 109
鼻神経 164
鼻唇溝 56
鼻尖延長縫合 136, 142
鼻尖形成術 134
鼻尖最突出点 106
鼻尖縮小術 135, 138
鼻尖上部 107
鼻尖増高術(augmentation) 136, 141
鼻尖点 141
──の正中 141
──の高さ不足 134
鼻尖部陥凹変形 138
鼻柱 107
鼻中隔 108
鼻中隔延長術 155, 158
鼻中隔下制筋 110
鼻中隔矯正 147
鼻中隔軟骨 106, 107, 109

————の弯曲減弱法 150	プロ・バンサイン® 297	【も】
————尾側端 106	分子遺伝学 323	毛孔一致性の膨疹 241
————へのアプローチ 122	分離個体化 331	蒙古襞形成術 75, 77, 80
鼻中隔弯曲症 145	分類と診断のマニュアル	毛根 300
鼻柱基部 107	（DSM-V） 329	毛乳頭 242
鼻柱退縮 135	【へ】	毛嚢炎 242
鼻軟骨 107, 108	ヘアラインの形状 236	毛隆起 242
鼻背 107	平滑筋線維 62	【や】
皮膚壊死 169	米国抗加齢医学会 323	薬物療法（腋臭症・多汗症） 296
皮膚色 25	米国精神医学会 329	【ゆ】
鼻閉 146	米国美容外科学会（ASAPS） 318	有毛部皮膚切除法 299
ピペトップ® 273	ペンタデカン 231	【よ】
皮弁壊死 179	【ほ】	横型切除 266
皮弁（陥没乳頭） 274	豊胸術 248, 253, 258	余剰皮膚 282
眉毛下皮膚切除術 85, 91	包茎 304	————の切除 102, 287
眉毛リフト 85	ポゴニオン 217	【ら】
美容外科の歴史 318	ボツリヌストキシン製剤	ラインコンパートメント 32
表在性筋膜群 108	48, 212, 296	ラウンドタイプ 248
美容刺青 312	ボトックス® 296	ラジオ波 30
表情筋 165	ボトックスビスタ® 48	ラッププロテクター® 207, 212
表情筋損傷 186	頬部 45	【り】
表情じわ 53	ボリュームアップ 37	リガメントコンパートメント 32
病的老化 12	【ま】	リサーフェシング治療
鼻翼 126	マイクロ波 299	2, 8, 12, 17, 23
鼻翼－鼻柱関係 126, 135	マイクロバイオーム 325	梨状靱帯 132
鼻翼顔面溝 106	埋没式重瞼術 65, 66, 85	立毛筋 242
鼻翼基部尾側偏位 126	膜性鼻中隔 106, 107	リモディング 2, 17
鼻翼挙上 130	マリオネットライン 37	隆鼻術 111
鼻翼形成術 126	慢性炎症 325	隆鼻材料の動揺 112
鼻翼溝 106	【み】	リンパ流路 246
鼻翼縮小術 129	三日月型切除 265	【る】
鼻翼切除 129	美甘光太郎 318	涙丘 76
鼻翼底組織切除術 127	眉間 51, 107	涙溝靱帯 167
鼻翼幅縮小術 131	眉間部の血行 34	涙腺神経 164
ピンチノーズ変形 136	見た目 326	ループタイプスレッド糸 191
【ふ】	ミッドフェイスリフト 185	【れ】
ファットコンパートメント 32	ミノキシジル 230	冷却ガス 243
フィナステリド 231	ミラドライ® 299	レーザー脱毛 241
フィラー注入療法 33	【む】	レーザー治療 8, 12, 17
フォーカスビーム 8	無表情化 48	レーザーの種類 17
不完全な剥離 287	【め】	【ろ】
腹腔鏡下スリーブ状胃切除術 290	目頭切開術 75, 78	老化 12
複合型斜鼻 145	目尻靱帯移動術 77	老人性色素斑 12
腹直筋 247	目尻切開術 77, 82	肋間神経 247
腹壁ヘルニア 282	メタクリル酸メチル 199	肋間神経前内（外）側皮枝 247
フラクショナルレーザー 18, 20	メタボリックドミノ 324	ロングパルス
フラット型 236	眼の吊り上がり 186	Nd：YAGレーザー 21

ロングパルス
　アレキサンドライトレーザー … 243
【わ】
わし鼻 …………………………… 120

欧文

【A】
ablative laser ………………………… 17
alar base cinching suture
　………………………………… 127, 132
alar columellar relationship：
　ACR ………………………… 126, 135
alar flare …………………… 126, 129
alar rim graft ……………………… 129
alar-facial groove ………………… 106
American Academy of Anti-Aging
　Medicine：A 4 M ……………… 323
androgenic alopecia：AGA …… 230
angle osteotomy …………… 212, 215
anterior layer of levator
　aponeurosis ……………………… 61
anterior nasal spine ……………… 107
anterolateral intercostal nerve
　………………………………………… 247
anterolateral intercostal
　perforators …………………… 247
anteromedid intercostal nerve
　………………………………………… 247
APTOS® ……………………………… 191
arcus marginalis ……………… 62, 101
arcus marginalis release ………… 98
areola tissue ……………………… 247
augmentation tip plasty ………… 136
augmentation（鼻尖）…… 136, 141
　　　　　　　（オトガイ）……218
auriculotemporal nerve ………… 164

【B】
baggy eyelid ……………… 94, 101, 185
batten graft ……………………… 150
BBL™ ………………………………… 26
Biesenberger ……………………… 320
Blair ………………………………… 318
body contouring surgery ……… 286
BOTOX® …………………………… 296
Bourguet …………………………… 320
breast footprint ………… 267, 269, 271

buccal ……………………………… 41
buccal branch …………………… 165
buccal fat ………………………… 42
buccal fat pad …………………… 166
buccal nerve ……………………… 164
bulbous tip ……………………… 134
Bushara …………………………… 296
buttress …………………………… 208

【C】
capsulopalpebral fascia ……… 62, 98
capsulopalpebral head …………… 62
caudal septum …………………… 106
central temporal（forehead）fat
　………………………………………… 42
cephalic trimming ………… 135, 140
cerbical branch ………………… 165
cinch suture ……………………… 127
CO_2RE® …………………………… 21
CO_2 lazer ………………………… 8
columella ………………………… 107
columella base ………………… 107
columellar strut graft …… 137, 141
compartmentally based fat
　grafting ………………………… 40
Cooper's ligaments …………… 247
Corynebacterium 属 …………… 296
cosmetic tattoo ………………… 312
cranial suspension ………… 178, 180
Cronin ……………………………… 320

【D】
decorated tattoo ………………… 312
deep fat …………………………… 166
deep layer of superficial fascia
　………………………………………… 247
deep medial cheek fat …………… 42
deep peeling（reticular dermal）
　………………………………………… 3
deep temporal fascia …………… 166
depressor anguli oris …………… 165
depressor muscle of septum … 110
depressor rabii inferioris ……… 165
derotation graft 法 ……………… 157
diced cartilage graft …………… 141
Dieffenbach JF …………………… 318
discontinuous dissection ……… 287
DSM-Ⅴ分類 …………………… 329
Dysport® ………………………… 296

【E】
E-line ……………………………… 217
elevator muscle of upper lip and
　wing of nose …………………… 110
elosPlus® …………………………… 23
excessive alar flaring ………… 126
extended SMAS-platysma 法
　…………………………… 168, 171, 176
external mammary artery …… 247
external nasal nerve …………… 164

【F】
facial feminization surgery：FFS
　………………………………………… 198
fat compartment ………… 41, 326
female AGA：FAGA …………… 230
female pattern hair loss：FPHL
　………………………………………… 230
fibroadipose layer ……………… 61, 62
fibromuscular layer ……… 108, 109
fibrous septae …………………… 109
filler crash kit …………………… 35
Fitzpatrick ………………………… 25
follicular unit excision（extraction）
　：FUE ………………………… 236
follicular unit transplantation：
　FUT ……………………… 236, 238
FUE の適応 ……………………… 237
FUT と FUE の比較 …………… 237
FUT の適応 ……………………… 237
Food and Drug Administration：
　FDA ……………………………… 241
frontal bone ……………………… 107
frontal forelock ………………… 236
frontal process of maxilla …… 107
frontali …………………………… 165
frosting ……………………………… 6

【G】
Gentle YAG® ……………………… 22
Gersuny R ……………………… 320
Gillies ……………………………… 318
Goldberg 法 ……………………… 95
great auricular nerve ………… 164
greater alar cartilage ………… 122
Gruber …………………………… 132

【H】
hair bulge ………………………… 242
hair papilla ……………………… 242

Hall Findlay 法 — 269
Hamilton-Norwood 分類 — 232, 235
Hamra 法 — 95
hemitransfixion incision — 122
high SMAS 法 — 174, 177
Hornberger — 294
Humallagen® — 38
hump nose — 113, 120, 149
hydrodissection — 289
hyperhidrosis disease severity scale: HDSS — 295

【I】
IF incision — 114
Illouz — 282, 321
inferior jowl fat — 42
inferior oblique muscle — 62
inferior orbital fat — 42
inferior orbital groove — 95
inferior palpebral fold — 185
inferior rectus muscle — 62
infraorbital nerve — 164
infratrochlear nerve — 164
intercostal nerve — 247
interdomal suture — 135, 140
interlocked — 109
intermediate cartilage — 107
intermuscular transverse ligament — 61
inverted T excision — 266, 271
IPL®M22™ — 23

【J】
Joseph J — 318
Joule™ — 23, 26
jowl fat compartment — 41

【K】
Kazanjian — 318
Keller Funrel® — 255
keystone area — 107, 122, 147, 152
Killian incision — 122

【L】
L-strut — 157
lacrimal nerve — 164
lamina propria mucosae of conjunctiva — 61
lateral canthopexy — 101
lateral mandible — 41
lateral nasal cartilage — 107, 108
lateral orbital fat — 42
lateral orbital thickening — 62
lateral sub-orbicularis oculi fat — 42
lateral temporal-cheek fat — 42
levator anguli oris — 165
levator labii superioris alaeque nasi — 165
levator palpebrae superior muscle — 61
Lexer E — 320
lid/cheek junction palpebromalar groove — 95
localized fat deposit: LFD — 282
Lockwood's ligament — 62
low reactive level laser therapy (LLLT) — 19
lower lateral cartilage: LLC — 106, 109
lower positioned transverse ligament — 64
Ludwig 型 — 232

【M】
MACS-Lift — 180
major alar cartilage — 107, 108
malar prominence — 206
male pattern hair loss: MPHL — 230
male to female: MTF — 198
mandibular ligament — 167
marginal mandibular brunch — 165
marionette line — 41
masseter muscle — 166
masseteric ligament — 167
mastoid process — 165
mastopexy — 264
McKissock — 320
medial cheek fat — 42
medial fat pad — 63
medial footplate — 128
medial palpebral ligament — 167
medial sub-orbicularis oculi fat — 42
medium depth peeling (papillary dermal) — 3
mega volume liposuction — 286
membranous septum — 107
mental nerve — 164
mid breast line — 269
midcheek groove — 41, 185
middle temporal (forehead) fat — 42
Miller CC — 320
minimal access cranial suspension: MACS-lift — 178
minor alar cartilage — 107
modified alar base cinching method — 131
modified alar cinch procedure — 128
Müller's muscle — 61
muscle compressor naris — 110
muscles dilator naris — 110

【N】
nasal bone — 107, 109
nasal crest of maxilla — 107
nasal crest of palatine — 107
nasal nerve — 164
nasal septum — 108
nasalis muscle — 109, 110
nasion — 107
nasojugal groove — 185
nasolabial fat — 42
nasolabial fat compartment — 41
nasolabial fold — 41
Noel — 319
non-ablative lazer — 19
notching deformity — 128

【O】
ogee curve — 43
Oh の redraping 法 — 75
Olsen 型 — 232
onlay graft — 137, 141, 155
orbcuraris oris — 165
orbicularis oculi — 165
orbicularis oculi muscle — 61, 62
orbicularis retaining ligament — 63, 167, 185
orbital fat — 61
orbital fat repositioning — 95
orbital part — 62
orbital septum — 61, 62
orbitomalar ligament — 63
orthopsychiatry — 332
overlap — 109

【P】

palpebromalar groove ... 41, 185
Park's Z plasty ... 75
parotid fascia ... 166
parotid gland ... 166
partial ptosis ... 264
pectoralis major muscle ... 247
pectoralis minor muscle ... 247
periosteum ... 166
permanent hair reduction ... 241
permanent hair removal ... 241
perpendicular plate of ethmoid ... 107
philtrum ... 107
phimosis ... 304
photoaging ... 326
pinch blepharoplasty ... 97
Pitanguy ... 320
platelet-rich plasma：PRP ... 52
PRPの調製法 ... 54
PRP療法の機序 ... 52
platysma ... 165
plication ... 289
pollybeak deformity ... 136
post-bariatric surgery ... 287
posterior layer of levator aponeurosis ... 61
pre jowl sulcus ... 41
preaponeurotic fat pad ... 63
pretarsal part ... 62
procerus muscle ... 110
pull out ... 115
pyriform ligament ... 132

【R】

radiofrequency：RF ... 30
radix ... 120
recess of Eisler ... 62
rectus abdominis muscle ... 247
reduction（オトガイ） ... 218
　　　　（鼻尖） ... 135
　　　　（乳房） ... 265
Regnault 分類 ... 264
rejuvenation ... 2
retaining ligament ... 166, 326
retracted columella ... 135
retro-mammary space ... 254
retro-orbicularis oculi fat：
ROOF ... 63, 92
rhinion ... 107
Ricketts's E-line ... 217
risrius ... 165

【S】

Scarpa's fascia ... 247
Schwarzmann ... 320
scleral show ... 95
scoring ... 136, 139
scroll area ... 107, 159
sebaceous gland ... 109
septal cartilage ... 107
sequential inferior cuts ... 150
sesamoid cartilage ... 107
set back ... 198, 203
shield graft ... 137, 142
Simple MACS-lift ... 180
skin tightening ... 17, 19, 23, 24, 28
skin type ... 25
SkinTyte™ II ... 28
Skoog ... 318
smooth muscle fibers ... 62
soft triangle ... 107
spreader graft ... 123, 149
Staphylococcus 属 ... 296
step cut ... 146
Steri-Strip™ ... 115
Stillans ... 296
Strombeck ... 320
Strutton ... 294
sub-orbicularis oculi fat：SOOF ... 63, 189
subcutaneous flap ... 132
subdermal vascular network ... 109
Sublime™ ... 28
submalar ... 41
Sulamanidze ... 191
sunken lower eyelid ... 102
superficial fat pad ... 166
superficial fatty panniculus ... 108, 109
superficial layer of deep fascia ... 247
superficial musculo-aponeurotic system：SMAS ... 108, 109, 139, 166
SMAS-platysma ... 168, 178
SMASの巾着縫合 ... 181
SMAS法フェイスリフト ... 168
superficial peeling（epidermal） ... 3
superficial temporal fascia ... 166
superior jowl fat ... 42
superior orbital fat ... 42
supra-alar crease ... 106
supraorbital nerve ... 164
supratip ... 107
supratrochiear nerve ... 164
swing technique ... 269

【T】

tarsus ... 61
TCA ... 5
tear tough ligament ... 188
tear trough ... 41
tear trough deformity ... 185
tear trough ligament ... 167, 185
tear trough nasojugal groove ... 95
temple ... 41
temporal branch ... 165, 166
temporal fascia proper ... 166
temporalis muscle ... 166
Tilt 型 ... 144
tip extension suture ... 136
tip-defining points：TDP supratip ... 106
Titan™ ... 28
transdomal suture ... 140
transverse excision ... 266
traumatic tattoo ... 312
triamcinolone acetonide ... 54
tumescent ... 260, 284, 288
tyndall effect ... 36

【U】

umbrella graf ... 137
under-projected tip ... 134
upper lateral cartilage：ULC ... 106, 109, 120
upper lid ... 41
upturned tip ... 134

【V】

verntical excision ... 269
vertex ... 232, 240
vertical excision ... 265, 266, 267
very superficial peeling（exfoliation） ... 3

vomer 107

【W】

weak triangle 107, 109
Whitnall's ligament 61
wide alar base 126, 127

【X】

xeo® 23

【Z】

zones of adherence 283

zygomatic arch 166
zygomatic branch 165
zygomatic cutaneous ligament
.... 167, 185, 188
zygomatic nerve 164
zygomatic temporal branch ... 164
zygomatic facial branch 164
zygomaticus major 165

数字・記号

532nmNd：YAG lazer 13
1,064nmNd：YAG lazer 13, 19
2nd〜5th. internal mammary
　perforators 247

形成外科治療手技全書 Ⅶ
美容医療 〈検印省略〉

2019年5月1日　第1版第1刷発行
2023年7月1日　第1版第2刷発行
定　価　22,000円（本体20,000円＋税10％）

監　修	波利井 清紀・野﨑 幹弘
総編集	平林 慎一・川上 重彦
編　集	大慈弥 裕之・小室 裕造
発行者	今井　良
発行所	克誠堂出版株式会社

〒113-0033　東京都文京区本郷3-23-5-202
電話　03-3811-0995　　振替　00180-0-196804
URL　http://www.kokuseido.co.jp

印刷・製本：株式会社シナノパブリッシングプレス
イラスト：勝山 英幸
デザイン・レイアウト：有限会社貫太郎事務所
　　　　　　　　　　　株式会社MOデザイン室
　　　　　　　　　　　佐野裕子

ISBN 978-4-7719-0518-4 C3047　￥20,000E
Printed in Japan ©Kiyonori Harii, Motohiro Nozaki, 2019

●本書の複製権・翻訳権・上映権・譲渡権・公衆送信権（送信可能化権を含む）は克誠堂出版株式会社が保有します。
●本書を無断で複製する行為（複写，スキャン，デジタルデータ化など）は，「私的使用のための複製」など著作権法上の限られた例外を除き禁じられています。大学，病院，診療所，企業などにおいて，業務上使用する目的（診療，研究活動を含む）で上記の行為を行うことは，その使用範囲が内部的であっても，私的使用には該当せず，違法です。また私的使用に該当する場合であっても，代行業者等の第三者に依頼して上記の行為を行うことは違法となります。
●JCOPY 〈(社)出版者著作権管理機構　委託出版物〉
本書の無断複写は著作権法上での例外を除き禁じられています。複写される場合は，そのつど事前に(社)出版者著作権管理機構（電話 03-5244-5088, Fax 03-5244-5089, e-mail：info@jcopy.or.jp）の許諾を得てください。

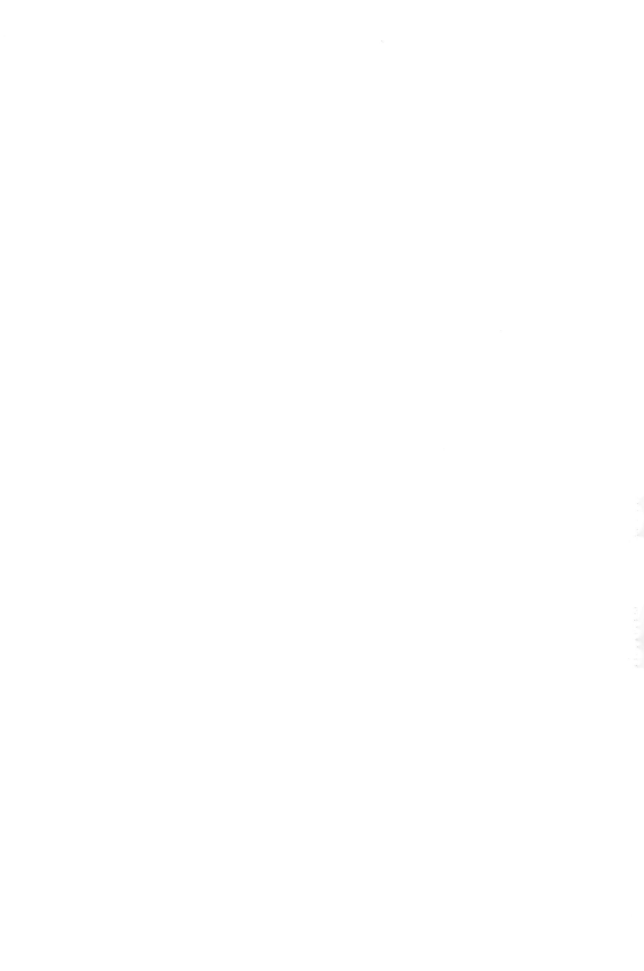